全国医药高职高专护理类专业"十二五"规划教材

U0297383

眼耳鼻咽喉口腔科护理学

主编 马晓衡

中国医药科技出版社

内容提要

本书是全国医药高职高专护理类专业"十二五"规划教材之一，依照教育部教育发展规划纲要等相关文件要求，紧密结合卫生部执业护士资格考试特点，根据《眼耳鼻咽喉口腔科护理学》教学大纲的基本要求和课程特点编写而成。

全书共分6章，主要介绍了眼、耳鼻咽喉、口腔科常见疾病的护理评估、护理应用及护理措施等方面以及各科常用操作技术及护理配合等内容。为激发学生的学习兴趣，在每章开头增设了明确的"学习目标"，以便学生抓住学习重点，同时书中随机增加了引导案例、知识拓展、小贴士等，在章末辅以课后思考题等内容以激发学生的求知欲望，突出了教材的实用性和可操作性。

本书适合医药卫生高职高专、函授及自学高考等护理类专业相同层次不同办学形式教学使用，也可作为医药行业培训和自学用书。

图书在版编目（CIP）数据

眼耳鼻咽喉口腔科护理学/马晓衡主编．—北京：中国医药科技出版社，2014.10

全国医药高职高专护理类专业"十二五"规划教材

ISBN 978－7－5067－7014－9

Ⅰ．①眼…　Ⅱ．①马…　Ⅲ．①五官科学－护理学－高等职业教育－教材

Ⅳ．①R473.76

中国版本图书馆 CIP 数据核字（2014）第 209910 号

美术编辑　陈君杞
版式设计　郭小平

出版　中国医药科技出版社

地址　北京市海淀区文慧园北路甲 22 号

邮编　100082

电话　发行：010－62227427　邮购：010－62236938

网址　www.cmstp.com

规格　787×1092mm $\frac{1}{16}$

印张　15 $\frac{3}{4}$

字数　315 千字

版次　2014 年 10 月第 1 版

印次　2017 年 5 月第 3 次印刷

印刷　三河市国英印务有限公司

经销　全国各地新华书店

书号　ISBN 978－7－5067－7014－9

定价　**35.00 元**

全国医药高职高专护理类专业"十二五"规划教材
建设委员会

编委会

《眼耳鼻咽喉口腔科护理学》

编写说明

当前，我国医药高等职业教育教学已步入了一个新的发展阶段，教育部门高度重视，依托行业主管部门规范指导，各学术团体和高等院校也开展了更加深入的医药高等职业教育教学改革的研究。为贯彻落实《国家中长期教育改革和发展规划纲要（2010～2020年）》和全国医学教育工作会议精神，结合我国"十二五"规划关于医疗卫生改革的战略和政策，适应最新颁布的护士执业资格考试新大纲的要求，推动高质量教材进课堂，2012年9月，在卫生计生委人才交流服务中心的指导下，中国医药科技出版社联合中华预防医学会公共卫生教育学会职教分会，在总结"十一五"期间教材建设经验的基础上，组织泰山护理职业学院、广西卫生职业技术学院、北京卫生职业学院、廊坊卫生职业学院、通辽职业学院、济南护理职业学院等十余所院校，启动了全国医药高职高专护理类专业"十二五"规划教材的编写工作。

《国家中长期教育改革和发展规划纲要（2010～2020年）》提出当前我国职业教育应把提高质量作为重点，到2020年，我国职业教育要形成适应经济发展方式转变和产业结构调整要求、体现终身教育理念、中等和高等职业教育协调发展的现代职业教育体系。作为重要的教学工具，教材建设应符合纲要提出的要求、符合行业对于医药职业教育发展的要求、符合医药职业教育教学实际的要求。根据全国医药行业的现状和对护理高技能型人才的需求，医药高职高专教学公共核心知识体系和课程体系的建立、精品课程与精品教材的建设，成为全国医药高职高专院校护理类专业教学改革和教材建设亟待解决的任务。

在编写过程中我们坚持以人才市场需求为导向，以技能培养为核心，以医药高素质实用技能型人才培养必需知识体系为要素，规范、科学并符合行业发展需要为该套教材的指导思想；坚持"技能素质需求→课程体系→课程内容→知识模块构建"的知识点模块化立体构建体系；坚持以行业需求为导向，以国家相关执业资格考试为参考的编写原则；坚持尊重学生认知特点、理论知识适度、技术应用能力强、知识面宽、综合素质较高的编写特点。

本套教材根据全国医药高职高专院校护理类专业教学基本要求和课程要求进行编写，涵盖了护理类专业教学的所有重点核心课程和若干选修课程，可供护理及其相关专业教学使用。欢迎广大读者特别是各院校师生提出宝贵意见。

全国医药高职高专护理类专业"十二五"

规划教材建设委员会

2013年6月

前言 / PREFACE

　　《眼耳鼻咽喉口腔科护理学》是全国医药高职高专护理类专业"十二五"规划教材，由廊坊卫生职业学院、南昌大学附属口腔医学院、泰山护理职业学院、辽宁医药化工职业技术学院等单位的有关专家共同参与编写，主要供全国高职高专护理专业师生使用。

　　本教材根据教育部《国家中长期教育改革和发展规划纲要》（2010～2020）和全国医学教育工作会议精神，结合我国"十二五"规划关于医疗卫生改革的战略和政策，推动高质量教材进课堂的精神进行编写。遵循"精理论、重实践、强技能、求创新"的总体思想，培养以就业为导向的具备"职业化"特征的应用型人才，着眼于国家发展和培养造就综合能力的需要，着力提高护理专业学生的临床操作能力，培养能够适应护理工作第一线的高素质实用技能型人才。教材编写中坚持体现"三基"（基本理论、基本知识、基本技能）、"五性"（思想性、科学性、先进性、启发性、适用性）的教材编写基本原则。基本理论与基础知识以"必需"、"够用"为度，并坚持以服务为宗旨，以岗位需求为导向，以职业技能的培养为目标，满足"三个需要"（岗位需要、教学需要、社会需要），力求突出专业特点，淡化传统学科界限，加强实践技能教学，体现高职护理教育的特色。让学生通过本教材的学习，获得终身可持续学习的能力，努力造就现代护理服务业一线迫切需要的高端技能型人才。

　　本教材共分6章，主要介绍了眼、耳鼻咽喉、口腔科常见疾病的护理评估、护理应用及护理措施等方面以及各科常用操作技术及护理配合等内容。坚持以人为本的护理理念，本着为学生服务、为临床护理工作服务的原则，内容贴近临床，增加了护理领域内的新知识。针对高职高专学生思维活跃的特点，本教材注重激发学生的学习兴趣和动机，在每章开头增加了明确的"学习目标"，以便学生抓住学习重点；另外增加了引导案例、知识拓展、小贴士及课后思考题以激发学生的求知欲望。同时将各科应用解剖生理内容不再单独列章，贯穿在疾病各节中，便于学生理解掌握。正文按完整临床护理程序实际工作过程编写，既突出临床护理思维能力的培养，也为学生提升护理技能及上岗后的持续发展打下坚实的基础。

本教材在编写过程中得到了中国医药科技出版社、廊坊卫生职业学院、泰山护理职业学院以及各参编人员所在学校和医院的大力支持，全国卫生职业教育五官科学研究会两任理事长李敏老师、李东风老师在本教材编写中给予了热心指导，使教材编写工作得以顺利进行，在此表示诚挚的谢意。其中第一章由马晓衡编写；第二章第一至六节由焦胜敏编写，第七至十节由马晓衡编写；第三章、第四章第一节由林秋杰编写，第二至四节由马晓衡编写；第五章、第六章第一至四节由王进编写，第五至九节由张雪编写，第十、十一节由王进编写。全书由马晓衡、陈蔚华、查春红负责审校。由于时间仓促，任务繁重，编写水平及经验有限，书中难免出现不妥之处，欢迎广大师生及读者批评指正，以使再版修正改进。

编者
2014 年 7 月

目录 / CONTENTS

第四章　耳鼻咽喉科疾病患者的护理 / 108

第一章

眼科护理概述

学习目标

1. 掌握眼科护理评估的内容。
2. 熟悉眼科常用手术前、后的护理管理。
3. 了解眼科疾病和护理措施的基本特点。
4. 了解眼科门诊、暗室和激光室的护理管理。
5. 熟悉眼科常用的护理技术操作。

第一节　眼科护理管理

一、眼科护士的素质要求

1. 眼科护士应具备良好的道德素质　眼科疾病与年龄的相关性较大，老年性疾病较多，如老年性白内障、青光眼、糖尿病眼部并发症等。根据老年人身体各种功能特点，护理工作中要认真细致地观察、审慎周密地思考，不仅要注意眼科病情，也要关注他们的身体状况，及时掌握病情变化，采取相应措施，以防止意外事故发生。

2. 眼科护士应具备和蔼可亲的语言修养　眼睛是人类获取外界信息的主要器官，眼部疾患会造成患者心理上发生很大变化，他们各方面会感到不适应，更需要医护人员的理解、尊重、帮助和照顾。因此要求护士在日常工作中使用礼貌语言，做到和蔼亲切、态度诚恳，与患者交谈时要面带微笑，音调不宜过高，语速不宜过快，多使用鼓励性语言，给患者以鼓励和安慰，使其心平气和、内心乐观、充满希望、树立信心；同时也能促进护患关系，利于患者早日康复。

3. 眼科护士应具备丰富的知识素质　随着现代医学的发展，应用于眼科的新知识、新技术不断出现，这就要求眼科护士不仅要有坚实的理论基础，更要熟悉各种眼科疾病的发生和发展规律，及时准确地观察到病情变化；要有不断学习的进取心，主动学习新技术，有较高的独立操作技能；还要学习其他医学方面的知识，甚至于学习如美学、心理学及公共关系学等，以扩大自己的知识面，提高自身素质，从而满足患者的各种需求，同时也给患者以信赖感。

4. 眼科护士应具备较强的实践操作能力　眼的解剖结构复杂、精细，稍有不慎即可能造成严重的后果。这就要求护士平时要多观察、多思考、多实践，基本功扎实熟练，在进行日常护理操作时动作轻柔、仔细、快速、准确地完成操作，以减轻患者的痛苦。同时在面对突然发生的意外情况时，应该具有较强的应变能力。护士的这种应变能力也是以丰富的专业知识及熟练的技能为基础，并善于在工作中学习和总结，才能逐渐地培养和完善。

二、眼科门诊的管理

（一）门诊诊室护理管理

眼科门诊诊室护理的主要任务是做好接诊前准备，安排患者就诊，协助医生进行检查和治疗，进行护理指导与健康教育等。

1. 诊室卫生　诊室环境要求做到明亮、清洁、通风和整齐。每日开诊前要准备好洗手消毒液及擦手毛巾。

2. 诊室物品　准备好诊桌上常用的物品，如近视力表、手电筒、检查灯、放大镜、无菌荧光素钠溶液、抗生素眼药水、表面麻醉剂、散瞳及缩瞳眼药水、棉签或干棉球、消毒玻璃棒和酒精棉球等。同时备好所需的文具、病历纸、处方笺、各种检验单、治疗单和住院证等用品。

3. 就诊秩序　按挂号先、后和病情缓、急进行分诊。急症患者如眼化学伤者，应随到随诊；对老弱、体残和幼儿患者可提前安排就诊。

4. 协助检查　协助医生做好视力检查和眼压测量；根据医嘱为患者做好检查前用药；对双眼视力低下、行动障碍者应给予护理照顾，并协助上检查床或诊察椅，配合医生进行检查。

5. 健康教育　利用墙报、板报及电视等形式，宣传常见眼病的发病原因及防治知识。

6. 护理指导　根据患者具体情况，为其提供生活、用药及预防等方面的护理指导，必要时登记预约复诊时间。

（二）暗室护理管理

暗室是眼科必备的特殊检查环境，眼部许多检查要在暗室进行，室内有许多精密检查仪器，应加强暗室护理管理。

1. 环境　暗室内地面应不打滑、不反光，墙壁为深灰色或墨绿色，窗户应安置遮光窗帘，利于使用眼科仪器进行细微观察。

2. 卫生　保持室内空气流通及相对干燥，以免损坏室内仪器。

3. 仪器　暗室常设仪器有检眼镜、裂隙灯显微镜、验光仪和镜片箱等，应合理安放，利于检查操作和患者安全。

4. 制订使用规程　暗室内精密仪器的使用、保养严格按规程操作。每天下班时，要把暗室内各种检查仪器复位，并切断电源，加盖防尘罩；将水、电及门、窗等关好。

5. 护理指导　暗室环境特殊，应给予护理指导和帮助，以避免发生意外。

（三）激光治疗室护理管理

激光器属于贵重的精密仪器，使用不当会缩短其使用寿命；另一方面激光能量很高，对人体皮肤和眼睛容易造成意外伤害，应引起医务人员的重视。

1. 激光治疗室的基本要求

（1）激光治疗室应贴出警告标志，安装特殊的遮光窗帘或玻璃，以防激光透出。工作时应关好门窗。

（2）激光治疗室墙壁不宜使用反光强的涂料，工作区应避免放置具有镜面反射的物品。激光操作尽量在暗室内进行，一方面可保持患者瞳孔散大，另一方面减少激光的反射，便于治疗。

2. 激光器的安全使用

（1）激光器应安装锁具，防止非工作人员操作。应在确保激光器的输出系统正确连接、各种附属设备都正常工作后，才开始使用激光。

（2）激光器内部有精密的光学元件，使用时应防尘、防潮。不要在激光器上放置液体类物品。

（3）如使用光纤输出，应注意光纤不要被重压或折断。手术台上要注意无菌操作。激光器使用的间隔中，应将激光器的输出置于"备用（standby）"位置。

3. 工作人员的安全防护

（1）防护用具　工作人员应戴专门针对所使用激光波长的、有周边防护的防护眼罩，或在间接检眼镜、裂隙灯、手术显微镜的光路中插入遮挡激光的滤过镜片。对超过安全阈值的激光，要穿上白色工作服，戴手套，防止激光照射皮肤。

（2）加强安全教育　激光对工作人员造成意外伤害的部位多为眼睛和皮肤，也可致白内障、永久性角膜混浊、视网膜损伤而导致视力严重受损甚至失明，故对工作人员应加强安全教育。

4. 防火　激光室必须放置灭火装置。激光治疗过程中，不能将激光对着含乙醇的液体、干燥的棉花、敷料等易燃物品；手术区不要滴用含乙醇的麻醉药（但可以局部注射）；不要使用易燃的麻醉气体。

三、眼科病房的管理

眼科的病房管理除了一般病房护理管理外，还要根据眼科患者的特点，注意以下几个方面。

（1）因眼科患者均有不同程度的视力障碍，安全管理是病房管理的重点，着重预防跌倒、烫伤等危害发生。要求病房走廊、过道等患者活动范围无障碍物，病房室内物品摆设尽量统一，热水瓶妥善放置，不要悬挂物品，根据患者病情需要调节光线强弱，卫生间做好防滑措施。

（2）病房内应设置检查室，作为患者检查和换药使用。护士应做好检查设备和药品的准备工作，具体要求参见门诊要求。

（3）由于患者视力障碍，入院后应向患者详细介绍病房设施和使用注意事项，使患者尽早熟悉病房环境，减轻心理不适，配合治疗。

（4）做好护理安全管理，预防差错事故。眼科用药种类、剂型较多，易造成混乱。因此，治疗时要严格执行核对制度，详细告知患者用药的名称和使用方法，严防用错药。另外要注意做好出院的健康教育和随访管理工作。

第二节　眼科患者的检查和护理配合

一、视功能检查

视功能的检查包括视力、视野、色觉、暗适应、立体视觉和视觉电生理检查。

(一) 视力 (visual acuity)

又名视锐度或中心视力，是指眼辨别最小物像的能力，反映黄斑中心凹的视觉功能。视力检查分为远视力和近视力检查。

1. 远视力检查　远视力是指人眼观察 5m 或更远物像的视力。可采用对数视力表或国际标准视力表检查。正常视力标准为 1.0（对数视力表为 5 分），较好眼矫正视力低于 0.3 为低视力，低于 0.05 为盲。

（1）用物准备　视力表、遮眼板、指示棒、平面反光镜（用于检查距离不足 5m 时，放置于距离被检查者 2.5m 处，通过反射保证检查距离要求）。

（2）检查步骤　①视力表应悬挂在光线充足、无眩光的地方，光照强度为 300～500Lux，视力表的 1.0 行与被检眼同高。检查距离为 5m，若置平面反光镜，则视力表距离镜面为 2.5m。②检查时双眼分别进行，按先右眼、后左眼或先健侧、后患侧的顺序检查。若戴矫正眼镜，先查裸眼视力，再查戴镜视力。非检查眼用遮眼板遮盖，但不要压迫眼球。辨认应自上而下逐行检查，检出被检查者的最佳辨认行，此行即为该眼的远视力。如 0.5 行有 2 个视标不能辨认，可记录为 0.5^{-2}，如 0.4 行仅能辨出 2 个视标，可记录为 0.3^{+2}。戴镜者应记录裸眼视力及戴镜的屈光度和矫正视力，如 0.5（-2.00D；1.2）。③如在 5m 处不能辨认表上最大视标，则嘱被检查者向前移近直至认出为止。此时视力可用以下公式计算：视力 =0.1×检查距离（m）/5（m）。如检查距离为 1m，视力 =0.1×1/5=0.02。④若在 1m 处仍不能辨认 0.1 行视标，则检查眼前分辨检查者手指数的能力，并记录其最远距离。如在 20cm 处能分辨指数，记为指数/20cm。⑤如在眼前 5cm 处仍不能辨认指数，则检查手动，记录能辨认手动的最远距离，如手动/15cm。⑥如被检查者不能辨认手动，则检查光感。即在暗室用点状光源照射被检眼，测试被检查者能否正确判断眼前的亮光。一般从 5m 处逐渐移近，记录能辨认光的最远距离，如光感/4m。如有光感，还要查光定位，嘱被检眼注视正前方，检查者在被检眼前 1m 处移动光源，在九个方向（左上、中、下；正上、中、下；右上、中、下）测定被检眼对光源的分辨力。光定位不能辨认记为"-"，正确辨认记为"+"。

2. 近视力检查　近视力是指阅读视力，常用标准近视力表或 Jaeger 视力表，检查距离一般为 30cm。

（1）用物准备　近视力表、遮眼板、指示棒。

（2）操作步骤　①将近视力表放置于光线充足、无眩光的地方，检查视力。②两眼分别检查，常规先查右眼，后查左眼。检查时用遮眼板遮盖非受检眼。③检查距离一般为30cm。对于屈光不正者，要改变检查距离才能测得最好近视力。以能看清的最小一行字母作为测量结果，可用小数法记录。如Jaeger近视力表，则以$J_1 \sim J_7$记录，并注明检查距离，如0.8/20cm或J_5。戴镜者应检查和记录矫正近视力。

儿童可采用幼儿视力表或简单的图形及跟随反射来检查判断。

（二）视野（visual field）

又称周边视力，是指眼向前固视一目标时，同时能看到的空间范围，反应黄斑注视点以外的视力状况。世界卫生组织规定视野小于10°者，即使中央视力正常也属于盲。视野又分中心视野和周边视野，在注视点30°范围以内的称为中心视野；30°以外为周边视野。视野常用检查方法有以下五种。

1. 对照法　检查者与被检查者相对而坐，等高眼位，相距约0.5m。检查左眼时，被检查者左眼与检查者右眼相对注视，并各自遮盖另一眼；检查右眼则相反。检查者伸出手指，置于二人等距离处，由不同方向由外、向内移动，嘱被检查者发现手指出现时即告知，这样检查者就能以自己的正常视野比较被检查者视野的大致情况。但要求检查者的视野应正常，仅作为初步的视野检查。此法为周边视野检查方法之一。

2. 平面视野计法　简单的中心30°动态视野计。检查时可用不同大小的视标绘出各自的等视线。

3. 弧形视野计法　比较简单的动态检查周边视野的方法，也为周边视野检查方法之一。

4. Goldmann半球形定量视野计　既可查中心视野，又可查周边视野；既能做动态检查，还可做静态检查，增加了视野检查的准确性、可重复性和敏感性。

5. 自动视野计　为电脑控制的静态定量视野计，针对黄斑疾病、青光眼及神经系统疾病的特殊检查程序，能对多次随诊的视野进行统计学分析，观察视野缺损是否改善。

如用白色视标检查，正常视野为：上方视野约55°，鼻侧约60°，下方约70°，颞侧约90°。中心视野范围内，除正常大小的生理盲点外，无异常暗点或缺损。

（三）色觉（color vision）

指人眼辨别不同颜色的能力，反应视网膜视锥细胞的功能之一。视网膜视锥细胞含有红、蓝和绿三种原色的感光色素。如视锥细胞感光色素缺乏，则辨色能力缺陷，即色觉障碍，轻者为色弱，重者为色盲。多为先天性遗传所致，也有后天视网膜、视神经疾病所致者。临床上以红、绿色觉障碍最为常见。色觉检查方法甚多，临床上常用假同色图检查（色觉检查图）。

检查注意事项：①距离以0.5m为宜，双眼同时检查；②在明亮的弥散光下（日光不可直接照到图上），不用人工光源，因其可影响色觉；③阅读判断时间不大于5s；④先让被检查者阅读示教图，以利于理解；⑤结果判断：应根据检查图所附说明来判断其色觉障碍的程度和种类。

（四）暗适应（dark adaptation）

当人从强光下进入暗处时，眼开始一无所见，随后逐渐能看清暗处的物体，这种对光敏感度逐渐增加并达到最佳状态的过程，称为暗适应。可在暗室内用对比法或用Hartinger 计检查。暗适应检查可用以观察和诊断各种引起夜盲的疾病，如维生素 A 缺乏症、视网膜色素变性等。

（五）立体视觉（slereoscopic vision）

也称深度觉，是眼感知物体立体形状及不同物体相互远、近关系的能力，可利用同视机或立体检查图谱进行检查。欠缺立体视觉者称为立体盲。一般见于斜视、弱视及眼外伤等疾病。

二、眼部检查

应在良好的照明下，按一定的顺序进行，避免遗漏或记录时混淆。仔细、全面地检查并做出正确评估。

（一）眼附属器检查

1. 眼睑 用视诊和触诊检查眼睑皮肤有无肿胀、肿物、压痛、皮疹、睑裂大小、睑缘缺损或位置异常，有无倒睫、脱睫，内眦有无糜烂、粘连和赘皮等。

2. 结膜 轻轻翻转上、下眼睑，嘱被检查者向各方向注视，注意各部结膜有无充血、水肿、乳头、滤泡、瘢痕、结石、异物、新生物及睑球粘连等。眼部充血分为结膜充血、睫状充血和混合性出血，应注意区分（表1 - 1）。混合性充血：结膜充血和睫状充血两种类型的充血并存，临床意义同睫状充血。

表1 - 1 结膜充血与睫状充血的鉴别要点

	结膜充血	睫状充血
颜色	鲜红色	暗红色
充血部位	近穹隆部明显	近角膜缘明显
血管形态	呈网状、树枝状，轮廓清晰	呈放射状，轮廓模糊
移动性	推动球结膜，血管可随之移动	推动球结膜，血管不移动
分泌物	多有黏液性或脓性分泌物	少或无分泌物
充血原因	结膜炎	角膜炎、虹膜睫状体炎和青光眼

3. 泪器

（1）泪腺 正常时泪腺不能触及，能触及者为异常。

（2）泪点 注意泪小点有无闭塞、外翻。

（3）泪囊 观察泪囊区有无压痛、红肿或瘘管，压迫泪囊区注意有无分泌物自泪点溢出。

（二）眼前段检查

眼前段检查一般使用裂隙灯显微镜、检眼镜等检查，也可用聚光手电筒照明和放大镜观察。

1. 角膜 观察角膜的直径大小、弯曲度、透明度、表面光滑度及知觉。

（1）角膜完整性检查 可用 l% ~ 2% 荧光素钠液滴于结膜囊内，1 ~ 2min 后用生理盐水冲洗结膜囊。若角膜染成黄绿色，提示角膜有缺损。对于微细的角膜病变，应使用放大镜或裂隙灯显微镜仔细检查。

（2）角膜知觉检查 从消毒的湿棉棒中拉出一束细棉丝，用其尖端从被检查者眼侧面轻轻触及角膜表面，如不引起瞬目或两眼所需触力有明显差别，则表明角膜感觉减退。常见于三叉神经受损者或疱疹病毒所致的角膜炎。

2. 巩膜 自然光线下注意观察其颜色及有无结节、充血、隆起和压痛等。

3. 前房 全面、细致的前房检查应在裂隙灯显微镜下进行。也可用侧照法观察前房深度：在距眼部 1～2cm 处，用聚光手电筒从颞侧向鼻侧与虹膜面平行照射，仅照亮至鼻侧虹膜小环部为浅前房；鼻侧虹膜全部照亮为深前房。应注意有发生闭角型青光眼的危险。

4. 虹膜 注意虹膜的纹理、色泽，表面是否有新生血管，有无虹膜震颤，与晶状体有无粘连。虹膜局部脱色是虹膜萎缩的表现；纹理消失可见于炎症、虹膜水肿和萎缩等。

5. 瞳孔 观察两侧瞳孔是否等圆、等大，是否居中，瞳边缘是否整齐。

正常成人瞳孔在自然光线下直径为 2.5～4mm，幼儿及老年人稍小。瞳孔扩大见于青光眼、外伤、药物性散瞳和无光感眼；瞳孔缩小见于强光照射、虹膜睫状体炎等；梅花形瞳孔可见于虹膜后粘连；瞳孔向上移位见于白内障摘出术后和某些青光眼术后。

检查瞳孔的各种反射对于视路及全身性疾病的诊断有十分重要的意义。

（1）瞳孔的光反射 用手电筒照射受检眼，该眼瞳孔迅速缩小，称直接对光反射；而另一未被照射眼的瞳孔也缩小，称间接光反射。直接对光反射消失见于视路及瞳孔反射的神经通路障碍，亦见于药物性瞳孔散大或动眼神经病变。

（2）近反射 又称集合反射。嘱被检查者注视一远方目标，再嘱其立即注视眼前 10～15cm 处目标，此时两眼瞳孔缩小，双眼内聚。眼外伤、睫状肌麻痹等可出现近反射消失。

6. 晶状体 注意观察晶状体形态，有无混浊和脱位。

（三）眼后段检查

指利用直接检眼镜、间接检眼镜等仪器在暗室内对眼后段的玻璃体、脉络膜、视网膜和视神经乳头进行的检查。

正常眼底呈橘红色，在视网膜中央偏鼻侧见一边界清楚的淡红色、略呈椭圆形的视乳头，其中央有一小漏斗状的凹陷，为生理凹陷，此处是视网膜中央动、静脉及视神经出入的地方。视网膜动脉较细，呈鲜红色；静脉较粗，呈暗红色。视乳头颞侧约 2PD（视乳头直径约 1.5mm）处有一暗红色的无血管区，称为黄斑，其中心有一明亮的反光点，称为中心凹反射。若视乳头边界模糊、隆起，应考虑视乳头水肿或视神经炎；如色泽苍白为视神经萎缩。如动脉变细或静脉交叉中断，则表明小动脉有痉挛或硬化。

（四）眼球及眼眶检查

观察双侧眼球大小、位置及是否对称、眼球运动时双眼是否对称和同步、有无突出或内陷、震颤及斜视等。观察两侧眼眶是否对称，检查有无眼眶压痛及肿块。

三、其他检查

（一）眼压检查

眼压是指眼球内容物作用于眼球壁的侧压力，正常范围为 10 ~ 21mmHg（1.3 ~ 2.8kPa）。测量眼压对青光眼的诊断和治疗具有重要意义。

1. 指测法 嘱被检查者向下方注视，检查者双手中指和无名指固定于被检查者前额，两示指尖放在上睑皮肤面，两手交替轻压眼球，估计眼压的高低，双眼分别进行，互相对比。轻度、中度和高度增高分别记为 T_{+1}、T_{+2} 和 T_{+3}。眼压降低则分别记为 T_{-1}、T_{-2} 和 T_{-3}。指测法凭借检查者手指感觉，主观而不精确。

2. 眼压计测定法 眼压计分为压陷式眼压计和压平式眼压计。

（1）压陷式眼压计 常用的是 Schiotz 眼压计。被检查者低枕平卧，表面麻醉后，举起左手示指作为注视点，使角膜在正中位。检查者左手轻轻分开上、下眼睑，并分别固定于上、下眶缘，不向眼球施加任何压力。右手缓缓地将眼压计足板垂直放置于角膜中央，先用 5.5g 砝码，读取指针刻度，如读数 <3，则需更换重的砝码再测。根据读数对照换算表查出眼压值，单位为 mmHg。注意每次使用前、后用 75% 乙醇消毒足板，测量后用抗生素眼药水滴眼以预防感染。

（2）压平式眼压计 常用的有 Goldmann 压平眼压计和非接触式压平眼压计。①Goldmann 压平眼压计：附装在裂隙灯显微镜上，用显微镜观察，坐位测量。方法：用足够力量将角膜压平，固定压平面积，看压平该面积所需力的大小，所需力小者眼压亦小。②非接触式压平眼压计：是目前临床上比较常用的测量方法之一。它利用可控的气体脉冲，将角膜压平一面积，利用监测系统感受角膜表面反射的光线，把角膜压平到一定程度所需的时间记录下来，换算成眼压。其优点是避免了通过眼压计引起的交叉感染，并能应用于对表面麻醉剂过敏的患者；缺点是所测数值不够准确。

（二）眼屈光检查

测定被检查者的屈光状态，并以此为配镜或治疗的依据。

1. 主觉验光法 插片法最为常用，无需散瞳。根据被检查者的裸眼视力，通过试镜求得最佳矫正视力，所配球镜、柱镜片的读数与轴位即为该眼屈光不正的大概度数。此法简单易行，但易受眼自身调节作用的影响，结果不够精确，供验光时参考。

2. 他觉验光法 又称检影验光法，是一种较准确的客观测量屈光不正的方法。先滴散瞳剂，使睫状肌充分麻痹，然后在暗室内用检影镜观察被检眼瞳孔区的影动，寻找中和点确定屈光不正的度数。使用散瞳剂应特别注意其副作用。

3. 电脑验光法 电脑验光仪操作简单，能迅速测定被检查者的屈光度，但不精确，需与主观试镜法配合使用，对配镜度数进行调整。

（三）特殊检查法

1. 裂隙灯显微镜检查 裂隙灯显微镜为眼科最为常用且不可缺少的检查仪器，还可通过加用其他附件做玻璃体、视网膜、眼压和前房深度等检查，也可做激光治疗。

2. 眼压描记检查 即测定房水的排出率和生成率的方法，对青光眼的诊断和研究有一定的临床价值。

3. 前房角镜检查　前房角镜检查能判断前房角的宽窄、开闭及其他异常，对青光眼的分类、诊断、治疗及预防都具有重要意义。

4. 眼底荧光血管造影　将造影剂从肘前静脉注入体内，利用具有特定滤光片的眼底照相机拍摄眼底血管及其灌注的过程。荧光素血管造影（FFA）是以荧光素钠为造影剂，主要反映视网膜血管的情况。吲哚青绿血管造影（ICGA）是以吲哚青绿为造影剂，反映脉络膜血管的情况，有助于发现早期渗漏、脉络膜新生血管等。

5. 眼科影像学检查　近年来眼科影像学检查发展较快，已成为眼科临床诊断的常用方法。

（1）眼部超声检查　①A 型超声：显示与探测方向一致的一维图像，多用于生物测量，如眼轴测量和角膜厚度测量等。标准化的 A 型超声用于眼部疾病的定性诊断。②B 型超声：能显示局部组织的二维切面图像。动态扫描可提供病灶的位置、大小、形态与周围组织的关系，对所探测病变获得直观效果，为眼后节疾病、眼眶及眶周组织病变、眼外伤等提供诊断信息。③彩色超声多普勒成像（CDI）：利用血流彩色作为指示，进行定位、取样及定量分析。可检测视网膜中央动脉、眼动脉、睫状后动脉血流状况以及眼后节、眶内肿瘤等病变。④超声生物显微镜（UBM）：是利用超高频率超声对眼前部结构进行检查的方法，显示二维切面图像。其穿透力差，常用于眼前节正常解剖的动态活体测量、静态显示以及眼前节疾病的诊断。

（2）电子计算机断层扫描（CT）　利用电离射线和计算机的辅助形成多个横断面的影像，为眼眶肿瘤、眼外伤、眼眶骨折、残留异物等提供诊断信息。

（3）干涉光断层扫描仪（OCT）　利用激光对视网膜进行断层扫描，主要用于黄斑部病变的检查。

（4）磁共振成像（MRI）利用一定频率的电磁波和计算机的辅助形成断面的图像，常用于眼眶、眼内肿瘤的诊断。

6. 电生理检查　利用视觉电生理仪测定视网膜被光照射或图形刺激时，在视觉过程中发生的生物电活动，包括眼电图（EOG）、视网膜电图（ERG）、视觉诱发电位（VEP），为视觉系统疾病的诊断、预后及疗效评定提供依据。

第三节　眼科常用护理技术操作

一、滴眼药水法

1. 目的　防治眼部疾病；表面麻醉、散瞳、缩瞳。

2. 用物准备　眼药水、滴管或滴瓶、消毒棉球等。

3. 操作步骤

（1）操作前清洁洗手，核对患者姓名、眼别、药品名称及剂量等。

（2）患者取坐位或仰卧位，头稍向后仰并向患侧倾斜，眼向上注视。

（3）用左手示指或棉签向下拉开下睑。

（4）右手持滴管或眼药瓶，在距眼球 1～2cm 处将药液滴入下穹窿部 1～2 滴，并轻提上睑使药液充分弥散。

（5）嘱患者轻闭眼 1~2min，注意观察患者用药后反应。

4. 注意事项

（1）滴药前应核对眼别、药物名称、浓度，检查有无絮状沉淀等变质现象。

（2）动作轻巧，勿压迫眼球。

（3）药液不能直接滴于角膜上，药瓶或滴管勿触及眼睑毛，避免污染或划伤。

（4）滴用阿托品、毒扁豆碱等剧毒性药品时，应于滴药后即刻按压泪囊区 2~3min，以防药液经泪道进入鼻腔吸收，引起毒、副作用。

（5）易沉淀的眼药水滴前应充分摇匀。

（6）几种滴眼剂同时使用时，每种药物间隔不少于5min。

二、涂眼药膏法

1. 目的　防治眼部疾病，一般在睡前和手术后使用。

2. 用物准备　眼药膏、消毒圆头玻璃棒及消毒棉球等。

3. 操作步骤

（1）操作前清洁洗手，核对患者姓名、眼别、药品名称及剂量等。

（2）患者取坐位或仰卧位，头稍向后仰。

（3）用左手拇指与示指分开上、下眼睑，嘱患者眼球上转。

（4）右手持眼药膏软管，将药膏挤入下睑结膜囊内；或用玻璃棒蘸上绿豆大小的药膏，与睑裂平行，自颞侧涂入下睑结膜囊内，嘱患者轻闭眼，同时转动玻璃棒水平方向轻抽出。轻柔按摩眼睑，使眼药膏分布均匀。

（5）用棉球擦去溢出的药膏，嘱患者闭眼 1~2min。

4. 注意事项

（1）涂管装眼药膏时，管口勿触任何部位。

（2）使用玻璃棒时，玻璃棒圆头必须光滑、完整，以免损伤眼组织。

（3）转动玻璃棒时，防止将睫毛随同玻璃棒卷入结膜囊内刺激角膜，引起不适和损伤。

（4）因眼药膏影响视力，故宜在晚间睡前或手术后使用。

三、剪睫毛法

1. 目的　眼科手术前准备。

2. 用物准备　眼药膏、消毒眼科剪及消毒棉签等。

3. 操作步骤

（1）操作前清洁洗手，核对患者姓名、眼别等。

（2）患者取坐位或仰卧位，头稍后仰。

（3）在剪刀刃一侧涂上眼药膏（或医用凡士林），右手持剪刀，左手持棉签轻轻固定眼睑。

（4）嘱患者眼睑放松，剪下睑睫毛时患者眼睛向上固视，左手拉开下睑，右手持剪刀将睫毛剪除。剪上睑睫毛时患者眼球向下固视，左手拉开上睑，右手持剪刀将睫毛剪除。

（5）检查有无睫毛进入眼内，如有即用棉签涂上眼药膏给予清除。

4. 注意事项

（1）头部应妥善固定。

（2）操作动作要准、轻、稳，以防剪刀误伤正常组织。

（3）剪睫毛时，应尽量绷紧皮肤，防止损伤眼睑。

四、结膜囊冲洗法

1. 目的 手术前清洁结膜囊；清除结膜囊内异物、酸碱化学物质及脓性分泌物。

2. 禁忌证 眼球穿通伤及深度角膜溃疡患者。

3. 用物准备 洗眼壶或吊瓶、冲洗液（0.9%氯化钠注射液、3%硼酸、2%碳酸氢钠注射液等）、受水器、治疗巾和消毒棉签等。

4. 操作步骤

（1）操作前清洁洗手，核对患者姓名、眼别、药品名称及剂量等。

（2）患者取坐位或仰卧位，头略抬高并向冲洗侧稍倾斜。患者持受水器紧贴住颊面部。

（3）用棉签擦净患者眼部分泌物或眼膏。

（4）撑开睑裂，洗眼壶细嘴或吊瓶冲洗头离眼球 2~3cm，先少量液体冲洗眼睑皮肤使其适应，然后冲洗结膜囊。嘱患者眼球向上、下、左、右转动，可翻转眼睑，充分冲洗结膜囊各部位。

（5）用消毒棉签擦去眼睑及颊部水滴，取下受水器，滴入消炎眼药水或涂消炎眼膏。

5. 注意事项

（1）冲洗液温度一般为18℃~20℃。

（2）冲洗动作要轻，冲洗力不宜过大（化学伤例外），冲洗液不可直接射向角膜。

（3）应反复冲洗，边冲洗边嘱患者转动眼球，以求彻底干净。

（4）如有传染性眼病，冲洗液不能流至健眼，且接触患者的医疗用品应严格消毒。

五、泪道冲洗法

1. 目的 用于泪道疾病的诊断、治疗和内眼手术前的泪道清洁。

2. 用物准备 注射器、泪点扩张器、泪道冲洗针头、受水器、0.5%~1%丁卡因溶液、抗生素眼药水、0.9%氯化钠注射液、消毒棉签及棉球等。

3. 操作步骤

（1）操作前清洁洗手，核对患者姓名、眼别、药品名称和剂量等。

（2）患者取坐位或仰卧位，头稍后仰，并向患侧稍倾斜。患者自持受水器紧贴于面颊部。

（3）将蘸有丁卡因溶液的小棉签置于患眼内眦部上、下泪点之间 3~5min。

（4）用左手拇指轻轻拉开下睑内眦部，充分暴露下泪小点，嘱患者向上方注视，右手持注射器，冲洗针头垂直插入泪小点深约 1~2mm，再转为水平沿泪小管走行方向进针 5~6mm，触及骨壁后，稍退针缓缓注入冲洗液（图 1-1）。

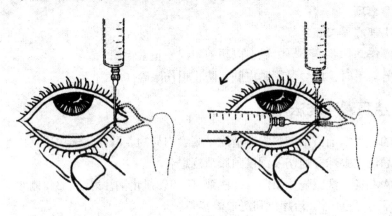

图 1-1　泪囊冲洗

（5）若冲洗液顺利进入鼻腔和咽部，或婴、幼儿有吞咽动作，表示泪道通畅；否则可能有泪道狭窄或阻塞。若有黏液或脓液自上泪小点流出，则为慢性泪囊炎。

4. 注意事项

（1）泪点狭窄者先用扩张器扩大泪点，再行冲洗。持注射器之手在患者面部应有支点。

（2）如进针遇阻力，切不可强行推进，以免损伤泪道。

（3）不要短时间内反复冲洗泪道，以免引起泪道黏膜损伤，导致或加重泪小管阻塞。

（4）注入冲洗液时出现皮下肿胀，为针头误入皮下，应立即停止冲洗，并给予抗感染药物，预防感染发生。

六、球旁注射法

1. 目的　治疗眼球前段部疾病以及手术前局部浸润麻醉。

2. 禁忌证　结膜有严重感染或出血倾向者。

3. 用物准备　注射器、针头、消毒液、消毒棉签及注射药物等。

4. 操作步骤

（1）操作前清洁洗手，核对患者姓名、眼别、药品名称和剂量等。

（2）患者取坐位，头略向后仰或仰卧位。常规消毒注射部位。眼球向内上方注视。

（3）左手持棉签压眶下缘中、外 1/3 交界处定位进针点，右手持注射器经皮肤刺入眶内，紧靠眶下壁垂直刺入约 10mm 后固定针头，抽吸无回血，将药液缓慢推注。

（4）注射完毕，左手固定针旁皮肤，缓慢拔针，并用消毒棉签压住针眼至无出血为止。

（5）注射后间接压迫注射部位，防止出血。

5. 注意事项

（1）进针的针头斜面向上，防止损伤眼球。

（2）进针时用力不宜过大，如遇阻力，不可强行进针，稍退回并改变方向再进针。

（3）注射过程中严密观察眼部情况，若有眼睑肿胀、眼球突出，提示有出血症状，应立即拔针，给予眼垫，用手按压或加压包扎至止血为止，必要时全身应用止血药。

七、球后注射法

1. 目的　内眼手术前麻醉和眼底病治疗给药。

2. 禁忌证　有明显出血倾向者；怀疑有眶内感染者；眼球明显穿通伤并未进行缝合者；怀疑眶内有恶性肿瘤者。

3. 用物准备　注射用药物、5ml 注射器、口腔科 5 号长针头、2% 碘酊、75% 乙醇、0.5%～1% 丁卡因溶液、消毒棉签、纱布、绷带及消毒盘等。

4. 操作步骤

（1）操作前清洁洗手，核对患者姓名、眼别、药品名称和剂量等。

（2）患者取坐位或仰卧位，头稍后仰。常规消毒下睑皮肤。嘱患者向鼻上方注视，并保持眼球不动。

（3）在眶下缘中、外 1/3 交界处进针，针头沿眶缘垂直于皮肤刺入 1～1.5cm 后，再将针头转向眶尖方向继续进针达 3～3.5cm 处，回吸注射器无回血，便可将药液缓慢注入。

（4）注射完毕，拔出针头。嘱患者闭睑并盖消毒纱布眼垫，压迫眼球片刻，使药液迅速扩散，防止出血。

5. 注意事项

（1）进针深度不宜超过 1.5cm；进针方向不能过于偏向鼻侧；进针时有明显抵抗感时，不得强行进针，以免刺伤眼球。

（2）回抽注射器有回血，应立即拔针，用纱布间歇压迫止血。若不出现眼球突出，可重新注射。

（3）出现眼睑肿胀、眼球逐渐突出、睁眼困难及运动受限时，为球后出血。术眼应加压绷带包扎。

八、球结膜下注射法

1. 目的　增强并延长药物作用时间，提高药物在眼部的浓度。常用于治疗眼球前段疾病。

2. 禁忌证　结膜有明显感染、出血倾向者或眼球有穿通伤口未进行缝合者。

3. 用物准备　注射用药物、1～2ml 注射器、4～6 号注射针头、0.5%～1% 丁卡因溶液、抗生素眼药水、消毒棉签、无菌纱布及胶布条等。

4. 操作步骤

（1）操作前清洁洗手，核对患者姓名、眼别、药品名称和剂量等。

（2）患者取坐位或仰卧位，头稍后仰。患眼滴 0.5% 丁卡因液表面麻醉 2 次，间隔

3 ~5min。

（3）用左手拇指、示指分开上、下眼睑。注射部位选上方注射时，嘱患者眼球向鼻下方转动，在距角膜缘5 ~6mm 以外的颞上方穹窿部球结膜进针；选下方注射时，嘱患者眼球上转，在角膜缘下方近穹窿部球结膜进针。

（4）右手持装有药液的注射器，与眼球表面呈10°~15°，避开结膜血管，挑起球结膜进针，将药物缓慢注入，使球结膜呈鱼泡样隆起（图1-2）。注射量一般为每次0.1 ~0.5ml。

（5）注射完毕，滴抗生素眼药水，闭目休息片刻。观察无反应后，涂抗生素眼膏，用纱布包扎患眼1日。

5. 注意事项

（1）注射前应询问药物过敏史，并仔细核对。

（2）注射器针头刺入方向平行于睑缘，并嘱患者勿转动眼球，以免划伤角膜。对于不合作或眼球震颤患者，可用开睑器开睑或固定镊固定眼球后再注射。

（3）为避免形成瘢痕，多次注射应更换位置。刺激性强、且易造成局部坏死的药物禁忌结膜下注射。

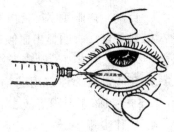

图1-2　球结膜下注射

第四节　眼科手术前、后护理

一、外眼手术前、后的护理

1. 外眼术前护理　外眼手术一般在门诊手术室进行，在预约手术时，护士应对患者进行初步护理评估，并进行指导。

（1）一般护理　收集患者各项资料，注意药物过敏试验、乙肝表面抗原、肝功能、心电图等必要的资料以及既往史等。

（2）心理护理　术前主要的护理应用是焦虑和恐惧，此与手术相关的医学知识缺乏、对手术效果不了解或对医护人员信任度不够有关，也可因为过去手术的负面影响等。护士应主动与患者沟通，热情解答，做好健康教育。

（3）观察项目　观察患者近期身体状况、心理状况等。

（4）术前准备　①主动自我介绍。②告知手术时间，并记录在手术预约单上。③介绍手术名称、配合方法及过程，同时介绍手术室的环境。④眼部用药：告知患者术前3日滴抗生素眼药水，并演示眼药水的滴用方法和注意事项。⑤术晨清洗面部，不配戴耳环、手镯等首饰，不化妆。⑥手术日护理：再次确定患者有无咳嗽、感冒以及鼻部、眼部炎症等，进行常规洗眼，并嘱患者术前排空大、小便。

2. 外眼术后护理

（1）病情观察　观察患者有无局部出血或其他不适，嘱患者按医嘱用药和定期门诊随访。

（2）术后处理　①霰粒肿刮除术无缝线的患者术后覆盖双层眼垫，并嘱其用手掌适度按压手术部位 10min。②泪囊摘除术后应单眼加压包扎止血，并观察 10～30min。③新生物切除术后常规送病理检查。如为恶性肿瘤，切勿直接告知患者或让其自取报告，以免加重患者的思想负担或引起其他问题。④胬肉切除术一般 5 日后拆除缝线，并嘱患者继续用药，定期复查。

二、内眼手术前、后的护理

内眼手术包括角膜、巩膜、玻璃体、晶状体及视网膜等多种手术。内眼手术造成眼内与眼外相通，术后感染的机会增加，因此护理上不但要严格无菌操作，同时要加强护理，避免术后引起切口裂开、前房积血、虹膜脱出及玻璃体脱出等意外发生的一切因素。

1. 内眼术前护理

（1）一般护理　协助医生观察和掌握患者全身情况，特别是有心脏病、高血压及糖尿病等疾病的患者，应根据病情采取必要的治疗和护理措施。

（2）心理护理　介绍术前、术中及术后的注意事项和预后，热情、耐心地回答患者提出的问题，取得患者的信任和对手术的配合。

（3）病情观察　发现患者有发热、血压升高、感冒、腹泻、精神异常和月经来潮等情况要及时通知医生，以便进行必要的治疗或考虑延期手术。

（4）术前准备　①术前适应性训练：训练患者做仰卧或俯卧位，以及按要求向各个方向转动眼球；指导患者如何抑制咳嗽和打喷嚏，如用舌尖顶压上腭或用手指压人中，以免术中及术后因突然震动引起切口裂开或前房出血。②术前常规用抗生素眼药水滴眼 3 日，术前 1 日晚上按医嘱给予安眠药。③全麻患者禁水、禁食，要求成人术前 8h 禁食、4h 禁水；小儿术前 6h 禁食、2h 禁水；6 个月以下小儿术前 3h 禁奶、2h 禁水。④术日晨测生命体征并记录，如有异常应告知医生处理；帮助患者做好个人清洁卫生，换好干净内衣裤，长发应束好；协助患者摘掉手表、义齿，贵重衣物交家属保管。⑤结膜囊和泪道冲洗宜选用温度适宜的洗眼液，并剪去手术部位睫毛，遮盖无菌眼垫。⑥按医嘱执行术前用药，并嘱患者进手术室前排空大、小便。

2. 内眼术后护理

（1）协助患者取正确体位　全麻未清醒前取去枕平卧位，头偏一侧，以防窒息；眼科手术按具体要求取特殊体位。

（2）休息　嘱患者安静休养，术眼加盖保护眼罩；避免用力挤眼、喷嚏、咳嗽或大声说话及做剧烈运动，以免影响创口愈合；勿过长时间地弯腰低头取物，以免腹压、眼压增加。

（3）饮食　多吃水果和蔬菜，保持大便通畅；加强营养（如蛋白质和维生素），利于创口愈合。术后 3 日无大便者，给缓泻剂通便，避免患者腹压增高。

（4）观察病情　注意询问和观察眼部及全身情况。术后感染通常发生于 48h 内，应及早发现，紧急处理；如术眼剧痛并伴有头痛及恶心、呕吐等情况，应及时报告医生。

（5）对症处理　若因麻醉药反应或术中牵拉眼外肌引起的呕吐，可肌内注射止吐药和镇静药；如有疼痛，可给予镇静、止痛剂。

第五节　盲与低视力患者的护理

视力残疾包括盲与视力损害（低视力）两种类型。根据世界卫生组织（WHO）制定的标准，盲（caecitas）是指日常生活远视力＜0.05；视力损害是指日常生活远视力（presenting distance visual acuity）＜0.3，但≥0.05。临床上应用相应药物或手术方法，阻止或延缓眼病的发展，尽可能恢复眼组织的完整性及视功能；科学使用最佳的助视器或增加视觉对比度，帮助低视力患者提高独立生活能力。

（一）护理评估

1. 健康史

（1）眼部疾病大多数会引起视力残疾，主要有白内障、角膜病、沙眼、屈光不正、弱视、视网膜脉络膜病变、青光眼和先天遗传性眼病等。其中，屈光不正是引起视力损害的主要原因，白内障则是我国致盲的首要原因，约占致盲性眼病的49%。

（2）约80%的致盲性眼病如沙眼、白内障等是可以预防、控制或恢复的，称为可避免盲。反之为不可避免盲，如年龄相关性黄斑变性、视网膜色素变性等，约占20%。

2. 身体状况

（1）症状　视力低下或丧失，以致无法独自行走，工作、生活自理能力严重下降或丧失。

（2）体征　视力检查有明显下降，必要时应进行视野检查。低视力患者常有视觉对比敏感度降低。

3. 辅助检查

（1）验光　因低视力患者患有不同眼病，故验光较一般患者复杂。不主张应用综合验光仪，应以检影验光为基础，插片主觉验光为主。

（2）视野检查　可了解患者病变程度，并为低视力助视器的选择提供依据。常用检查方法有：①Amsler's 表：检测10°范围的中央视野。②正切屏视野计：检测25°范围的中央视野。③弧形或球形视野计：检测周边视野的变化。

（3）对比敏感度　准确检查对比敏感度有助于为患者提供合适的助视器。

（4）其他检查　根据实际需要进行色觉、暗适应、B超及电生理检查。

4. 心理社会资料　视力丧失是患者情感上最难接受的躯体障碍之一，会引起许多社会心理问题。患者对视力残疾的心理反应一般首先表现为震惊和否认，继之出现愤怒和怨恨，逐渐变为沮丧和悲伤，最终为承认并接受。最后阶段患者情绪稳定，为进行低视力康复的最佳阶段。

患者的心理适应可受到视力损害类型及程度、家庭成员的反应、年龄、生活事件以及患者的期望、自制能力和个性等因素影响。

护理人员应注意积极与患者交流，了解患者的心理状况，评估患者的年龄、性别、职业、家庭状况及对视力残疾的认识。

（二）护理应用

感知紊乱　与严重视力障碍有关。

有受伤的危险　与视功能障碍以致不能识别危险环境因素有关。

功能障碍性悲哀　与盲或视力严重低下、长期不能恢复有关。

（三）护理目标

（1）能够正确使用助视器等，恢复对环境的感知。

（2）做好防护，避免意外受伤。

（3）正视现实，情绪稳定。

（四）护理措施

1. 一般护理

（1）指导低视力患者学会日常生活技巧，生活用品放置要固定，取放要方便；视力残疾人的生活、居住环境应安全和无障碍物，以免受伤。

（2）日常生活中要注意减少眩光，提高视觉对比敏感度。

①低视力患者对照明的要求因人而异，应注意调整光线的强弱，避免光线照射眼部引起眩光和光线阴影，导致视觉对比度降低。②低视力患者读写时用黑色粗横格线条纸或黑底白字，可减少眩光，提高视觉对比度。③低视力患者外出时戴浅灰色太阳镜或镀膜眼镜、宽边眼镜及宽檐帽可防止眩光。④视神经萎缩、视网膜色素变性和青光眼患者戴黄色滤光镜，可改善视觉对比敏感度。

2. 心理护理　视力残疾患者多有焦虑和悲观的心理，护士应积极与患者及家属进行心理沟通，耐心解释病情及治疗情况，倾听其心理感受，安慰和开导患者接受视力残疾现实，使其坚持进行低视力康复，树立生活自信心。

3. 治疗配合

（1）指导、协助患者依据屈光度、放大率和视野等选择合适的助视器。

①助视器的种类：有光学助视器和非光学助视器。前者包括眼镜助视器、望远镜、放大镜和视野扩大设备等；后者包括电子放大系统、专用照明灯、大字号印刷品、有声读物和阅读架等。其中，眼镜助视器最常用。

②助视器的使用：讲解助视器的使用方法及注意事项，指导患者进行远、近距离视觉功能性训练，使患者学会用助视器认识、注视、辨认、追踪、搜寻并记忆目标等。

（2）指导患者进行残余视觉训练以及依靠其他感觉如听觉、触觉和嗅觉方面的训练，以弥补视觉之不足，帮助患者获取外界信息。

（五）护理评价

（1）患者视觉感知能力恢复的程度。

（2）患者是否受伤。

（3）患者是否接受视力受损的现实。

（六）健康指导

（1）通过卫生宣教，指导患者保持健康的心理，让视力残疾人得到社会、家庭的理解、关心和帮助。

（2）告诉患者和家属大多数致盲性眼病通过积极防治，能够避免发生严重的视力损害。

（3）低视力儿童应尽早使用助视器，以便在成长的过程中获得生活和学习的重要体会。

（4）老年人对助视器的适应时间较长。初诊后 2~3 周，应复诊以适时调整助视器。

思考题

一、选择题

1．远视力检查距离为（　　）

　　A．3m　　　　　　　B．4m　　　　　　　C．5m　　　　　　　D．6m

2．距视力表 3m 处刚能看清最大视标，其视力是（　　）

　　A．0.03　　　　　　B．0.06　　　　　　C．0.1　　　　　　D．0.6

3．色觉反映了以下哪项的功能（　　）

　　A．视锥细胞　　　　　　　　　　　B．视杆细胞

　　C．双极细胞　　　　　　　　　　　D．视网膜色素上皮细胞

4．中心视野的范围为（　　）

　　A．15°以内　　　　　　　　　　　B．20°以内

　　C．30°以内　　　　　　　　　　　D．35°以内

5．正常瞳孔直径平均为（　　）

　　A．1.5~2.5mm　　B．2~4mm　　　　C．2.5~4mm　　　D．4~5mm

6．正常眼压范围为（　　）

　　A．6~20mmHg　　　　　　　　　B．10~21mmHg

　　C．10~24mmHg　　　　　　　　　D．12~21mmHg

二、简答题

1．眼科患者常见症状有哪些？

2．视功能检查包括哪些内容？

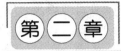

眼部疾病患者的护理

学习目标

知识目标

1. 掌握眼科常见疾病如细菌性结膜炎、病毒性结膜炎、细菌性角膜炎、病毒性角膜炎及真菌性角膜炎的护理评估、护理措施。
2. 掌握年龄相关性白内障、青光眼的病因、分类、临床特点及护理措施。
3. 熟悉睑腺炎、睑板腺囊肿及慢性泪囊炎疾病的临床表现、护理。
4. 熟悉葡萄膜炎、视网膜动脉阻塞、视网膜静脉阻塞及糖尿病视网膜病变的病情评估、护理措施。
5. 熟悉屈光不正、老视、斜视及弱视的临床特点、护理措施。
6. 了解各类眼外伤的护理。

能力目标

1. 熟练掌握睑腺炎脓肿成熟后的切开方法。
2. 熟练掌握结膜囊冲洗方法。
3. 学会做白内障手术前相关检查。
4. 学会做青光眼手术后的各项护理。

【引言】

本章对眼科常见疾病的定义、病因、发病机制、临床表现及治疗做了简单介绍，并提出常见的护理应用及相应的护理措施。对眼科主要疾病如白内障、青光眼、结膜炎等做了重点阐述，按护理程序进行评估，提出护理应用，并制订相应的护理措施。通过本章内容的学习，要求掌握眼科患者护理的基本理论、基本知识，并能够运用整体护理程序做好眼科患者的护理工作。

 小贴士

眼睑位于眼眶前部，覆盖于眼球表面，分上睑和下睑，其游离缘称睑缘，有睫毛生长，并有皮脂腺、汗腺和睑板腺开口。上、下睑缘间的裂隙称睑裂，睑裂内、外连接处分别称内眦和外眦。眼睑的主要生理功能是保护眼球，避免直接损伤眼球表面，保持角膜光泽，清除结膜囊灰尘及细菌。眼睑瞬目运动可使泪液湿润角膜。

泪器包含分泌泪液的泪腺和排泄泪液的泪道两部分。泪腺位于眼眶外上方的泪腺窝内，分眶部和睑部泪腺，排泄开口于外上穹隆部结膜。泪道是泪液排出的通道，包括泪小点、泪小管、泪囊和鼻泪管（图2－1）。

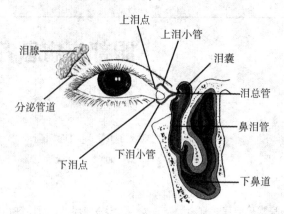

图2－1　泪器解剖示意图

第一节　眼睑及泪器疾病患者的护理

【引导案例】

患者，女，16岁。主诉纹眼线后左眼肿痛1日。检查：左眼外侧睫毛根部红肿，可触及硬结，压痛明显。初步诊断：左眼外睑腺炎。对此患者应采取哪些具体护理措施？应做哪些健康教育？

一、睑腺炎

睑腺炎（hordeolum）是常见的眼睑腺体的细菌性感染。睫毛毛囊或其附属的皮脂腺或变态汗腺感染称为外睑腺炎，又称麦粒肿；睑板腺感染称为内睑腺炎。治疗原则早期可行局部抗炎治疗；反复发作及伴有全身反应者可口服抗生素，脓肿形成后及时切开排脓。

（一）护理评估

1. 健康史　由化脓性细菌侵入眼睑腺体感染引起，大多为金黄色葡萄球菌感染。

2. 身体状况　患处有红、肿、热、痛等急性炎症的表现，常伴有同侧耳前淋巴结肿大。有时可并发眼睑蜂窝织炎，出现发热、寒战及头痛等全身中毒症状。

（1）外睑腺炎　炎症反应主要位于睫毛根部的睑缘处，红肿范围较弥散，可出现明显压痛的硬结；如感染邻近外眦部，可引起反应性球结膜水肿，脓点常破溃于皮肤面。

（2）内睑腺炎　炎症浸润受睑板腺限制，肿胀范围较局限，疼痛和压痛较外睑腺炎剧烈，脓点常破溃于睑结膜面。

3. 心理社会资料　睑腺炎发病急，患者有明显疼痛不适症状，易出现紧张心理。

（二）护理应用/合作性问题

急性疼痛　与睑腺炎有关。

有感染的危险　与眼睑蜂窝织炎、海绵窦脓毒血栓有关。

（三）护理目标

（1）疼痛减轻直至消失。

（2）无感染发生。

（四）护理措施

1. 一般护理

（1）提供舒适的环境及生活护理。

（2）调节饮食，加强营养，提高抵抗力，保持大便通畅，防止便秘。

2. 心理护理　仔细观察患者对疼痛的反应，耐心听取患者疼痛的诉说，解释疼痛的原因，给予支持与安慰，指导放松技巧。

3. 病情观察　测量体温，检查血常规，并采集脓液或血液标本送检，做细菌培养及药物敏感试验。

4. 治疗配合

（1）指导患者热敷。热敷可以促进血液循环，有助于炎症消散和疼痛减轻。热敷时应特别注意温度，以防烫伤。每次 15～20min，每日 3 次。

（2）指导正确地滴用抗生素眼药水或涂用眼膏的方法。

（3）局部炎症明显并有全身症状或反复发作者，可全身应用抗生素。

（4）脓肿形成后，如未溃破或引流不畅者，应切开排脓，外睑腺炎应在皮肤面切开，切开与睑缘平行；内睑腺炎则在结膜面切开，切口与睑缘垂直。

（5）合并糖尿病者应积极控制血糖，按糖尿病常规护理。对顽固复发、抵抗力低下者，给予支持治疗，提高机体抵抗力。

（五）护理评价

（1）疼痛感是否减轻。

（2）患者是否有眼睑蜂窝织炎、海绵窦脓毒血栓等发生。

（六）健康教育

（1）在脓肿未成熟前，切忌挤压或用针挑刺，以免细菌经眼静脉进入海绵窦，导致颅内甚至全身感染等严重并发症。

（2）养成良好的卫生习惯，不用脏手或不洁手帕揉眼。

二、睑板腺囊肿

睑板腺囊肿（chalazion）又称霰粒肿。多发生于上睑，表现为眼睑皮下圆形无痛性肿块，大小不一。病情进展相对缓慢。治疗上对小而无症状的睑板腺囊肿无需治疗，待其自行吸收。较大的囊肿可进行热敷；如囊肿不消退者，可行睑板腺囊肿刮除。

（一）护理评估

1. 健康史　多发生于青少年与中壮年，可能为睑板腺分泌功能旺盛，睑板腺排出口阻塞，睑板腺分泌物潴留在睑板内，对周围组织产生慢性刺激而引起。

2. 身体状况 较小的囊肿常无明显自觉症状，较大的肿块可使皮肤隆起，但与皮肤无粘连，无痛。睑结膜面略呈紫红色的微隆起。囊肿偶可自睑结膜面溃破，排出胶样内容物而在睑结膜面形成肉芽肿。如继发感染，临床表现与内睑腺炎相似，但症状较轻。

3. 辅助检查 对于反复发作或老年人睑板腺囊肿，应将切除标本送病理检查，以排除睑板腺癌的可能。

4. 心理社会资料
了解患者及其家属对所患疾病的认识。

（二）护理应用/合作性问题
有感染的危险 与用眼卫生习惯不好有关。
知识缺乏 缺乏睑板腺囊肿防治知识。

（三）护理目标
（1）无感染发生。
（2）患者了解一定的睑板腺囊肿防治知识。

（四）护理措施
1. 一般护理 注意眼部清洁卫生，防止感染。
2. 心理护理 给予支持与安慰，缓解患者焦虑情绪。
3. 病情观察 注意观察囊肿变化。
4. 治疗配合
（1）小而无症状的睑板腺囊肿无须治疗，囊肿可自行吸收，注意观察病情。
（2）指导热敷护理，详见睑腺炎护理部分。
（3）继发感染者，按医嘱进行眼部或全身用药护理，先控制炎症，再行手术。
（4）配合医生做好睑板腺囊肿刮除术。①按外眼手术常规准备：滴抗生素眼药水，查凝血功能，清洁面部皮肤等。②在睑结膜面垂直睑缘作切口，刮净囊肿内容物，术后创口不用缝合。③术后用手掌压迫眼部10~15min，观察局部有无出血等病情变化。

（五）护理评价
（1）睑板腺囊肿是否得到及时、有效处理，有无继发感染发生。
（2）患者是否能进行自我护理如热敷、滴药等。

（六）健康教育
向患者介绍术后用药，按时换药和门诊随访。一般术后次日进行眼部换药。

三、睑内翻与倒睫

倒睫（trichiasis）是指睫毛倒向眼球，刺激结膜和角膜而引起的一系列角膜、结膜继发改变的睫毛位置异常。睑内翻（entropion）是指睑缘内卷，部分或全部睫毛倒向眼球的一种眼睑位置异常。睑内翻常与倒睫并存。要及时治疗睑内翻原发病；轻型先天性睑内翻随年龄增长可逐渐改善，可暂不手术；如已5~6岁仍有睑内翻、倒睫，可考虑电解倒睫或手术治疗。

（一）护理评估
1. 健康史 通常可以分为三类。①瘢痕性睑内翻：常见于沙眼患者，因睑结膜与睑板瘢痕性收缩所致。②痉挛性睑内翻：多发生于下睑，常见于老年人，又称老年性睑内翻。是由于下睑缩肌无力，皮肤松弛，失去牵制眼轮匝肌的收缩作用，眼轮匝肌纤维向前上方滑动压迫睑板上缘，以致下睑向内翻卷。③先天性睑内翻：多见于婴、幼儿，多由于内眦赘皮，睑缘部轮匝肌过度发育及睑板发育不良所致。以上睑内翻的各种原因均可导致倒睫。

2. 身体状况　患者常有畏光、流泪、异物感、刺痛等症状。检查可见睑缘向眼球方向卷曲。倒睫摩擦角膜，角膜上皮脱落、混浊。如继发感染，可发展成角膜溃疡，角膜新生血管形成，导致不同程度视力障碍。

3. 心理社会资料　眼痛、异物感、视力下降可影响患者的生活、工作，需要手术的患者常担心手术疗效，以致容易出现焦虑。

（二）护理应用/合作性问题

急性疼痛　异物感、刺痛，与睫毛刺激角膜有关。

有感染的危险　与角膜炎症有关。

（三）护理目标

（1）疼痛减轻甚至消失。

（2）无感染发生。

（四）护理措施

1. 一般护理　帮助患者寻找病因，以便针对病因进行治疗，积极防治沙眼和睑缘炎，排除发病因素。

2. 心理护理　告诉患者疼痛原因，缓解患者焦虑心理。

3. 治疗配合

（1）如仅有1~2根倒睫，可用镊子拔出，少数几根倒睫可用电解倒睫术将毛囊彻底破坏，防止再生。

（2）如睑内翻症状明显，可用胶布法或缝线法在眼睑皮肤面牵引，使睑缘向外复位。遵医嘱给予抗生素眼药水滴眼，预防角膜炎发生。大量倒睫和睑内翻者遵医嘱做好手术矫正准备，按外眼手术常规护理。

（五）护理评价

（1）疼痛是否缓解或消失。

（2）有无感染发生。

（六）健康教育

告知患者长期的睑内翻与倒睫可致角膜混浊、溃疡，应早治疗，减少并发症的发生。

四、睑外翻

睑外翻（ectropion）是指睑缘向外翻卷离开眼球。睑结膜常暴露在外，且合并睑裂闭合不全。治疗时要消除病因，无效时手术治疗。为了防止眼球干燥可在结膜囊涂抗生素眼膏，睡前遮盖患眼，保护角膜。

（一）护理评估

1. 健康史　睑外翻通常可以分为三类。①瘢痕性睑外翻：由于眼睑皮肤烧伤、炎症、创伤或手术后遗留瘢痕，瘢痕收缩导致睑外翻。②麻痹性睑外翻：由于面神经麻痹、眼轮匝肌失去张力，下睑因重力而下垂，导致睑外翻。③老年性睑外翻：由于下睑皮肤松弛及外眦韧带、眼睑轮匝肌纤维变性或松弛，使睑缘不能紧贴眼球所致。

2. 身体状况 可有流泪、畏光和疼痛等症状；检查见球结膜不同程度暴露，致干燥、肥厚；角膜得不到应有的保护，也可发生干燥和上皮脱落，导致暴露性角膜炎或角膜溃疡，引起视力下降。

3. 心理社会资料 因疾病导致眼部不适和外观异常，患者容易产生焦虑、自卑和孤独心理。

（二）护理应用/合作性问题

潜在并发症 结膜干燥症、暴露性角膜炎。

自我认可紊乱 与眼睑位置异常、面容受损引起自卑有关。

知识缺乏 缺乏睑外翻护理治疗常识。

（三）护理目标

（1）无并发症发生，或已有并发症者得到有效治疗和护理。

（2）患者自觉舒适得到改善，泪溢症状减轻。

（3）使患者正确对待疾病，树立治疗信心。

（四）护理措施

1. 心理护理 睑外翻患者由于颜面仪容受损，可产生自卑、孤独感，应对患者心理状态进行评估，多与之交谈，进行心理疏导，使其正确对待疾病，配合治疗。

2. 病情观察 严密观察患者角膜情况，如果发现角膜浸润、混浊，提示有角膜炎症的发生。

3. 治疗配合

（1）遵医嘱予抗生素眼药水滴眼，防止角膜炎。

（2）手术矫正睑外翻，恢复睑缘正常位置，消除睑结膜暴露。应向手术患者介绍手术目的、手术方式，消除患者对手术的恐惧。

（五）护理评价

（1）有无并发症发生，已有并发症者是否得到有效治疗、护理。

（2）患者自觉泪溢症状是否减轻。

（3）患者能否正确对待疾病，树立自信心，并恢复正常人际交往。

（六）健康教育

（1）教会患者正确的擦泪方法：用手帕由下睑向上擦。

（2）告知患者睑外翻的危害，注意保护角膜。

五、上睑下垂

上睑下垂（ptosis）是指上睑部分或全部不能提起，即眼在向前上方注视时上睑缘遮盖角膜上部超过角膜的1/5。正常睑裂平均宽度约为7.5mm，上睑缘遮盖角膜上方不超过2mm。先天性上睑下垂应尽早手术；获得性上睑下垂应先行病因治疗或药物治疗，无效时再考虑手术，常用的手术方式有额肌悬吊和提上睑肌缩短术。

（一）护理评估

1. 健康史　上睑下垂通常分为两类。①先天性上睑下垂：是一种常染色体显性或隐性遗传病，是由于提上睑肌本身或支配提上睑肌和上直肌的动眼神经上支发育不良所致。②获得性上睑下垂：原因较多，多有神经系统和其他系统疾病的症状，如动眼神经麻痹、提上睑肌损伤、交感神经疾病、重症肌无力及机械性开睑运动障碍，如上睑炎症肿胀或肿瘤等。

2. 身体状况

（1）先天性上睑下垂多为双侧，但两侧表现不一定对称，有时为单侧。常伴有眼球上转运动障碍、视力障碍和弱视。常有抬头仰视、皱额及耸肩等现象。此外，还可伴有其他眼睑发育异常如睑裂狭小、鼻梁低平及眼球震颤等。

（2）获得性上睑下垂多为单侧，伴有其他神经系统疾病，如动眼神经麻痹可伴有其他眼外肌麻痹；提上睑肌损伤有外伤史；交感神经损害有 Horner 综合征；重症肌无力所致的上睑下垂，其特点为晨轻夜重，注射新斯的明后症状明显减轻。

3. 心理社会资料　因疾病致患者容貌受损，容易使其产生自卑心理。后天性上睑下垂因发病急，易引起患者焦虑。需要手术的患者常担心手术效果。

（二）护理应用/合作性问题

感知紊乱　与视力障碍有关。

知识缺乏　缺乏疾病的相关知识。

功能障碍性悲哀　与提上睑肌功能障碍致心理紊乱有关。

（三）护理目标

（1）视功能提高或恢复正常。

（2）了解疾病的治疗和自我护理的知识。

（3）患者能正确对待疾病，保持良好情绪。

（四）护理措施

1. 一般护理　后天性上睑下垂患者应帮助其寻找病因，以便进行病因治疗。

2. 心理护理　上睑下垂可影响患者的心理及社交关系，出现悲观、社会障碍及社交孤立，应耐心进行心理护理，鼓励患者表达思想，进行心理疏导，消除自卑心理。

3. 病情观察　术后注意观察睫毛是否刺激角膜、睑闭合的情况、角膜是否暴露。

4. 治疗配合

（1）先天性上睑下垂应尽早手术治疗，以免形成弱视；获得性上睑下垂应针对病因治疗，药物治疗无效后可考虑手术。

（2）按外眼手术护理，不需剪睫毛；如果进行额肌悬吊，需剃眉毛。

（3）术后特别注意有无缝线和睫毛刺激角膜，了解眼睑闭合状态、角膜暴露程度等。

（五）护理评价

（1）视功能是否恢复正常。

（2）了解有关疾病知识程度。

（3）情绪是否恢复正常，能够积极配合治疗和护理。

（六）健康教育

教会患者及家属涂眼药膏的方法，避免术后暴露性角膜炎的发生。

六、泪囊炎

【引导案例】

患者，女，56岁。左眼流泪3年，近日加重。检查：下睑结膜充血明显，内眦部皮肤潮红，有渗出，按压泪囊区有脓液自下泪点流出，冲洗泪道不通。初步诊断：慢性泪囊炎。该患者护理应用有哪些？应采取哪些具体护理措施？

泪囊炎（dacryocystitis）是泪囊黏膜的卡他性或化脓性炎症。可分为慢性泪囊炎、急性泪囊炎和新生儿泪囊炎。临床上以慢性泪囊炎较为常见，多见于中老年妇女。急性泪囊炎常发生在慢性泪囊炎的基础上。治疗原则应局部或全身应用足量的抗生素，待炎症控制后选择泪囊鼻腔吻合、鼻内镜下鼻腔泪囊造口或泪囊摘除等手术治疗；新生儿泪囊炎应先行泪囊部按摩，按摩无效者可行泪道冲洗或鼻泪管探通。

（一）护理评估

1. 健康史 由于鼻泪管狭窄或阻塞，致使泪液潴留于泪囊内，引起细菌大量生长繁殖，并刺激泪囊内壁黏膜导致感染。致病菌多为肺炎球菌、链球菌和葡萄球菌等。新生儿泪囊炎是由于鼻泪管下端胚胎性残膜没有退化，阻塞鼻泪管下端所致。

2. 身体状况

（1）急性泪囊炎 局部肿胀、疼痛、发热伴全身不适等。检查可见泪囊区红肿并有压痛，结膜囊有大量黏脓性分泌物。严重者炎症可波及眼睑、鼻根和面颊部，并发眶蜂窝织炎。

（2）慢性泪囊炎 以泪溢为主要症状。检查可见结膜充血，内眦部位的皮肤浸渍、糜烂、粗糙、肥厚及湿疹。泪囊区囊样隆起，用手指压迫或泪道冲洗，有大量黏脓性分泌物自泪小点返流。

（3）新生儿泪囊炎 出生6周后出现溢泪和眼分泌物增多，挤压泪囊区有明胶样黏液或黄白色脓性分泌物自泪小点溢出，可伴有结膜充血。

3. 心理社会资料 患者因长期泪溢、治疗效果不佳可出现自卑、烦躁心理。

（二）护理应用/合作性问题

急性疼痛 与急性炎症肿胀有关。

有感染的危险 发生角膜溃疡和眼内感染的可能。

知识缺乏 对泪囊炎潜在并发症缺乏认识。

（三）护理目标

（1）患者疼痛症状改善或消失。

（2）无感染发生或得到及时治疗。

（3）了解慢性泪囊炎的治疗和护理知识。

（四）护理措施

1. 病情观察　如果慢性泪囊炎患者泪囊区突然发生红、肿、疼痛及压痛，提示有慢性炎症急性发作。

2. 治疗配合

（1）急性期护理　①指导正确热敷和超短波理疗，以缓解疼痛。②按医嘱选用有效抗生素，局部和全身应用。③急性期切忌行泪道冲洗或泪道探通，以免感染扩散。④脓肿形成后切忌挤压，尽量保持泪囊壁完整，以便炎症控制后行泪囊鼻腔手术。

（2）慢性期护理　①指导正确滴眼药：每次滴药前用手指按压泪囊区，排空泪囊内分泌物，再滴抗生素眼药水，有利于药物吸收，每日4～6次。②用生理盐水加抗生素溶液行泪道冲洗，每周1～2次。

（3）泪囊炎围手术期护理要点　①术前3日滴抗生素眼药水，进行泪道冲洗。②术前1日用1%麻黄碱液滴鼻，收缩鼻腔黏膜，以利术后引流。③向患者及家属解释手术目的、手术方式、术中与术后应注意的事项，消除患者及家属紧张与焦虑情绪。③术后置半卧位，利于伤口积血引流，减少出血。注意鼻腔填塞物的正确位置，以达到压迫伤口止血的目的。⑤鼻腔填塞物一般术后3日取出，1%麻黄碱液滴鼻，利于引流。⑥手术当日勿进过热、刺激性食物。⑦术后第3日开始进行泪道冲洗，保持泪道畅通。

（4）指导家庭医疗护理　指导患儿母亲泪囊局部按摩方法，每天向下挤压患儿泪囊区，促使泪囊内液能冲破残膜；若保守治疗无效，半岁后可考虑行泪道探通。

（五）护理评价

（1）疼痛症状是否消失。

（2）有无感染的发生。

（3）了解有关疾病的治疗和护理知识的程度。

（六）健康教育

（1）告知患者指压泪囊排空泪囊分泌物后，再使用抗生素眼药水。

（2）向患者及其家属解释慢性泪囊炎的潜在危害，指导其积极治疗。

知识拓展

传统的鼻腔泪囊吻合术与鼻内窥镜下鼻腔泪囊造口术比较

　　慢性泪囊炎手术治疗基本原理是在泪囊与鼻腔之间建立一条新通道来引流泪液。传统眼科手术是经眼内眦皮肤切口行泪囊鼻腔吻合，但由于手术经面部切口，术中损伤大，手术操作较复杂，在泪囊与鼻黏膜吻合时位置较深，视野小，缝合较困难；术后由于创伤组织收缩瘢痕粘连，吻合口的肉芽增生及瘢痕形成等因素造成吻合口闭合，导致手术失败，且术后面部瘢痕形成，影响美观。鼻内窥镜下鼻腔泪囊造口术与传统手术相比，具有面部无皮肤切口，避免术后瘢痕形成的优点，还可同时处理鼻腔病变，去除病因，提高了手术成功率。

第二节 结膜病患者的护理

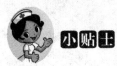

小贴士

结膜是一层菲薄的黏膜组织，表面光滑，质地透明，覆盖于眼睑内面及眼球前部的巩膜面，与角膜一起在眼球表面形成一个以睑裂为开口的囊状间隙，称结膜囊。结膜按其部位分为睑结膜、球结膜和穹窿结膜（图2-2）。结膜分泌腺有：①杯状细胞：分泌黏液，以湿润眼球表面。②副泪腺：分泌泪液。

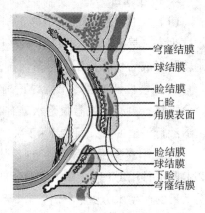

图2-2 结膜分区

一、急性细菌性结膜炎

【引导案例】

患者，男，8岁，学生。因双眼异物感、灼热、分泌物多2日就诊。检查：双眼视力1.0，结膜重度充血，角膜透明，结膜囊内有较多淡黄色分泌物。询问病史得知，该学生所在学校正流行红眼病。该患者护理应用有哪些？制定一份护理计划。

急性细菌性结膜炎（acute bacterial conjunctivitis）是由细菌所致的急性结膜炎的总称，具有传染性及流行性，一般不引起角膜并发症，预后良好。临床上最常见的是急性卡他性结膜炎和淋球菌性结膜炎。

（一）护理评估

1. 健康史

（1）急性卡他性结膜炎 以革兰阳性球菌感染为主的急性结膜炎症，俗称"红眼病"。常见致病菌为肺炎球菌、Koch—Weeks杆菌和葡萄球菌等。

（2）淋球菌性结膜炎 主要为淋球菌感染所致，是一种传染性极强、破坏性很大的超级性化脓性结膜炎。成人患者主要为淋球菌性尿道炎的自身感染；新生儿主要是出生时经患有淋球菌性尿道炎的母体产道而感染，多双眼同时受累。

2. 身体状况 起病急，潜伏期短，常累及双眼，自觉症状有异物感、灼热感、发痒、畏光和流泪等。除非侵及角膜，一般不发生剧烈疼痛和影响视力。

（1）急性卡他性结膜炎 结膜充血、水肿，严重者可有结膜下出血；结膜囊有较多浆液性或黏脓性分泌物，晨起时上、下睑睫毛常被黏住，睁眼困难。

（2）淋球菌性结膜炎 潜伏期短，新生儿症状较成人重。表现为畏光、流泪、眼痛、眼睑高度红肿以及结膜显著充血，球结膜高度水肿呈堤状围绕角膜，大量黄绿色脓性分泌物不断从睑裂处流出，俗称"脓漏眼"。严重者可引起角膜炎、角膜穿孔和眼内炎等。

3. 心理社会资料 患者因异物感、烧灼感及结膜充血易出现紧张心理反应。

（二）护理应用/合作性问题

急性疼痛 与结膜炎症累及角膜有关。

潜在并发症 角膜炎症、溃疡和穿孔，与淋球菌感染有关。

知识缺乏 缺乏预防及治疗结膜炎的常识。

（三）护理目标

（1）患者自觉疼痛感减轻或消失。

（2）无角膜炎、溃疡和穿孔等并发症的发生。

（3）患者及家属无交叉感染的发生。

（四）护理措施

1. 病情观察 严密观察病情变化，特别是角膜刺激征或角膜溃疡等症状。

2. 治疗配合

（1）结膜囊冲洗 常用的冲洗液有生理盐水、3%硼酸液。淋球菌性结膜炎可用1:5000的青霉素溶液冲洗，注意冲洗时使患者取患侧卧位，以免冲洗液流入健眼。冲洗时动作轻柔，以免损伤角膜。

（2）选择敏感的抗生素眼药水滴眼 常用的眼药水有氯霉素、妥布霉素、氧氟沙星等，每1~2h滴眼1次；临睡前涂眼膏。淋球菌感染则局部和全身用药，全身用大剂量青霉素、头孢曲松钠（菌必治）或阿奇霉素等。

（3）禁忌包盖患眼 因包盖患眼，使分泌物排出不通畅，不利于结膜囊清洁，反而有利于细菌生长繁殖，加剧炎症。

（4）隔离治疗 实行一人一瓶药水。单眼患病患者，实行一眼一瓶眼药水滴眼。患者用过的物品应彻底消毒，加强传染源管理。

（5）新生儿预防 患有淋球菌性尿道炎的孕妇需在产前治愈。未愈者，婴儿出生后，立即用1%硝酸银液或0.5%四环素或红霉素眼膏涂眼，以预防新生儿淋球菌性结膜炎。

（五）护理评价

（1）疼痛是否减轻或消失。

（2）有无角膜刺激征或角膜溃疡发生。

（3）消毒隔离措施是否到位，患者及家属有无交叉感染发生。

（六）健康教育

（1）注意个人卫生，勤洗手，不用脏手或不洁手帕揉眼。

（2）指导家庭医疗护理，家庭中发生急性卡他性结膜炎时，要对患者用过的毛巾、手帕、脸盆及水源等物品实行隔离，减少患病者传染途径。健眼可用抗生素眼药水预防性滴眼。

二、病毒性结膜炎

病毒性结膜炎（viral conjunctivitis）是一种常见的急性传染性眼病，由多种病毒引起，传染力强，在世界各地引起过多次大流行，好发于夏、秋季节。由于感染病毒类型不同，可分为流行性出血性结膜炎和流行性角结膜炎。治疗原则为局部使用抗病毒药物，对症治疗。

（一）护理评估

1. 健康史 流行性出血性结膜炎由 8、19、29 和 37 型腺病毒引起；流行性角结膜炎由 70 型肠道病毒引起。

2. 身体状况 潜伏期长短不一，流行性出血性结膜炎于数 h 内暴发，很快造成流行；流行性角结膜炎潜伏期 5～7 日。患者出现畏光、流泪及眼痛，部分患者可有头痛、发热及咽痛等上呼吸道感染症状。可有耳前淋巴结肿大伴压痛。检查见眼睑水肿，结膜显著充血，分泌物呈水样。流行性出血性结膜炎常见结膜有点、片状出血。

3. 心理社会资料 患者因眼痛、结膜下出血等紧张、焦虑，被隔离后有孤独感。

（二）护理应用/合作性问题

急性疼痛 与结膜炎症累及角膜有关。

知识缺乏 缺乏防治结膜炎的常识。

（三）护理目标

（1）眼部疼痛减轻或消失。

（2）患者及家属无交叉感染发生。

（四）护理措施

1. 病情观察 眼痛、畏光和流泪等症状加重时，注意有无角膜炎发生。

2. 治疗配合

（1）用生理盐水冲洗结膜囊，并局部冷敷，可以减轻症状，注意消毒隔离。

（2）常用的抗病毒眼药水有 0.5% 利巴韦林、1% 疱疹净、3% 无环鸟苷等，每 1～2h 滴眼 1 次；合并有细菌感染者，可配合使用抗生素眼药水。

（3）其他参照急性细菌性结膜炎护理。

（五）护理评价

（1）自觉疼痛感是否消失。

（2）患者及家属有无交叉感染发生。

三、沙眼

【引导案例】

患者，女，15 岁。主诉双眼异物感、刺痒 2 日，时有黏性分泌物。查：双眼上睑结膜充血，遍布小滤泡。初步诊断：沙眼。对此患者的护理措施有哪些？健康教育应做哪些宣传？

沙眼（trachoma）是由沙眼衣原体引起的一种慢性传染性结膜角膜炎，因其睑结膜面粗糙不平，形似沙粒，故名沙眼，是常见的致盲性眼病。治疗以局部用药为主，重症全身治疗和并发症治疗。

（一）护理评估

1. 健康史 沙眼是由 A、B、C、Ba 抗原型沙眼衣原体感染结膜角膜所致，通过直接接触分泌物或污染物传播。

2. 身体状况 沙眼常侵及双眼，多发生于儿童及青少年，潜伏期 1～2 周，经过 1

~2 个月之后进入慢性期。慢性沙眼可反复感染，病程迁延数年至数十年。

（1）症状　急性期有异物感、刺痒感、畏光、流泪和少量黏性分泌物。慢性期症状不明显，如有角膜并发症，可出现不同程度视力障碍及角膜炎症。

（2）体征　急性期上穹窿部和上睑结膜血管模糊充血、乳头增生和滤泡形成，角膜缘滤泡发生瘢痕化改变，称为 Herbert 小凹。慢性期可见沙眼特殊体征：角膜血管翳（角巩膜缘血管扩张并伸入角膜）和睑结膜瘢痕。沙眼角膜血管翳记录方法：将角膜水平分成四等份，按侵犯面积以"P＋"、"P＋＋"、"P＋＋＋"、"P＋＋＋＋"分级表示（图 2 – 3）。

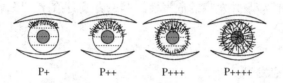

图 2 – 3　沙眼角膜血管翳分级

我国于 1979 年在全国第二届眼科学术会议上制订的沙眼分期方法如下（表 2 – 1）。

表 2 – 1　沙眼分期

分期	结膜病变
Ⅰ期（进行性活动期）	上睑结膜乳头与滤泡并存，上穹窿结膜模糊不清，有角膜血管翳
Ⅱ期（退行期）	上睑结膜自瘢痕开始出现至大部分变为瘢痕，仅留少许活动性病变
Ⅲ期（完全瘢痕期）	上睑结膜活动性病变完全消失，代之以瘢痕，无传染性

（3）后遗症与并发症　倒睫、睑内翻、上睑下垂、睑球粘连、慢性泪囊炎、结膜角膜干燥症和角膜混浊。

（4）诊断依据　沙眼的诊断至少需要符合下列中的两项：①上睑结膜滤泡。②角膜缘滤泡及后遗症（Herbert 小凹）。③典型的睑结膜瘢痕。④角膜缘上方血管翳。实验室检查有助于诊断：结膜刮片可找到包涵体，应用荧光抗体染色法或酶联免疫法，可测定沙眼衣原体抗原。

3. 心理社会资料　沙眼早期，患者因症状轻不重视治疗；部分患者因病程长、易反复而丧失治疗信心；晚期因并发症导致视力下降的患者，容易产生悲观失望心理。

（二）护理应用/合作性问题

急性疼痛　与结膜炎症有关。

潜在并发症　结膜角膜干燥症、角膜混浊，与严重沙眼有关。

知识缺乏　缺乏沙眼预防及治疗常识。

（三）护理目标

（1）眼部刺激疼痛症状减轻或消失。

（2）无并发症发生。

（3）患者及家属无交叉感染发生。

（四）护理措施

1. 心理护理　沙眼病程长，容易复发，患者易对治疗失去信心，要耐心指导患者及时治疗，坚持用药。

2. 病情观察 观察长期沙眼患者有无并发症发生。

3. 治疗配合

（1）应用对沙眼衣原体有抑制作用的抗生素眼药水，常用的有 0.1% 利福平、0.5% 金霉素、0.25% 氯霉素或四环素眼药水，临睡前涂抗生素眼膏。

（2）急性沙眼或严重的沙眼可口服强力霉素、红霉素或螺旋霉素。

（3）沙眼并发症的治疗，如电解倒睫术、睑内翻矫正术、泪囊鼻腔造口术及角膜移植术。

（4）向患者宣传沙眼并发症的危害性，嘱患者及时治疗，坚持用药。

（五）护理评价

（1）眼部刺激症状是否减轻或消失。

（2）有无并发症发生。

（3）患者及家属有无交叉感染发生。

（六）健康教育

（1）告知患者沙眼的危害性，早治疗、坚持治疗，减少并发症发生。

（2）培养良好的卫生习惯，不与他人共用毛巾、脸盆。

（3）搞好公共卫生，特别是游泳池、浴室和理发店等。

四、免疫相关性结膜炎

免疫相关性结膜炎（immunologic conjunctivitis）是结膜对外界过敏原的一种超敏性免疫反应，又称变态反应性结膜炎。临床上常见的有春季结膜炎、泡性角结膜炎。春季结膜炎是一种季节性、反复发作的免疫性结膜炎，又名春季卡他性结膜炎，多在春、夏季节发病，青少年好发。本病有自限性，以对症治疗为主，可局部应用抗组胺药物和肥大细胞稳定剂。泡性角结膜炎是以结膜泡性结节形成为特征的结膜炎，为一种迟发性免疫反应，易复发，多发生于儿童与青少年。局部滴用糖皮质激素眼药水，一般 24h 可缓解。

（一）护理评估

1. 健康史

（1）春季角结膜炎 病因不确定，可能是 Ⅰ、Ⅳ 型超敏反应共同作用的结果，致病的过敏原可为各类植物的花粉、各种微生物的蛋白质成分、动物皮屑和羽毛等。

（2）泡性角结膜炎 一般认为是对结核杆菌、葡萄球菌、球孢子菌属及沙眼衣原体等微生物蛋白的变态反应。

2. 身体状况

（1）春季角结膜炎 眼部奇痒、畏光、流泪和异物感等，可有黏液性分泌物。按病变部位可分为三型。①睑结膜型：上睑结膜呈硬而扁平的肥大乳头，呈铺路石样，球结膜呈典型暗红色。②角膜缘型：角膜缘充血、结节，外观呈黄褐色或污红色增厚的胶状物。③混合型：上述两种表现同时存在。

（2）泡性角结膜炎 流泪、异物感，可侵犯角膜，有明显的角膜刺激征。根据病变部位可分为三型。①泡性结膜炎：在睑裂部球结膜上出现灰红色微小结节状隆起，周围结膜有局限性充血，其结节顶部易破溃形成浅表性溃疡，愈合后不遗留瘢痕。②泡性角膜炎：角膜上有灰白色点状浸润，角膜基质受累，愈合后可遗留有角膜薄翳。③泡性角结膜炎：在角膜缘及附近球结膜可见单个或多个灰白色小结节，周围结膜充血。如有溃疡形成，愈合后可遗留浅淡瘢痕。

3. 心理社会资料 常因疾病反复发作，患者易产生焦虑和烦躁心理。

（二）护理应用/合作性问题

知识缺乏 患者缺乏疾病的相关知识。

潜在并发症 青光眼、角膜感染等。

（三）护理目标

（1）患者了解疾病的相关知识。

（2）无角膜炎等并发症发生。

（四）护理措施

1. 一般护理

（1）患者积极寻找病因，进行脱敏治疗。

（2）指导进食清淡、易消化食物，多补充维生素，加强营养，改善体质。不宜食用鱼、虾和蟹类等。

2. 治疗配合

（1）药物护理 局部应用抗组胺药物，如萘唑林；肥大细胞稳定剂，如2%色甘酸钠滴眼液。症状严重者或泡性角结膜炎可短时间局部应用糖皮质激素如0.1%地塞米松、0.5%可的松或2%环孢素滴眼液等。

（2）预防用药 根据发病的季节和规律性，在发病前1个月提早应用色甘酸钠滴眼液，有助于减轻症状发作。

（五）护理评价

（1）患者了解疾病相关知识的程度。

（2）有无并发症发生。

（六）健康教育

（1）保持空气流通，尽量避免过敏原的接触。

（2）外出配戴有色眼镜，减少与花粉、光线的接触。

（3）结膜炎是自限性疾病，长期使用糖皮质激素应警惕并发症的发生。

五、翼状胬肉

翼状胬肉（pterygium）是睑裂区增殖的球结膜侵袭到角膜上，呈三角形，形似翼状。可单眼或双眼同时发病，多见于鼻侧。临床上小而静止期胬肉无需治疗；如胬肉进行性发展，侵及瞳孔区，影响视力，则需手术治疗。

（一）护理评估

1. 健康史 病因尚不十分明确，与户外工作有关，多见于渔民、农民。一般认为与结膜慢性炎症、风沙、粉尘和紫外线照射等长期刺激，使结膜组织变性及增生有关。

2. 身体状况 多无自觉症状，或有轻度不适。三角形翼状胬肉的尖端为头部，角膜缘处为其颈部，球结膜上处为体部，侵及瞳孔区时可影响视力。胬肉在静止期薄而不充血；进行期表现为充血、肥厚，头部前端角膜灰色浸润（图 2 - 4）。

3. 心理社会资料 翼状胬肉既影响视力，又影响外观，手术后复发率可高达 20% ~ 30%，患者常有焦虑心理。

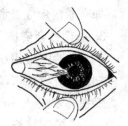

（二）护理应用/合作性问题

感知紊乱 视力障碍，与翼状胬肉遮盖瞳孔有关。

自我认可紊乱 与翼状胬肉影响容貌有关。

知识缺乏 缺乏翼状胬肉防治知识。

图 2 - 4 翼状胬肉

（三）护理目标

（1）视力改善。

（2）患者心理状态正常。

（3）获取一定的胬肉防治知识。

（四）护理措施

1. 病情观察 注意观察翼状胬肉侵及角膜部位，观察患者视力有无遮挡及下降。

2. 治疗配合

（1）非进行性翼状胬肉者除非为外观需要，一般不需手术。

（2）位于瞳孔区而影响视力的胬肉则需手术治疗，但应减少术后复发率。手术在显微镜下进行，常用手术方式有单纯胬肉切除、胬肉切除联合球结膜瓣转位和胬肉切除联合羊膜移植等。术中或术后应用丝裂霉素可减少复发。

（五）护理评价

（1）是否恢复正常视力。

（2）患者情绪是正常。

（3）获得对该病的预防、治疗和防止复发的知识程度，能否进行自我护理，纠正不良习惯。

（六）健康教育

避免接触有关刺激因素，户外活动时戴防风尘及防紫外线眼镜，减少风尘、阳光刺激；积极防治慢性结膜炎。

六、干眼症

干眼症（dry eye syndrome）又称角结膜干燥症，是常见的眼表疾病，是因泪液分泌数量下降或质量改变而导致泪膜功能的异常。泪膜是指通过眼睑瞬目运动，将泪液均匀覆盖于角结膜表面形成的超薄膜。泪膜对眼表的保护非常重要。其主要生理功能包括：①形成光滑的光学折射面，提供良好的光学介质。②湿润眼球前表面。③向角膜提供必须的营养物质。④通过机械的冲刷及抗菌成分抑制微生物生长，保护角膜。干眼症临床上多对症治疗，常用滴人工泪液和泪小点封闭等方法。

（一）护理评估

1. 健康史　病因很多，主要因泪液质和量或动力学的异常，导致泪膜不稳定和眼表组织病变。临床上通常分两类：泪液生成不足型和蒸发过强型。

2. 身体状况　最常见的症状为干涩感、异物感，其他还有烧灼感、痒感、畏光、视物模糊和容易视疲劳等。

3. 辅助检查

（1）分泌试验　正常 10～15mm/5min，低于 10mm/5min 为低分泌，低于 5mm/5min 为干眼。

（2）泪膜破裂时间　小于 10s 为泪膜不稳定。

（3）角膜荧光素染色、角结膜虎红染色　观察角膜上皮缺损和判断泪河的高度，观察干燥失活的上皮细胞。

（4）泪液溶菌酶含量测定　如溶菌区 <21.5mm^2，或含量 <1200μg/ml，则提示干眼症。

4. 心理社会资料　干眼症是慢性病，需长期用药；患者容易产生视觉疲劳，影响工作、学习，常有焦虑、厌烦情绪。

（二）护理应用/合作性问题

焦虑　与疾病长时间影响正常生活有关。

知识缺乏　缺乏干眼症的预防和自我保健知识。

（三）护理目标

（1）患者情绪正常，积极配合治疗。

（2）了解有关干眼症的预防和保健措施。

（四）护理措施

1. 一般护理　屈光不正者，应戴合适度数的眼镜，如戴角膜接触镜，应选质量较好的护理液。

2. 病情观察　注意观察药物的副作用。

3. 治疗配合

（1）用药护理　干眼症是慢性病，要鼓励患者坚持用药。常用药物有：①不含防腐剂的人工泪液，为泪液成分的替代治疗。②环孢素 A 滴眼液，刺激泪液分泌。

（2）保留泪液　戴硅胶眼罩、湿房镜或用泪小点栓子行泪小点封闭治疗。

（3）对严重干眼症患者，可行颌下腺导管移植手术。

（五）护理评价

（1）患者情绪是否正常。

（2）是否了解干眼症的预防和保健措施。

（六）健康教育

注意用眼卫生，避免长时间阅读和使用电脑等容易产生视疲劳的因素，避免接触烟雾、风尘和空调环境。

知识拓展

干眼症预防保健

1. 多眨眼：眨眼次数越少，越容易产生干眼症。眨眼有助于泪液的分泌和分布，若眨眼次数少，可直接导致泪水的量减少，而暴露在空中的泪膜会快速蒸发，失去对眼球的保护力。眨眼是一种保护性神经反射动作，泪液层可以使泪水均匀地涂在角膜和结膜表面，以保持润湿而不干燥。正常人每 min 眨眼约 20 次。

2. 长时间使用电脑者注意姿势：工作的姿势和距离很重要，尽量保持在 60cm 以上距离，调整一个最适当的姿势，使视线能保持向下约 30°。这样的一个角度可以使颈部肌肉放松，并且使眼球表面暴露于空气中的面积减到最低。

3. 戴框架眼镜：长时间配戴隐形眼镜会使泪液分泌减少，因此戴隐形眼镜的人总会感觉眼睛干涩。故预防干眼症提倡戴框架眼镜。

4. 尽量少使用空调：空调除了调节温度之外，还会抽湿，减少了空气里水分的含量。在这种干燥的环境中，泪膜蒸发率增加，容易使眼睛发干、发涩。因此预防干眼症，使用空调要注意定时开窗通风。

第三节　角膜病患者的护理

 小贴士

　　眼球位于眼眶前部，分为眼球壁和眼球内容物两部分（图 2-5）。眼球壁外层由坚韧致密的纤维组织构成，又称纤维膜，前面 1/6 是透明的角膜，后面 5/6 为瓷白色不透明的巩膜，两者移行处称角巩膜缘。角膜位于眼球前极中央，略呈横椭圆形，中央部较薄，周边部相对较厚。角膜的生理特点有：①透明：是最主要的屈光介质，约占眼球总屈光力的 3/4。②无血管：营养主要来源于角膜缘血管网、房水和空气。③感觉敏感：角膜上皮层含有丰富的神经末梢，感觉特别敏感。

一、细菌性角膜炎

【引导案例】

　　患者，男，32 岁。2 日前工作时铁屑打到右眼上，现右眼疼痛、畏光、流泪，视力下降。检查：右眼视力 0.1，结膜混合充血，角膜表面见一 2mm×1mm 铁屑，铁屑周围有 3mm×3mm 大小坏死灶，前房积脓 1mm。患者焦虑，担心预后。此患者目前的处理原则是什么？为其制定一份护理计划。

　　细菌性角膜炎（bacterial keratitis）是由细菌引起角膜炎症的总称，是常见的角膜炎。治疗原则为祛除病因，积极控制感染，促进溃疡愈合，减少瘢痕形成。

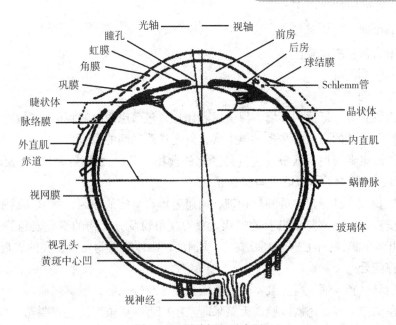

图 2 - 5 眼球切面示意图

（一）护理评估

1. 健康史 常由于角膜外伤后感染或剔除角膜异物后被感染所致，常见的致病菌有表皮葡萄球菌、金黄色葡萄球菌、肺炎双球菌、链球菌、铜绿假单胞菌（绿脓杆菌）等。眼局部因素（如慢性泪囊炎、倒睫、戴角膜接触镜等）和机体免疫力降低（如长期使用糖皮质激素和免疫抑制剂、患慢性消耗性疾病等）也可诱发感染。

2. 身体状况 起病急，常在角膜外伤后 24 ~ 48h 发病，表现为眼痛、视力障碍、畏光、流泪和眼睑痉挛等，伴较多脓性分泌物。常见的体征有眼睑水肿、球结膜水肿、睫状充血或混合性充血。早期角膜上出现界限清楚的上皮溃疡，溃疡下有边界模糊、灰黄色浸润灶，周围组织水肿。

（1）**革兰阳性球菌感染** 圆形或椭圆形局灶性脓肿，边界清楚。肺炎球菌引起的角膜溃疡为较深的椭圆形溃疡，后弹力膜可有放射性皱折，常伴有前房积脓。

（2）**革兰阴性球菌感染** 表现为快速发展的角膜液化、坏死。如铜绿假单胞菌所致角膜溃疡，多发生于角膜异物剔除术后或戴角膜接触镜感染引起。伤后数小时或 1 ~ 2 日开始发病，症状严重，发展迅猛，如不及时控制，很快导致角膜坏死、穿孔或眼内炎。

3. 辅助检查 角膜病灶刮片及分泌物细菌培养有助发现相关病原体。

4. 心理社会资料 角膜炎发病急，病情重，患者因担心疗效易出现紧张、焦虑心理。

（二）护理应用/合作性问题

急性疼痛 与角膜炎症刺激有关。

潜在并发症 角膜溃疡穿孔、化脓性眼内炎及全眼球炎，与严重角膜溃疡有关。

感知改变紊乱 视力障碍，与角膜溃疡有关。

（三）护理目标

（1）眼痛、畏光、流泪及异物感减轻。

（2）减少或不发生并发症。

（3）视力恢复或提高。

（四）护理措施

1. 一般护理

（1）提供安静、舒适的环境，保证患者休息，包盖患眼，避免强光刺激。

（2）补充足够的蛋白质和多种维生素，以促进溃疡面的愈合。

（3）告诫患者勿用手揉眼，进食易消化的食物，保持大便通畅，避免便秘及用力过猛如咳嗽、打喷嚏等，以防止角膜穿孔。

2. 心理护理 进行耐心的心理护理，向患者解释疼痛的原因，解除其紧张情绪。

3. 病情观察 严密监测患者的症状、视力、角膜及分泌物的变化。角膜变薄、后弹力层膨出为角膜穿孔的征兆；前房变浅或消失、眼压降低为角膜穿孔的表现。

4. 治疗配合

（1）指导患者局部进行热敷，促进血液循环，减轻炎症，缓解疼痛。

（2）在细菌培养或药敏试验尚无结果时选用广谱、高浓度抗生素眼药水频繁滴眼，常用的抗生素眼药水有0.3%氧氟沙星、0.3%妥布霉素、林可霉素等。急性期选择高浓度抗生素眼药水滴眼，每15～30min滴眼1次。严重病例可在开始时每5min滴眼1次，病情控制后，逐渐减少滴眼次数。临睡前涂抗生素眼膏。必要时可应用相应抗生素进行球结膜下注射。

（3）并发虹膜睫状体炎时，应及时应用散瞳剂，防止虹膜后粘连及解除瞳孔括约肌和睫状肌痉挛，减轻疼痛。

（4）对于深部角膜溃疡，为预防角膜溃疡穿孔，可局部加压包扎，局部或全身应用降低眼压的药物。

（5）细菌性角膜炎应严格隔离消毒，避免交叉感染，药品及器械应固定专用。

（五）护理评价

（1）眼痛是否减轻或消失。

（2）有无并发症发生。

（3）视力是否提高。

（六）健康教育

（1）工作时应戴防护眼罩，以避免角膜外伤。一旦发生眼外伤，应立即就诊。

（2）配戴角膜接触镜者要做好镜片的清洁、消毒。如出现眼痛症状，应立即停止戴镜，并及时就诊。

二、单疱病毒性角膜炎

单疱病毒性角膜炎是由单纯疱疹病毒（herpes simplex virus，HSV）感染引起的角膜炎，是一种严重的世界性致盲性眼病，其发病率和致盲率均占角膜病首位。治疗原则为抑制病毒复制，减轻角膜损害。

（一）护理评估

1. 健康史 由单纯疱疹病毒Ⅰ型原发感染后的复发。原发感染后病毒可在三叉神经节内长期潜伏下来，当机体抵抗力下降，如感冒、发热疾病之后，全身或局部应用糖皮质激素、免疫抑制剂时，潜伏的病毒激活，可沿三叉神经至角膜组织，引起单疱病毒性角膜炎。

2. 身体状况

（1）原发感染多见于幼儿，有发热和耳前淋巴结肿大，唇部皮肤疱疹，呈自限性。眼部表现为急性滤泡性结膜炎，眼睑皮肤疱疹，可有树枝状角膜炎。

（2）感染复发常因疲劳、饮酒、发热等，在机体抵抗力下降时发作，包括树枝状和地图状角膜炎、坏死性角膜基质炎等。

①树枝状和地图状角膜炎：是最常见类型，初起时患眼的角膜上呈小点状浸润，继而形成小水疱，水疱破裂后相互连接形成树枝状浅表溃疡。若树枝状溃疡逐渐向四周扩展，可形成不规则的地图状溃疡。

②角膜基质炎：分非坏死性和坏死性两种类型。非坏死性（盘状角膜炎）：角膜中央基质盘状水肿，后弹力层皱褶，无炎症细胞浸润和新生血管。坏死性：角膜基质有黄白色坏死浸润灶、新生血管形成，角膜可出现溃疡或穿孔。如炎症伴发葡萄膜炎时，可出现角膜后沉着物（KP）。

3. 辅助检查　实验室检查如角膜上皮刮片可见多核巨细胞、病毒包涵体或活化性淋巴细胞；角膜病灶分离培养出单纯疱疹病毒；分子生物学如 PCR 查到病毒核酸等，有助于病原学诊断。

4. 心理社会资料　因疾病反复发作，病程长，患者对治疗缺乏信心，易产生悲观心理。

（二）护理应用/合作性问题

急性疼痛　与角膜炎刺激有关。

感知紊乱　视力障碍，与角膜炎有关。

焦虑　与疾病反复发作、担心预后有关。

（三）护理目标

（1）疼痛减轻或消失。

（2）视力得到提高。

（3）焦虑减轻或消失。

（四）护理措施

1. 心理护理

平和的心态有利于疾病恢复与减少复发，故应多与患者沟通，解释病情，消除其悲观心理，树立治疗的信心。

2. 病情观察

严密观察病情，注意角膜炎的进展。

3. 治疗配合

（1）常用的抗单纯疱疹病毒药物如阿昔洛韦（无环鸟苷）、三氟胸腺嘧啶、环胞苷滴眼液滴眼。急性期每 1～2h 滴眼 1 次，临睡前涂眼膏。病情严重者需口服抗病毒药物。

（2）树枝状和地图状角膜炎禁用糖皮质激素，应尽早使用抗病毒药物。

（3）并发虹膜睫状体炎者应加用散瞳剂。

（4）并发细菌或真菌感染者应加用抗生素或抗真菌药物。

（5）指导家庭医疗护理，帮助患者消除诱发因素，合理用药，降低复发率。

（五）护理评价

（1）眼痛是否减轻或消失。

（2）视力是否提高。

（3）情绪是否平稳。

（六）健康教育

（1）告知患者严格遵医嘱应用糖皮质激素，不可增加点眼的次数，停药时要逐渐减量，并注意激素的副作用。

（2）锻炼身体，增强体质，避免疲劳，提高机体抵抗力，减少疾病复发。

（3）注意饮食，少吃辛辣等刺激性食物，不宜吸烟、饮酒。

三、真菌性角膜炎

真菌性角膜炎（fungal keratifis）是一种由真菌引起的感染性角膜炎，致盲率极高。多见于温热、潮湿气候，多发于农民。治疗以抗真菌药物为主，如有角膜溃疡穿孔危险或已并发穿孔者，可考虑行角膜移植。

（一）护理评估

1. 健康史 多发于植物引起的角膜外伤，尤其是农作物，有的则发生于长期应用广谱抗生素、糖皮质激素和免疫功能低下者。常见的致病菌有镰刀菌属、念珠菌属、曲霉菌属、青霉菌属和酵母菌等。

2. 身体状况 病程进展相对缓慢，自觉症状轻，有轻度疼痛、畏光、流泪及视力下降。体征较重，睫状充血或混合性充血，角膜病灶呈灰白色或黄白色，表面微隆起，外观干燥欠光滑，溃疡周围因胶原溶解而出现浅沟，有时可见"伪足"和"卫星灶"浸润病灶。角膜后可见纤维性沉着物，前房积脓为黄白色黏稠脓液。由于真菌穿透力较强，容易发生眼内炎。

3. 辅助检查 角膜刮片可发现真菌菌丝；角膜共焦显微镜检查，可直接发现病灶内的病原体。

4. 心理社会资料 本病病程长、疗效差，患者易产生焦虑；因担心失明和角膜手术，患者常有紧张心理。

（二）护理应用/合作性问题

急性疼痛 与角膜炎症刺激有关。

潜在并发症 角膜溃疡穿孔、化脓性眼内炎及全眼球炎，与严重角膜溃疡有关。

感知紊乱 视力障碍，与角膜溃疡有关。

（三）护理目标

（1）眼痛、畏光、流泪减轻或消失。

（2）无并发症发生或并发症得到及时治疗。

（3）视力提高或恢复正常。

（四）护理措施

1. 一般护理　参照细菌性角膜炎的一般护理。

2. 心理护理　真菌性角膜炎病程较长，易引起患者悲观情绪，应做好解释及心理疏导工作，加强心理护理。

3. 病情观察　有植物引起角膜外伤史者，或长期应用广谱抗生素及糖皮质激素眼药水或眼膏者，应密切观察病情，注意真菌性角膜炎的发生。

4. 治疗配合

（1）常用的抗真菌药物有 0.5% 咪康唑、0.25% 两性霉素 B、0.5% ~ l% 氟康唑等。日间用眼药水滴眼，临睡前涂眼膏。药物应用时间要长，以防复发。

（2）病情严重者，可遵医嘱口服酮康唑，结膜下注射或静脉注射抗真菌药物，应控制用药时间，注意肝、肾功能，防止全身并发症发生。

（3）对于药物难以控制或有角膜溃疡穿孔危险者，可行角膜移植术。

（4）本病禁用糖皮质激素，并发虹膜睫状体炎者，可用 1% 阿托品眼药水或眼膏散瞳。

（五）护理评价

（1）眼痛是否减轻或消失。

（2）有无并发症发生。

（3）视力是否提高或恢复正常。

（六）健康教育

（1）搞好卫生宣传，预防眼外伤。如有植物性角膜外伤发生，应立即就诊。伤后应用抗真菌药物，预防真菌性角膜炎。

（2）告诉患者若长期应用广谱抗生素及糖皮质激素眼药水或眼膏者，应注意眼部病情变化，避免真菌性角膜炎的发生。

第四节　白内障患者的护理

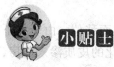小贴士

晶状体是眼球内容物的组成部分，形如双凸透镜，富有弹性。位于虹膜瞳孔后面、玻璃体前面。晶状体直径 9 ~ 10mm，厚 4 ~ 5mm，由囊、皮质和核三部分组成。晶状体无血管，营养来源于房水。晶状体的功能是参与眼的调节。随年龄增长，晶状体弹性减弱，调节力下降，出现老视。

白内障（cataract）是指晶状体混浊，为主要的致盲性眼病之一。临床上根据发病的原因分为年龄相关性白内障、糖尿病性白内障和外伤性白内障、并发性白内障等。按发病时间可分为先天性白内障、后天性白内障。

【引导案例】

患者，男，65岁。近几年来双眼逐渐视物模糊不清，以右眼为甚，近2个月加重。检查：右眼视力指数/1m，左眼0.2，右眼晶状体呈乳白色混浊，眼底不能窥入，光定位准确；左眼晶状体呈不均匀乳白色混浊。该患者的护理应用有哪些？制定一份护理计划。

一、年龄相关性白内障

年龄相关性白内障（age related cataract）是最常见的后天原发性白内障，多见于50岁以上老年人，故又称老年性白内障，是最主要的致盲原因之一。发病随年龄增长，多为双眼发病，但发病可有先后。治疗方面目前尚无疗效肯定的药物，主要为手术治疗。常用的手术方法有白内障现代囊外摘除、白内障超声乳化吸出加人工晶体植入。在疾病早期可试用药物延缓其进展。

（一）护理评估

1. 健康史 病因较为复杂。一般认为可能是环境、代谢、营养和遗传等多种因素对晶状体长期作用的结果。

2. 身体状况 双眼呈渐进性、无痛性视力减退和眼前固定黑影，最后只剩下光感，可有单眼复视或多视、屈光改变等症状。按晶状体混浊部位可分为皮质性、核性、后囊膜下白内障。

（1）皮质性白内障（cortical cataract）最为常见，按其发展过程可分为四期。

①初发期：晶状体周边部皮质出现混浊，呈楔形，基底在赤道部，尖端指向中央，形成辐射状混浊。由于瞳孔区晶状体未累及，一般不影响视力，进展缓慢。

②膨胀期：又称未熟期。混浊逐渐向中央发展，进入瞳孔区，视力明显下降，眼底难以窥清。晶状体皮质不断吸收水分，引起晶状体膨胀，体积增大，前房变浅，可诱发急性闭角型青光眼发作。由于晶状体不均匀性混浊，用斜照法检查可见新月形虹膜投影。

③成熟期：晶状体完全混浊，呈乳白色。虹膜投影消失，眼底不能窥入。晶状体膨胀逐渐消退，前房深度恢复正常。视力仅剩光感或手动。

④过熟期：晶状体皮质溶解或液化，核失去支撑，随体位变化而移位。由于核下沉，上方前房变深，下方前房变浅，虹膜失去支撑，出现震颤。液化的皮质渗入前房，可引起晶状体过敏性葡萄膜炎和晶状体溶解性青光眼。

（2）核性白内障（nuclear cataract） 较皮质性白内障少见，发病年龄较早，进展缓慢。早期不影响视力，随晶状体密度增加，屈光指数不断增强，故常表现为近视增加或老视减轻。

（3）后囊膜下白内障（subscapular cataract） 后囊膜下浅层皮质出现棕黄色混浊，外观似锅巴状，由于混浊位于视轴区，早期即可影响视力。

3. 心理社会资料 患者因视力障碍而不能接受外界视觉信息，影响生活、社交、工作、学习，易产生孤独、焦虑心理。

（二）护理应用/合作性问题

感知紊乱　视力障碍，与晶状体混浊、手术后双眼包扎，光线不能到达视网膜有关。

有感染的危险　与手术创伤使感染机会增加有关。

潜在并发症　继发性闭角型青光眼。

（三）护理目标

（1）视力有一定程度提高。

（2）无感染发生。

（3）无并发症发生。

（四）护理措施

1. 一般护理　根据患者生活自理能力，给予一定帮助。

2. 心理护理　讲解手术复明知识及预后效果，使患者保持情绪稳定，避免因情绪激动而导致并发症的发生。

3. 病情观察

（1）观察患者视力的变化，手术前如有突然眼胀、眼痛提示发生青光眼。

（2）观察术眼敷料是否干燥、固定，如术眼出现疼痛、脓性分泌物、视力下降应警惕眼内感染。对于突然出现的术眼疼痛，视力明显减退，提示创口裂开。

4. 治疗配合

（1）白内障早期护理可试用药物治疗，延缓其进展。常用的药物有卡他灵（白内停）、谷胱甘肽滴眼液，口服药物有维生素 C、维生素 B_2 等。

（2）介绍手术时机和手术方法

①手术时机：传统认为白内障成熟期，视力低于 0.1 才考虑手术。随着现代显微技术的发展，如果视力下降影响工作和生活质量，即可考虑手术。

②手术方法：目前常用的手术方法有：

白内障现代囊外摘除加人工晶体植入术：手术中将晶状体摘除，保留后囊膜，植入后房型人工晶体。

白内障超声乳化吸出加人工晶体植入术：通过小切口将乳化的晶体核吸出，保留后囊膜。其优点是手术时间短，切口小，无需缝合，反应轻，可同时植入人工晶体，术后视力恢复快。患者可以不住院，减少了费用。它是目前公认的最安全、有效的白内障手术治疗方法。

激光乳化白内障吸出术：该技术目前还处在探索阶段，是应用激光将混浊晶状体切割，然后切除。

③术后配镜指导：白内障晶状体摘除术后为无晶体眼，处于高度远视状态，约为 +8D～+12D。可采用框架眼镜、角膜接触镜、后房型人工晶体进行矫正，其中后房型人工晶体为最有效的方法。

（3）白内障围手术期护理参照内眼手术术前、术后护理。术前协助患者做好各项检查，术后遵照医嘱进行药物和生活护理。

（五）护理评价

（1）视力是否提高。

（2）有无感染发生。

（3）有无并发症发生。

（六）健康教育

（1）宣传防盲、治盲知识，介绍年龄相关性白内障的病因及特点，外出时可戴太阳镜，以减少紫外线的辐射。

（2）教会患者正确滴眼药水，避免用力揉眼、低头弯腰及突然用力而导致伤口裂开。

（3）术后定期复诊，观察屈光变化，根据需要配戴合适眼镜。

二、糖尿病性白内障

糖尿病性白内障是指白内障的发生与糖尿病有直接关系的白内障。临床上分两大类，一类为合并年龄相关性白内障，另一类为真性糖尿病性白内障，可合并糖尿病视网膜病变。

（一）护理评估

1. 健康史 由于血糖增高，晶状体内葡萄糖增多，转化为山梨醇，使晶状体内渗透压升高，吸收水分，纤维肿胀变性而致混浊。

2. 身体状况 因晶状体混浊及视网膜病变的损害，可有不同程度的视力下降。糖尿病患者的年龄相关性白内障发生率比非糖尿病患者高4~6倍，症状相似，但发生较早，进展较快，容易成熟。

真性糖尿病性白内障大多发生于严重的青少年糖尿病患者，多为双眼，前后囊下白点状或雪片状混浊，迅速扩展为全部晶状体混浊，可伴有屈光变化。当血糖升高时，房水进入晶状体内使之肿胀变凸，形成近视；血糖降低时，晶状体内水分渗出，晶状体扁平，形成远视。

3. 辅助检查 实验室检查提示血糖升高、尿糖阳性。

4. 心理社会资料 糖尿病为终身性疾病，漫长的病程和并发症的出现可能使患者出现焦虑不安或对疾病治疗失去信心。

（二）护理应用/合作性问题

感知紊乱 视力下降，与晶状体混浊有关。

有感染的危险 与血糖升高有关。

潜在并发症 术后感染及出血。

（三）护理目标

（1）视力改善。

（2）无感染的发生。

（3）无术后并发症的发生。

（四）护理措施

1. 一般护理 密切观察血糖变化，积极治疗糖尿病，血糖控制正常后方可手术。

2. 心理护理 讲解手术复明知识及预后效果，使患者保持情绪稳定，避免因情绪激动而导致并发症的发生。

3. 病情观察

（1）观察患者视力的变化，手术前如有突然眼胀、眼痛提示发生青光眼。

（2）观察术眼敷料是否干燥、固定，如术眼出现疼痛、脓性分泌物及视力下降应警惕眼内感染。对于突然出现的术眼疼痛，视力明显减退，提示创口裂开。

（3）术后密切观察病情变化，注意无菌操作。

4. 治疗配合

（1）遵医嘱应用降血糖药物，注意药物的副作用及血糖变化。

（2）手术护理参照白内障手术护理常规。

（3）注意糖尿病性白内障术后易发生出血及感染，术前应严格掌握手术适应证。

（五）护理评价

（1）视力是否提高。

（2）切口是否愈合，有无出血感染发生。

（3）获取糖尿病和糖尿病性白内障的治疗、护理知识程度。

（六）健康教育

（1）向患者及家属传授糖尿病的有关知识，提高自我护理能力，如遇到低血糖反应的紧急处理等。

（2）指导患者进行血糖监测和饮食护理。

（3）指导家属提供生活帮助，避免意外伤害发生。

三、先天性白内障

先天性白内障（congenital cataract）是指出生前即存在或出生后逐渐形成的先天遗传或发育障碍的白内障。多见于儿童，是儿童失明、弱视的主要原因。对视力影响不大的不需手术，可定期观察。对视力影响较大者应尽早手术，一般宜在 3~6 个月、最迟不超过 2 岁行晶状体切除、晶状体吸出或现代囊外摘除等，以免发生形觉剥夺性弱视。2~3 岁后行二期后房型人工晶体植入。

（一）护理评估

1. 健康史　病因有内源性和外源性两种。内源性与染色体基因有关，通常为常染色体显性遗传；外源性为母亲在早孕期间宫内病毒感染或药物、放射线及营养障碍等影响胎儿晶状体发育。

2. 身体状况　多为双眼，呈静止性，少数出生后可继续发展。根据混浊的部位和形态可分为前极、后极、花冠状、点状、绕核性及全白内障。视力的改变多因混浊的部位与形态不同而各异，由于患者多数为婴、幼儿，不能自诉，常为其父母观察发现。检查见瞳孔区呈白色反光。

3. 辅助检查　染色体检查有助于筛查遗传性疾病。

4. 心理社会资料　由于年幼即存在视力障碍，患儿父母及家庭成员对治疗效果有迫切期待；对手术有紧张、恐惧心理；对孩子的人生未来感到焦虑。

（二）护理应用/合作性问题

感知紊乱　视力下降，与晶状体混浊有关。

潜在并发症　形觉剥夺性弱视，与视功能发育受到抑制有关。

无能性家庭应对　与家庭主要成员对该病缺乏防治知识有关。

（三）护理目标

（1）视力改善。

（2）无弱视发生或视力得到提高。

（3）家庭主要成员了解该病防治知识。

（四）护理措施

1. 已发生弱视患儿的护理　指导家长进行正确弱视训练，如遮盖疗法、精细动作训练和光学药物压抑法等。

2. 手术患者的护理　参照年龄相关性白内障手术前、后的护理。

（五）护理评价

（1）视力是否得到改善和提高。

（2）有无弱视发生或弱视是否得到改善。

（3）家庭主要成员了解该病防治知识程度。

（六）健康教育

（1）内源性先天性白内障具有遗传性，应注意优生优育；外源性先天性白内障应做好孕妇早期保健护理，特别是母体怀孕后前 3 个月内。

（2）术后视力差、手术效果不佳或已发生弱视者，应尽早进行低视力康复训练，如遮盖疗法、精细动作训练等。定期随访，适时调整康复训练计划。

第五节　青光眼患者的护理

 小贴士

房水的循环途径为由睫状突上皮细胞产生后进入后房，经瞳孔到前房，再经前房角小梁网、Schlemm 管、集液管和房水静脉，最后进入巩膜表层的睫状前静脉而回到血液循环（图 2-6）。另有少部分房水是经虹膜表面隐窝被吸收和从脉络膜上腔排出。当房水循环发生障碍时可致眼压升高而发生青光眼。

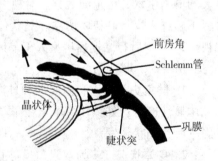

图 2-6　房水循环示意图

青光眼（glaucoma）是一组以特征性视神经萎缩、视野缺损为共同特征的疾病，病理性高眼压是其主要的危险因素。青光眼是主要的致盲眼病之一，但若能得到及早诊断和治疗，大多数青光眼患者终身可以保存有用视力。

眼压又称眼内压，是眼球内容物作用于眼球壁的压力。正常眼压范围为 10 ~ 21mmHg。一般认为，眼压升高是引起青光眼视神经损害的主要危险因素，但视神经对高眼压的耐受性存在个体差异。眼压超过了正常上限，未发生视神经损害和视野缺损，称之为高眼压症；眼压在正常范围，却发生了典型的视神经损害和视野缺损，称之为正常眼压性青光眼。因此，高眼压不一定是青光眼，正常眼压也不能排除青光眼。

正常眼压对维持正常视功能起着重要的作用。保持正常眼压的因素取决于房水生成率、房水排除率及眼内容物体积三者的动态平衡，引起眼压升高主要系房水循环通路受阻所致。因此，对青光眼的治疗护理也是遵循这一规律，以达到降低眼压、保存视力的目的。

临床上，根据前房角形态（开角或闭角）、病因机制（明确或不明确）以及发病年龄三个主要因素，一般将青光眼分为原发性青光眼、继发性青光眼和先天性青光眼三大类。根据眼压升高时前房角是否关闭，原发性青光眼又分为闭角型青光眼和开角型青光眼。根据发病时间，原发性闭角型青光眼又分为急性闭角型青光眼和慢性闭角型青光眼。

【引导案例】

患者，女，58岁。于昨天夜里右侧偏头痛、眼球胀痛，伴恶心，呕吐，今晨症状不缓解，故来急诊。检查：右眼视力为眼前指数，结膜混合型充血，角膜水肿，呈雾状，前房极浅，瞳孔直径约7mm，对光反射消失，眼压 Tn^{+3}。初步诊断：右眼急性闭角型青光眼急性发作期。该患者护理应用有哪些？治疗要点是什么？

一、急性闭角型青光眼

急性闭角型青光眼（acute angle - closure glaucoma）是以眼压急剧升高，并伴有相应症状和眼前段组织改变为特征的青光眼，多见于50岁以上的妇女，男女之比约为1：2，多为两眼先后或同时发病，与遗传因素有关。治疗宜应用药物迅速降低眼压，减少组织损害，保存有用视力，待眼压控制后再采取手术治疗。

（一）护理评估

1. 健康史 病因尚未完全阐明，有家族性及遗传倾向。公认的观点是：眼轴短、前房浅、房角窄及瞳孔阻滞为本病发病的解剖因素，而阅读疲劳、情绪激动、暗室停留时间过长、气候突变和暴饮暴食等为其诱因。

2. 身体状况 典型的急性闭角型青光眼有以下六个不同的临床阶段。

（1）临床前期 急性闭角型青光眼为双侧性，当一眼急性发作确诊后，另一眼只要具有前房浅、虹膜膨隆和房角窄等表现，即使没有任何临床症状也可以诊断为临床前期。另外，部分患者在急性发作前没有任何症状，但具有上述眼球解剖特征或青光眼家族史，暗室试验眼压明显升高，也可以诊断为临床前期。

（2）先兆期 表现为一过性或反复多次小发作，多出现在傍晚时分，表现为轻度的眼痛伴同侧偏头痛、视力减退、雾视及虹视等。上述症状时间短暂，休息后减轻或消失。检查发现眼压中度升高，轻度睫状充血，角膜轻度雾状水肿。

（3）急性发作期 表现为剧烈的眼胀痛、同侧头痛、虹视、雾视和视力急剧下降，可降到指数、手动或光感，可伴有发热及恶心、呕吐等全身症状。体征：①睫状充血或混合性充血。②角膜水肿，呈雾状或毛玻璃状。③前房极浅，关闭或消失。④瞳孔散大，呈竖椭圆形，对光反射迟钝或消失。⑤眼压急剧升高，可高达50mmHg以上，少数病例可达到100mmHg以上。⑥高眼压缓解后，眼前段常留下永久性组织损害，如角膜后色素沉着、虹膜节段性萎缩和晶状体前囊下白色点状混浊，称之为急性闭角型青光眼三联征。

（4）间歇期　指小发作后自行缓解，房角开放或大部开放，症状减轻或消失，用少量缩瞳剂后眼压即能稳定在正常水平。

（5）慢性期　急性大发作或反复小发作后，房角广泛粘连，小梁网功能遭受严重损伤，眼压中度升高，眼底常可见青光眼性视盘凹陷，并有相应视野缺损。

（6）绝对期　高眼压持续过久，视神经遭受严重破坏，视功能完全丧失，无光感，症状不显或出现顽固性眼痛、头痛，瞳孔强直性散大，角膜上皮水肿、直觉减退。

3. 辅助检查　眼压检查、视野检查及房角镜检查。可疑患者可进行暗室实验，即在暗室内，患者清醒状态下，静坐60～120min，然后再暗光下测眼压，如测得的眼压比试验前升高＞8mmHg，则为阳性。

4. 心理社会资料　多数急性闭角型青光眼的患者性情不稳定。急性发作时，因疼痛剧烈，视力下降明显，患者常有焦虑、紧张。因视功能恢复困难，又担心手术效果，患者有较严重的恐惧心理。

（二）护理应用/合作性问题

急性疼痛　眼痛、头痛，与眼压升高有关。

焦虑　与视力急剧下降、害怕失明有关，与害怕手术、担心手术效果有关。

知识缺乏　缺乏急性闭角型青光眼的防治及护理常识。

（三）护理目标

（1）眼压降低，眼痛、头痛减轻或消失。

（2）患者情绪稳定，焦虑、恐惧程度减轻或消失。

（3）了解疾病的防治与护理常识。

（四）护理措施

1. 一般护理

（1）对急性发作的患者，提供安静舒适的环境，保证充足的睡眠。勿在暗光下长时间停留。选择清淡易消化饮食，勿食刺激性食物。鼓励患者多吃蔬菜和水果，保持大便通畅。

（2）对盲或双眼包盖的患者，协助其做好生活护理，鼓励患者寻求帮助。物品摆放位置固定，以方便患者使用。活动空间无障碍物，避免患者受伤。

2. 心理护理　青光眼患者因视力下降、害怕失明以及担心手术效果而有较重的心理负担，因此要热情、体贴患者，提供安静、舒适的住院环境，鼓励患者说出使其焦虑不安的原因，并有针对性地给予解释和安慰，使患者正确对待疾病，主动配合治疗。

3. 病情观察　监测患者的视力、眼压、瞳孔及前房的变化；观察药物的副作用；观察手术后患者的前房深浅、瞳孔大小和伤口情况。

4. 治疗配合

（1）药物护理　给予降眼压药物和缩瞳剂，降低眼压。

①拟副交感神经药（缩瞳剂）：常用为1%～2%毛果芸香碱滴眼液，每日3～4次

滴眼，急性发作时可每 5min 滴眼 1 次，待瞳孔缩小、眼压降低后减少滴眼次数。其药理作用为通过兴奋虹膜括约肌，缩小瞳孔和增加虹膜表面张力，解除周边虹膜对小梁网的阻力，重开房角，从而降低眼压。如出现恶心、呕吐、头痛、出汗、腹痛及肌肉抽搐等症状，应及时停药，严重者可用阿托品解毒。

②β 肾上腺素能受体阻滞剂：常用的药物为 0.25%～0.5% 噻吗洛尔，每日滴眼 2 次，通过减少房水生成而降低眼压。心脏传导阻滞、窦性心动过缓和支气管哮喘者禁用。

③碳酸酐酶抑制剂：常用乙酰唑胺口服，可减少房水生成而降低眼压。副作用主要为口周及手足麻木，停药后症状即消失。此药不可长期服用，可引起尿路结石、肾绞痛、血尿等副作用。若发生上述症状，应嘱患者停药，并多次、少量饮水。

④前列腺素制剂：临床上应用的药物有 0.005% 拉坦前列素滴眼液，每日滴眼 1 次，通过增加房水从葡萄膜巩膜通道排出而降低眼压。毛果芸香碱与前列腺素制剂有拮抗作用，两者不应联合用药。

⑤高渗剂：这类药物可在短期内提高血浆渗透压，使眼组织特别是玻璃体中水分进入血液，从而减少眼内容积。常用药物有 20% 甘露醇 250ml 快速静脉滴注。用药后因颅内压降低，可出现头痛、恶心等症状，宜平卧休息。

（2）辅助治疗　局部应用糖皮质激素可减轻充血反应及虹膜炎症反应。患者全身症状较重时，可给予镇静、止吐及安眠药物。

（3）手术护理　向患者讲解手术目的和手术方式。手术目的：沟通前、后房，平衡前、后房压力，解除瞳孔阻滞；建立房水外引流通道。原发性急性闭角型青光眼大多需要手术治疗以控制眼压，常用的手术方式有：①周边虹膜切除术解除瞳孔阻滞。②小梁切除术建立房水外引流通道。③睫状体冷冻术减少房水生成。④房水引流装置植入术适用于难治性青光眼。手术前、后护理按内眼手术常规护理。

（五）护理评价

（1）眼压升高是否得到控制，眼痛、偏头痛、恶心、呕吐等症状是否减轻。

（2）患者情绪稳定，焦虑缓解。

（3）能否正确运用青光眼的预防和治疗知识，进行自我护理。

（六）健康教育

（1）指导患者学会自我监测，一旦出现眼胀、雾视、虹视等，应及时就诊。

（2）定期复查，遵医嘱用药。

（3）给予生活指导，如注意休息，不要一次饮水过多，不在暗室停留时间过长，避免情绪激动等，以防眼压升高。

二、开角型青光眼

开角型青光眼（open angle glaucoma，POAG）是指前房角开放，房水外流受阻于小梁网，导致眼压升高，伴有视功能障碍及视神经萎缩，又称慢性单纯性青光眼。治疗以药物为主，可以联合用药；药物治疗无效或不能长期用药者，则手术治疗。

（一）护理评估

1. 健康史　病因不十分清楚，可能与遗传有关。一般认为小梁网变性，网孔缩小，房水外流阻力增大，导致眼压升高。

2. 身体状况 起病缓慢，症状隐匿，早期常无症状或症状很轻，往往到晚期视功能严重受损时才发现，视野改变见图 2-7。早期眼压不稳定，测量 24h 眼压较易发现眼压高峰和较大波动值。随病情进展，眼压逐渐升高。

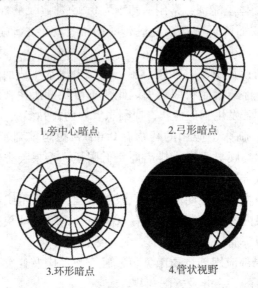

1.旁中心暗点　　2.弓形暗点

3.环形暗点　　4.管状视野

图 2-7　青光眼视野缺损示意图

1. 旁中心暗点　2. 弓形暗点　3. 环形暗点　4. 管状视野

典型的眼底改变为：①视盘凹陷进行性扩大和加深。②视盘上、下方局限性盘沿变窄，C/D 比值（杯盘比，即视乳头凹陷与视乳头直径之比）增大，出现切迹。③双眼视盘凹陷不对称，C/D 差值 >0.2。④视盘上或盘周浅表线状出血。⑤视网膜神经纤维层缺损。

正常人 C/D 比值多在 0.3 以下，双侧对称。若 C/D 比值 >0.6 或双眼 C/D 差值 >0.2，应做进一步检查。

视功能改变，特别是视野缺损是开角型青光眼诊断和病情评估的重要指标。典型的早期视野缺损，表现为孤立的旁中心暗点和鼻侧阶梯，病情进一步发展出现向心性视野缩小，晚期则仅残存管状视野或颞侧视岛。近年发现，除视野改变外，青光眼还损害黄斑功能，表现为色觉障碍，对比敏感度降低以及某些电生理异常。

3. 辅助检查

（1）24h 眼压测定　在 24h 内，每隔 2~4h 测眼压一次，并记录。最高与最低值正常不应 >5mmHg，若 ≥8mmHg 为病理状态。

（2）饮水试验　早晨空腹或禁食 4h 以上，测眼压后，5min 内饮完 1000ml 温开水，然后每隔 15min 测一次眼压，共测 4 次，眼压升高 ≥8mmHg 或眼压达 30mmHg 时，即为阳性。高血压、心脏病及肝肾功能不良等禁忌做此项试验。

4. 心理社会资料 因本病发病隐匿，患者及家属发现较晚，就诊时往往已经有明显的视功能损害，而且恢复困难，患者及家属不能接受现实，易产生焦虑、悲观心理。

（二）护理应用/合作性问题

焦虑　与担心疾病预后有关。

功能障碍性悲哀　与视力下降、视野缺损有关。

知识缺乏　与家庭主要成员对该病缺乏防治知识有关。

（三）护理目标

（1）情绪稳定，积极配合治疗。

（2）视功能不再下降。

（3）患者及家属获得本病的治疗和护理知识。

（四）护理措施

1. 一般护理　保证睡眠时间，避免一次大量饮水。每次饮水量勿超过300ml。

2. 心理护理　协助患者树立战胜疾病的信心，告知患者稳定的情绪有利于疾病的恢复，使其保持良好的精神状态。

3. 病情观察　监测患者眼压、视野及眼底变化，观察24h眼压波动曲线，以指导用药，并密切观察药物疗效和副作用。

4. 治疗配合

（1）药物控制眼压　常用的药物有1%～2%毛果芸香碱滴眼液、0.25%～0.5%噻吗洛尔和0.005%拉坦前列素滴眼液，前两种药物可联合应用。药物治疗期间应密切观察视力、视野的变化。

（2）手术护理　开角型青光眼常用手术方式为小梁切除术。近年来有人主张一旦确诊，有明显的视力、视野损害时可早期手术。

（五）护理评价

（1）视神经损害是否减轻、视野是否不再缩小。

（2）情绪是否稳定，能否恢复正常社交。

（3）获得本病的防治知识程度。

（六）健康教育

（1）告知患者坚持遵医嘱治疗，以防止视功能丧失。

（2）应用药物或手术治疗的患者，应于1～3个月后复查眼压、眼底及视野。

三、先天性青光眼

先天性青光眼（congenital glaucoma）是指在胎儿发育过程中，前房角发育异常，小梁网阻滞房水排出而导致眼压升高的一类青光眼。根据发病年龄可分为婴幼儿型青光眼和青少年型青光眼两类。一旦确诊，应及早手术，常用术式有房角开放术、小梁切开术或房角分离术等。术前用药物控制眼压。

（一）护理评估

1. 健康史　病因尚未完全明了。此病属常染色体隐性遗传病，多为双眼同时发生，新生儿或婴、幼儿时期内被发现。由于先天性房角发育异常，小梁网阻滞房水排出，导致眼压升高。

2. 身体状况

（1）婴幼儿型　指 3 岁以内，约 50% 病例出生时就有临床表现，80% 在 1 岁内出现症状。常见畏光、流泪、眼睑痉挛，尤其在强光下。检查：①眼球扩大，前房加深，呈轴性近视。②角膜直径增大，横径常 >12mm，角膜上皮水肿，外观呈雾状混浊。③眼压升高。④眼底可见青光眼视乳头凹陷，且出现早，进展快。

（2）青少年型　6~30 岁发病，早期一般无自觉症状，发展到一定程度可有虹视、眼胀和头痛等症状。其房角多数是开放的，视野、眼底改变与开角型青光眼相似，眼压升高。

3. 辅助检查　眼压测量、前房角镜检查等需在全麻下进行。

4. 心理社会资料　因患儿较早视力障碍，家属对患儿的未来多有担心和焦虑。年龄大的患者会出现恐惧、孤单的心理。

（二）护理应用/合作性问题

感知紊乱　与视神经损害、视力障碍有关。

无能性家庭应对　与家庭主要成员对该病缺乏防治知识有关。

潜在并发症　眼球破裂与角巩膜组织明显变薄有关。

（三）护理目标

（1）视力不再下降。

（2）患者或家属获得疾病的相关知识。

（3）无并发症发生。

（四）护理措施

1. 心理护理　对于年龄较大的患儿要正确指导，做好心理护理工作，消除自卑情绪，恢复小朋友间的正常交往。

2. 治疗配合

（1）手术是先天性青光眼的主要治疗措施，常用的手术方式是房角切开术或小梁切开术。晚期病例可行小梁切除术。

（2）围手术期护理指导参照内眼手术和全麻护理常规进行。

（3）协助患儿的生活护理，满足患儿各项生活需要。

（五）护理评价

（1）视力是否稳定。

（2）患者及家属获得有关本病的防治知识程度。

（3）有无并发症发生。

（六）健康教育

告知家长：①婴幼儿出现畏光、流泪时，应尽早就诊。②眼球明显增大的患儿应注意保护眼部，避免外伤致眼球破裂。③提倡优生优育，避免近亲结婚。

> **知识拓展**
>
> **青光眼术后眼球按摩**
>
> 青光眼滤过性手术后功能良好的滤泡是手术成功的关键，术后眼球按摩是形成功能性滤泡的主要护理手段。术后早期按摩可解除阻塞于巩膜口的血细胞凝块，中、晚期按摩使房水通过巩膜切口而保持通畅，有助于形成理想滤泡。
>
> 青光眼术后眼球按摩的方法：术后4日开始进行按摩，1~3次/日。令患者眼球向下注视，用一个手指紧贴眶下缘，压迫下部眼球相当于6点处，并轻轻向上推动眼球，压2s，停2s，反复数次。见眼压下降，滤泡隆起、弥散，前房轻度变浅即可停止（如果前房不浅，可以反复几次）。用力宜适度、均匀，不可过猛、过快，并密切观察前房情况，避免并发症的发生。如有异常应立即停止，通知医生进行处理。按摩后滴抗生素眼药水，嘱闭目休息。

第六节　葡萄膜、玻璃体和视网膜疾病患者的护理

一、葡萄膜炎

 小贴士

葡萄膜为眼球壁的中层，因含丰富的血管及色素，故又称血管膜、色素膜，主要起营养及遮光作用。自前向后分为虹膜、睫状体和脉络膜三部分。虹膜为一圆盘状膜，位于角膜后面、晶状体前面。虹膜中央有一2.5~4mm的圆孔，即瞳孔，瞳孔随外界光线的强弱缩小或扩大，以调节进入眼内光线，保证视网膜成像清晰。睫状体位于虹膜根部与脉络膜之间，为宽约6mm的环状组织，前1/3较肥厚，称睫状冠；后2/3薄而扁平，称睫状环。睫状体主要有两个功能：调节和分泌。脉络膜为血管膜的后部，前起锯齿缘，后止于视乳头周围，介于视网膜与巩膜之间，有丰富的血管和色素细胞，有充分遮光暗房作用。

葡萄膜炎（uveitis）是指由多种原因引起的葡萄膜炎症的总称，为眼科常见疾病，可引起一些严重的并发症和后遗症。多发生于青壮年，易反复发作，常累及双眼。葡萄膜炎按解剖部位可分为前葡萄膜炎、中间葡萄膜炎、后葡萄膜炎和全葡萄膜炎。其中前葡萄膜炎包括虹膜炎、睫状体炎和虹膜睫状体炎。本节主要介绍虹膜睫状体炎。治疗宜应用散瞳剂、糖皮质激素、非甾体类抗炎药和抗感染药，以达到扩瞳、抗炎和防止并发症的作用。

（一）护理评估

1. 健康史　病因较为复杂，可分为感染性和非感染性两大类。感染性是由细菌、真菌等病原体感染所致。非感染性又分为内源性和外源性两大类。外源性是指由于外

伤、手术等物理损伤和酸、碱等化学损伤所致；内源性是指由于免疫反应以及变性组织、坏死肿瘤组织的反应所致。其中，免疫反应是葡萄膜炎的主要病因。

2. 身体状况 急性虹膜睫状体炎的症状为眼痛、畏光、流泪及视力下降。检查：①睫状充血或混合性充血。②角膜后沉着物（KP）：炎症时由于血－房水屏障破坏，炎症细胞和纤维素进入前房。③房水闪辉：裂隙灯检查前房内光束增强，呈灰白色透明带，混浊的房水内可见浮游的炎症细胞，称 Tyndall 现象。④虹膜水肿、纹理不清，并有虹膜粘连、膨隆等改变。⑤瞳孔缩小，光反射迟钝或消失。⑥常见的并发症有并发性白内障、继发性青光眼、低眼压及眼球萎缩。

3. 辅助检查 血常规检查了解机体有无感染；血沉检查对诊断结核、类风湿疾病有帮助。

4. 心理社会资料 急性虹膜睫状体炎因发病急、症状重，患者易出现紧张、焦虑心理。又因疾病反复发作，容易使其产生悲观心理。

（二）护理应用/合作性问题

急性疼痛 眼痛，与睫状神经受到刺激有关。

感知紊乱 视力下降，与房水混浊、角膜后沉着物、晶状体前囊色素沉着以及并发症有关。

知识缺乏 缺乏防治葡萄膜炎常识及激素应用常识。

（三）护理目标

（1）眼痛、畏光、流泪等症状减轻或消失。

（2）视力逐步提高直至恢复发病前状况。

（3）患者获得本病的防治知识。

（四）护理措施

1. 一般护理 嘱患者注意休息，保证充足睡眠。饮食清淡，避免辛辣食物。

2. 心理护理 加强心理护理，解除患者焦虑心情，坚定信心，配合治疗。

3. 治疗配合

（1）散瞳 局部滴阿托品眼药水或涂阿托品眼膏；散瞳合剂（1%阿托品、1%丁卡因、0.1%肾上腺素等量混合）0.1～0.2ml 进行结膜下注射。注意药物的副作用，尤其是中、老年人前房浅者慎用阿托品，以免瞳孔散大后堵塞房角，引起眼压升高，急性闭角型青光眼发作，可改用后马托品眼药水滴眼。

（2）应用糖皮质激素 局部常用 0.5% 醋酸可的松、0.1% 地塞米松、妥布霉素地塞米松滴眼剂滴眼；地塞米松可口服或静脉注射；注意药物的副作用，长期用药可产生向心性肥胖、胃出血和骨质疏松等并发症。

（3）热敷 局部热敷可扩张血管，促进血液循环，消除毒素和炎症产物，从而减轻炎症反应，并有止痛作用。

（4）积极治疗全身免疫性疾病。

（五）护理评价

（1）眼痛、畏光、流泪等症状是否减轻或消失。

（2）视力是否逐步提高。

（3）患者获得本病的防治知识程度。

（六）健康教育

（1）指导患者正确的眼部护理方法，如热敷、滴眼等。

（2）本病易反复发作，告知患者戒烟、酒，锻炼身体，提高机体的抵抗力。

（3）散瞳期间外出可配戴有色眼镜，避免强光刺激。

二、飞蚊症及玻璃体混浊

玻璃体为透明屈光介质，是一种特殊黏液状胶样组织，呈凝胶状态。其基本病理改变是一种变性过程，即玻璃体液化和玻璃体混浊。飞蚊症（floaters）是指眼前有飘动的小黑影，尤其看白色明亮背景时症状更明显，但经仔细检查，并未发现明显玻璃体病变。玻璃体混浊（vitreous opacity）是一个体征而不是一种独立的疾病。治疗前认真查找病因，积极治疗原发眼病；单纯玻璃体积血经药物治疗未吸收者，或合并有视网膜脱离，应尽早行玻璃体切割术。

（一）护理评估

1. 健康史 眼内组织的炎症渗出物、玻璃体变性、液化及玻璃体积血、异物可使玻璃体混浊。

2. 身体状况 症状主要为眼前黑影飘动，依据玻璃体混浊的性质、大小、部位及轻重程度，可有不同程度视力下降。眼底检查：可见瞳孔橘红色背景，出现形状各异、大小不一的黑影，严重者眼底朦胧不清，甚至只见或不见红光反射。

3. 辅助检查 B超检查可了解玻璃体混浊的程度。

4. 心理社会资料 玻璃体混浊、视力障碍明显的患者有焦虑、恐惧的心理。

（二）护理应用/合作性问题

感知紊乱 视力下降，与严重玻璃体混浊有关。

焦虑 与治疗效果不显著有关。

潜在并发症 视网膜脱离。

（三）护理目标

（1）视力停止下降或有提升。

（2）无焦虑心理。

（3）无并发症发生。

（四）护理措施

1. 一般护理 玻璃体出血者应卧床休息，减少活动。

2. 心理护理 向患者讲述玻璃体混浊的相关知识和预后，帮助患者树立战胜疾病的自信心，消除焦虑心理，密切配合治疗。

3. 治疗配合

（1）积极治疗原发眼病。

（2）生理性玻璃体混浊不需治疗，门诊随访。

（3）应用碘剂促进玻璃体混浊吸收。常用的药物有安妥碘，用前需做过敏试验。

（4）玻璃体混浊严重或玻璃体大量积血可行玻璃体切割术。

（五）护理评价

（1）视力是否停止下降或有提升。

（2）情绪是否稳定。

（3）有无并发症发生。

（六）健康教育

嘱患者勿从事剧烈运动，按医嘱用药和定期复查，发现视力异常及时就诊。

三、视网膜动脉阻塞

【引导案例】

患者，男，62岁。右眼突然视物不见1日就诊。患者数日来右眼阵发性黑矇，每次持续几秒钟。有高血压病史20年。检查：右眼视力眼前手动，瞳孔散大，对光反射迟钝。眼底视网膜呈灰白色水肿，动脉显著变细，黄斑区呈樱桃红。该患者首先考虑的诊断是什么？说出本病的治疗要点。

视网膜动脉阻塞（retinal artery occlusion）是指视网膜中央动脉或其分支阻塞。视网膜中央血管属于终末血管，因此，一旦发生视网膜中央动脉阻塞，则视网膜的营养供应中断，势必迅速引起视网膜功能障碍。在明确诊断后应迅速降低眼压，扩张血管，溶解栓子，积极挽救视力，同时治疗原发病。

（一）护理评估

1. 健康史 多发生于高血压、糖尿病、心脏病及颈动脉粥样硬化的老年人。导致视网膜血管阻塞的直接原因为血管栓塞、血管痉挛、血管壁的改变和血栓形成，以及血管外部的压迫等。

2. 身体状况 视网膜中央动脉阻塞者表现为突然发生一眼无痛性完全失明，分支阻塞者则为视野某一区域出现遮挡。外眼检查常正常，视网膜中央动脉阻塞者，患侧瞳孔直接对光反射消失，间接光反射存在。

眼底检查：视网膜呈灰白色，黄斑区呈樱桃红斑，视网膜动脉纤细，视乳头边界稍模糊，颜色较淡。

3. 辅助检查 眼底荧光素血管造影可显示视网膜阻塞支动脉充盈时间延长，动、静脉血流变细，视网膜循环时间延长。

4. 心理社会资料 本病发病急，视力丧失突然且不易恢复，患者有严重的焦虑、紧张心理。

（二）护理应用/合作性问题

感知紊乱 突然视力丧失或视野缺损，与视网膜动脉阻塞有关。

焦虑 与突发性视力下降有关。

知识缺乏 缺乏有关视网膜动脉阻塞的防治知识。

（三）护理目标

（1）视力、视野有改善或恢复。

（2）焦虑症状减轻。

（3）了解本病的预防和治疗知识。

（四）护理措施

1. 心理护理 解释按摩眼球、前房穿刺等治疗方法的目的和操作方法，消除患者的紧张心理，使其配合治疗。安慰患者，使其树立战胜疾病的信心。

2. 病情观察 观察患者视力恢复的情况。身体虚弱或心脏病患者不能忍受急速的血管扩张，要仔细观察患者用药后的反应。

3. 治疗配合

（1）降低眼压 立即对患者进行眼球按摩，并教会患者自己进行眼球按摩，即闭眼后用手指压迫眼球 $5 \sim 10s$，然后立即松开手指 $5 \sim 10s$，重复数次。

（2）前房穿刺放出房水 目的是降低眼压，使视网膜动脉扩张，促使栓子被冲到周边小血管分支，减少视功能受损范围。

（3）吸氧 吸入95%的 O_2 及5%的 CO_2 气体10min，每小时吸氧1次。

（4）药物 亚硝酸异戊酯或硝酸甘油片舌下含服；球后注射妥拉唑啉、乙酰胆碱或罂粟碱，扩张血管。

（五）护理评价

（1）视力是否提高或恢复，视野缺损有否改善。

（2）有无焦虑心理。

（3）对疾病是否有正确认识，了解疾病有关知识程度。

（六）健康教育

（1）告知患者积极治疗高血压、糖尿病等危害身体健康的慢性疾病。

（2）讲解本病的特点，使患者学会预防与自救的方法。

四、视网膜静脉阻塞

视网膜静脉阻塞（retinal vein occlusion）是指视网膜中央静脉或其分支阻塞。视网膜静脉阻塞较动脉阻塞多见，多为单眼发病。治疗原则为扩张血管、溶解栓子；积极治疗原发病如高血压、糖尿病和动脉硬化等；对大面积毛细血管无灌注区或已产生新生血管者，可采用激光光凝。

（一）护理评估

1. 健康史 病因较复杂，可能由于血流淤滞、血管内壁损害及血管外的压迫所致。特征是血流淤滞、出血和水肿。

2. 身体状况 视力的损害程度与黄斑是否受损有关，如黄斑受损，则视力下降较重，眼前常有黑影飘动。

眼底检查：视网膜血管扩张、纡曲，该区视网膜水肿，并有火焰状或放射状出血。阻塞严重者，可有视网膜渗出。玻璃体出血较多时，眼底窥不见。

3. 辅助检查 FFA 检查显示静脉充盈时间延长，管壁渗漏，毛细血管扩张迂曲，也可出现大片毛细血管无灌注区。视网膜电图检查可提示预后情况。

（二）护理应用/合作性问题

感知紊乱 与视力下降、视网膜出血有关。

焦虑　与视力下降、预后不良有关。

潜在并发症　新生血管性青光眼、增殖性玻璃体视网膜病变，与玻璃体出血有关。

（三）护理目标

（1）视力停止下降并开始回升。

（2）焦虑心理减轻，情绪稳定。

（3）了解增殖型玻璃体视网膜病变、视网膜脱离等并发症的预防措施。

（四）护理措施

1. 一般护理　寻找病因，积极治疗原发病，观察和记录视力的恢复状况。

2. 心理护理　积极做好心理护理，增强患者恢复疾病的自信心。

3. 病情观察　用药期间注意观察药物的副作用。应用抗凝药物时，应检查纤维蛋白原及凝血酶原时间，当低于正常时，及时通知医生停药。

4. 治疗配合

（1）抗凝剂能抑制凝血酶原的合成，对血栓有溶解作用，如肝素、双香豆素。也可采用尿激酶或纤维蛋白溶酶以溶解血栓，低分子右旋糖酐或枸橼酸钠可以降低血液黏稠度。

（2）对分支血管阻塞或有新生血管形成者，可采用激光治疗。玻璃体积血者可行玻璃体切割术。

（3）综合性治疗可应用维生素 C、芦丁、碘剂及其他血管扩张剂。

（五）护理评价

（1）视力是否不再下降并开始提高。

（2）焦虑心理是否减轻。

（3）是否了解预防并发症的有效措施。

（六）健康教育

（1）指导患者严格按医嘱用药、复查，如有视力突然严重下降、部分视野缺失等异常情况及时就诊。

（2）平时注意低脂肪、低胆固醇、清淡并易消化饮食，保持大便通畅。

（3）积极控制糖尿病、高血压和高血脂等全身性疾病。

五、高血压性视网膜病变

高血压性视网膜病变（hypertensive retinopathy，HRP）是指由于高血压导致视网膜血管内壁损害的总称，可以发生于任何原发性或继发性高血压。应积极治疗原发病，控制血压在正常范围。眼部采取对症治疗，应用血管扩张剂。

（一）护理评估

1. 健康史　长期的高血压作用于动脉管壁而引起管壁的平滑肌肥厚、玻璃样变性，继而血管硬化，并出现视网膜和脉络膜血管代偿失调。视网膜出现水肿、渗出、出血。

2. 身体状况　依据视网膜损害的程度、部位，可有不同程度视力下降，临床上一般把高血压性视网膜病变分为四级（表 2-2）。

表 2-2　高血压性视网膜病变分级

分级	病理改变	眼底检查
Ⅰ级	血管收缩、变窄	视网膜小动脉反光带加宽，管径不规则，动、静脉交叉处压迹不明显，透过动脉管壁见不到其深面的血柱
Ⅱ级	动脉硬化	动脉反光带加宽，铜丝状或银丝状外观，动、静脉交叉处压迹明显，深面的静脉血管有改变，视网膜可见硬性渗出或线状小出血
Ⅲ级	渗出	动脉管径明显变细，视网膜水肿，可见棉绒斑及片状出血
Ⅳ级	渗出	在Ⅲ级眼底改变的基础上有视乳头水肿

3. 心理社会资料　高血压性视网膜病变早期患者心理变化不明显，晚期视力障碍影响生活时，患者会产生焦虑心理。

（二）护理应用/合作性问题

感知紊乱　与视网膜及视神经损害有关。

焦虑　与视力下降而影响心理状态有关。

知识缺乏　缺乏与疾病相关的知识。

（三）护理目标

（1）视力不再下降。

（2）焦虑心理减轻或消失。

（3）了解疾病的治疗和自我护理知识。

（四）护理措施

1. 一般护理　按高血压护理要求，指导患者进低盐、低脂及低胆固醇饮食。

2. 心理护理　根据患者的焦虑程度，给予心理安慰。

3. 治疗配合

（1）积极治疗高血压，使血压稳定在正常范围之内。

（2）应用维生素 C、芦丁、碘剂及血管扩张剂，以促进视网膜水肿、渗出和出血的吸收。

（五）护理评价

（1）掌握疾病的保健知识程度。

（2）情绪是否稳定。

（3）是否了解疾病的治疗和自我护理知识。

（六）健康教育

（1）指导患者按医嘱服用降血压药物，并定期测量血压，检查眼底。

（2）改变不良的生活方式，戒烟、限酒，保持充足的睡眠，适当运动，并保持乐观的情绪。

六、糖尿病性视网膜病变

【引导案例】

患者，女，59 岁。主诉视物不清 2 个月，眼前黑影飘动 1 周。患者 2 月前即感视物不清，未予重视。1 周前开始自觉眼前时有黑影遮挡、飘动，所见物体形状描述与别人视物差异较大。16年前查体发现糖尿病，间断服药至今，血糖不稳定。行眼底荧光素造影提示眼底出现新生血管和纤维增殖。该患者的护理应用是什么？本病在治疗和健康教育中应注意哪些方面？

糖尿病性视网膜病变（diabetic retinopathy，DRP）是指由于糖尿病引起的视网膜循环障碍，造成一些毛细血管无灌注区的局限性视网膜缺氧症，是糖尿病引起失明的主要并发症。在经济发达的国家，糖尿病视网膜病变是一种主要的致盲眼病，一般约1/4的糖尿病患者有糖尿病视网膜病变，约5%有增殖性糖尿病视网膜病变。应积极治疗原发病，将血糖控制在正常范围；眼部治疗应用维生素C、芦丁、碘剂及血管扩张剂，以改善微循环；严重病例可行玻璃体切割手术或视网膜光凝。

（一）护理评估

1. 健康史　DRP发病机制不确切，糖尿病主要损害视网膜微小血管，由于毛细血管内皮细胞受损，失去其屏障功能，发生渗漏，从而引起视网膜水肿和视网膜小点状出血。

2. 身体状况　病变早期一般无眼部自觉症状。病情进一步发展，引起不同程度视力障碍、视物变形、眼前黑影飘动及视野缺损等症状，最终导致失明。

视网膜病变表现为微动脉瘤、视网膜出血、新生血管、增殖性玻璃体视网膜病变和牵拉性视网膜脱离，临床分期见表2-3。

表2-3　糖尿病性视网膜病变临床分期

临床分型与分期	视网膜病变
单纯型	
Ⅰ	以后极部为中心，出现微血管瘤和小出血点
Ⅱ	出现黄白色硬性渗出及出血斑
Ⅲ	出现白色棉绒斑和出血斑
增殖型	
Ⅳ	眼底出现新生血管或有玻璃体出血
Ⅴ	眼底出现新生血管和纤维增殖
Ⅵ	眼底出现新生血管和纤维增殖，并发牵引性视网膜脱离

3. 辅助检查　眼底荧光素造影可了解视网膜病变程度，对治疗具有指导作用。

4. 心理社会资料　本病病程长，晚期视力障碍明显，治疗困难，严重影响患者的生活、工作，因此患者有较重的焦虑、悲观情绪。

（二）护理应用/合作性问题

感知紊乱　与视力下降有关，与视网膜及视神经损害有关。

潜在并发症　新生血管性青光眼、视网膜脱离，与视网膜出血有关。

知识缺乏　缺乏糖尿病性视网膜病变防治知识。

（三）护理目标

（1）视力不再下降。

（2）了解并发症的早期表现，及时发现和治疗。

（3）获取本病的预防及护理知识。

（四）护理措施

1. 一般护理　详细告知患者控制血糖的意义，指导、监督患者合理饮食。

2. 心理护理　耐心解释病情，消除紧张、恐惧心理。

3. 病情观察　严密观察血糖变化。告知患者如有眼痛、虹视、雾视、视力突然下降或视野突然缺损，可能是并发症的表现，应立即到医院就诊。

4. 治疗配合

（1）用饮食和药物控制血糖，防止视力进一步下降。

（2）视网膜光凝治疗微动脉瘤、新生血管，玻璃体积血行玻璃体切割术。

（五）护理评价

（1）视力是否下降。

（2）能否识别并发症发生的早期表现。

（3）是否学会避免外伤的方法。

（六）健康教育

（1）向患者及家属讲解糖尿病及糖尿病性视网膜病变预防和控制知识。

（2）指导患者进糖尿病饮食，并向患者介绍饮食治疗的目的、意义及具体措施，并监督、落实。

（3）指导患者按医嘱用药和复查，发现异常，应及时就诊。

（4）每年应散瞳检查眼底，以便能早期发现糖尿病视网膜病变，早期治疗。

（5）视力严重下降的患者，应指导其家属如何在家庭和其他活动环境中保护患者，注意患者的安全，防止意外。

七、视网膜脱离

　小贴士

视网膜为眼球壁的内层，前起锯齿缘，后止视乳头，外与脉络膜紧贴，内与玻璃体相邻。视网膜可分为两层，外层为色素上皮层，内层为视网膜神经感觉层。两者之间有潜在间隙，临床上视网膜脱离即由此处分离。

视网膜后极部有一直径约2mm的浅漏斗状淡黄色凹陷区，称为黄斑，其中央有一小凹陷为黄斑中心凹，可见反光点称中心凹反射，此处视觉最敏锐。

黄斑鼻侧约3mm处有一直径约1.5mm境界清楚的淡红色圆形结构，称视乳头，是神经节细胞神经纤维汇集向视中枢传递穿出眼球的部位。其中央有一小漏斗状凹陷，称为生理凹陷。视乳头处无感光细胞，不形成视觉，在视野上称为生理盲点。

视网膜脱离（retinal detachment，RD）是指视网膜神经上皮层与色素上皮层之间发生脱离。可分为孔源性（原发性）、牵拉性及渗出性（继发性）三类。治疗原则为手术封闭裂孔。可采用激光光凝、透巩膜光凝、电凝或冷凝，使裂孔周围产生炎症反应以闭合裂孔；再根据视网膜脱离情况，选择巩膜外垫压术、巩膜环扎术，复杂病例选择玻璃体手术、气体或硅油玻璃体腔内填充等手术，使视网膜复位。

（一）护理评估

1. 健康史 多见于高度近视、受过眼外伤或视网膜脉络膜炎的患者。因视网膜变性、萎缩，玻璃体液化、后脱离及牵拉等形成视网膜裂孔，液化的玻璃体经裂孔进入视网膜神经上皮层与色素上皮层之间，从而引起视网膜脱离。

2. 身体状况 眼前闪光感或黑影飘动；不同程度视力障碍，如累及黄斑区，则视力严重减退；视野缺损，相对应于视网膜脱离部位；眼压常偏低，由于眼内液体过多地通过色素上皮进入脉络膜上腔所致。眼底检查：常可以找到视网膜裂孔，脱离的视网膜呈青灰色，不透明，隆起。

3. 辅助检查 眼底荧光血管造影和 B 超检查可协助诊断。

4. 心理社会资料 患者担心预后不好，故焦虑、悲观。

（二）护理应用/合作性问题

感知紊乱 视力下降、视野缺损，与视网膜脱离区有关。

焦虑 与担心预后有关。

知识缺乏 缺乏视网膜脱离防治知识。

（三）护理目标

（1）获取视网膜脱离的预防和护理知识。

（2）视力不再下降并有提高。

（3）焦虑心理减轻或消除。

（四）护理措施

1. 心理护理 术前向患者讲述手术的大致过程以及手术前后的注意事项，鼓励患者密切配合治疗，争取早日康复。

2. 治疗配合

（1）手术前护理 术眼充分散瞳，详细查明脱离区及裂孔大小、范围；患者安静卧床休息，使裂孔处于最低位，避免视网膜脱离区扩大。

（2）手术后护理 包扎双眼，安静卧床休息 1 周；术后患眼继续散瞳至少 1 个月；按医嘱用药，定期复查。

（五）护理评价

（1）能否运用视网膜脱离的预防和治疗知识，进行自我护理。

（2）视力改变情况。

（3）患者情绪是否稳定。

（六）健康教育

（1）出院前嘱继续戴小孔眼镜 3 个月。按时用药，按时复查。

（2）半年内勿剧烈运动或从事重体力劳动。

八、年龄相关性黄斑变性

年龄相关性黄斑变性（aged - related macular degeneration，AMD）是发达地区 50 岁

以上人群常见的致盲眼病。患者可双眼先后或同时发病，并且进行性损害视力。本病至今尚无有效治疗和根本性预防措施。抗氧化剂等对干性 AMD 的防治效果尚未证实。湿性 AMD，新生血管位于距中心凹 500μm 以外，为防止继续发展，可行激光光凝封闭新生血管。

（一）护理评估

1. 健康史 确切病因不明，累及视网膜色素上皮、感光细胞层和脉络膜多层组织。可能与遗传因素、代谢因素、环境因素和黄斑长期慢性的光损伤等有关。

2. 身体状况 根据临床表现和病理的不同分为干性 AMD 和湿性 AMD 两型。

（1）干性 AMD 视网膜外层、色素上皮层、玻璃膜、脉络膜和毛细血管均有不同程度的萎缩变性，色素上皮可见大小不一的黄白色玻璃膜疣，视功能有不同程度的损害。

（2）湿性 AMD 视力突然下降，视物变形或出现中央暗点。眼底检查可见后极部视网膜下出血、渗出，有时可见灰黄色病灶或新生血管膜。神经上皮下或色素上皮下的出血颜色暗红，边缘略红，同时可伴有浅层鲜红色出血，附近有时可见玻璃膜疣，病变区可隆起。

3. 辅助检查 FFA 检查可见脉络膜新生血管和渗漏。

4. 心理社会资料 AMD 患者的视力损害严重，甚至中心视功能完全丧失，且目前尚无有效的治疗方法，因此，对患者的生活影响较大，患者的焦虑心理比较严重。

（二）护理应用/合作性问题

感知紊乱 视力下降，与视网膜变性、出血、渗出有关。

知识缺乏 缺乏与疾病有关的预防保健知识。

焦虑 与本病无特殊治疗方法，治疗效果不佳，担心预后有关。

（三）护理目标

（1）配合医生完成治疗方案，视网膜病变得到控制。

（2）了解有关本病的防治知识。

（3）情绪稳定，配合治疗。

（四）护理措施

1. 一般护理 平时注意饮食均衡，可适当增加维生素 B、维生素 C 等的摄入。

2. 心理护理 向患者说明黄斑变性的发病机理和疗效，使患者有充分的思想准备，客观对待疾病，保持良好的心态。

（五）护理评价

（1）是否积极配合治疗，控制病情发展。

（2）是否了解有关的保健知识并进行自我保健。

（3）能否客观认识和接受疾病。

（六）健康教育

强光下活动时应配戴遮光眼镜，定期检查视力。

第七节 屈光不正和老视患者的护理

房水、晶状体和玻璃体具有屈光、营养、维持眼压及支撑眼球壁的作用，和角膜共同形成眼的屈光系统。外界光线通过此光路投射在视网膜上，通过视路在中枢形成视觉。当眼在无调节、松弛状态下，外界平行光线经过眼的屈光系统屈折后，能聚焦在视网膜上清晰成像，称为正视眼（emmetropia）（图2-8）。如果不能聚焦

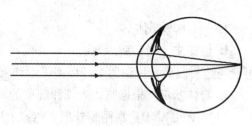

图2-8　正视眼

在视网膜上，称为非正视眼或屈光不正（ametropia）。屈光不正包括近视、远视和散光。

一、近视

【引导案例】

患者，女，13岁。视物模糊6个月就诊。据家长介绍，该患者学习认真，每天学习时间较长，家中经济条件差，无固定学习场所。逐渐感到远处视物模糊，影响学习。到医院就诊经检查，裸眼视力：右眼4.6，左眼4.5，验光数据：右眼 $-3.0D\to1.0$，左眼 $-7.5D / -4.50D\to1.0$，双眼均为中心注视，无斜视，无眼球震颤。该患者应如何矫正视力？注意事项有哪些？

眼在无调节、松弛状态下，外界平行光线经过眼的屈光系统屈折后，聚焦在视网膜前方，称为近视（myopia）（图2-9）。近视按屈光度变化可以分为三类：轻度 $< -3.00D$；中度 $-3.00D \sim -6.00D$；高度 $> -6.00D$。近视按屈光成因可以分为：①屈光性近视：主要由于角膜或晶状体曲率过大，而眼轴在正常范围。②轴性近视：眼轴长度超出正常范围，而角膜或晶状体曲率在正常范围。根据调节作用是否参与可以分为：①假性近视：指长时间近距离阅读，导致睫状肌痉挛，调节过度而引起的近视。散瞳后近视屈光度消失。②真性近视：占近视眼大多数，使用散瞳剂后，近视屈光度未降低。③混合性近视：使用散瞳剂后，近视屈光度会降低但未完全消失。近视的治疗主要是通过配戴眼镜或角膜接触镜矫正，成年后也可进行手术矫正。

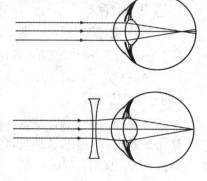

图2-9　近视眼及矫正

（一）护理评估

1. 健康史　确切发病机制仍不清楚，可能是遗传、环境及发育等多种因素综合作用的结果。

（1）遗传因素　近视有遗传倾向，高度近视常为常染色体隐性遗传，中、低度近

视为多因素遗传。

（2）环境因素　多与用眼卫生有关，照明光线过亮、过暗、读物距离太近以及阅读时间过长等均可引起近视。

2. 身体状况

（1）视力　主要表现为远视力下降，近视力正常。病理性近视因玻璃体液化、混浊及视网膜退行性变，则远、近视力均减退。

（2）视疲劳和外斜视　由于看近物时不用或少用调节，导致调节与集合平衡失调，引起视疲劳，出现外隐斜或外斜视。

（3）眼球　眼球前、后径变长，多见于高度近视，属轴性近视。

（4）眼底　眼底可出现退行性视网膜病变如近视弧形斑、豹纹状眼底、黄斑部出血及视网膜周边部格子状变性，并发玻璃体液化、混浊和后脱离等，从而增加视网膜脱离的危险。

（5）并发症　玻璃体液化、晶状体混浊及视网膜脱离等，以高度近视多见。

3. 辅助检查

（1）验光　通过主觉验光法和客观验光法确定屈光不正的度数，注意散瞳后验光可获得较为准确的度数。

（2）角膜曲率计　测定角膜表面弯曲度，以确定角膜散光的度数和轴位。

4. 心理社会资料　由于视力下降，对患者生活造成影响，病程过长容易造成焦虑心理。另外注意评估患者年龄、受教育水平、学习、生活和工作环境，对疾病的认识程度等情况。

（二）护理应用/合作性问题

感知紊乱　视力下降，与屈光不正有关。

焦虑　与视力恢复不理想，或需长期戴镜，或需手术治疗有关。

知识缺乏　缺乏近视防治及疾病发展导致并发症的知识。

（三）护理目标

（1）患者视力恢复。

（2）焦虑心情消除。

（3）了解疾病相关知识。

（四）护理措施

1. 一般护理　告知患者注意用眼卫生，避免眼过度疲劳。合理搭配饮食，注意蛋白质和维生素的摄入。

2. 心理护理　向患者宣教疾病相关知识，使患者了解疾病相关知识及矫正视力的方法，接受治疗。

3. 病情观察　注意观察患者视力变化的情况，尤其是配镜和手术后的情况，发现问题及时报告医生处理。

4. 治疗配合　近视一般通过屈光矫正或屈光手术治疗。

（1）指导屈光矫正措施　①框架眼镜：是最常用和最好的方法，镜片选择以获得最佳视力、最低度数的凹透镜为宜，过度矫正将诱发调节紧张，导致视疲劳。②角膜接触镜（隐形眼镜）：可以增加视野，减少两眼像差，并有较佳美容效果。

（2）屈光手术　①准分子激光角膜原位磨镶术（LASIK）。②准分子激光角膜上皮瓣原位磨镶术（LASEK）。

术前准备：①配戴角膜接触镜者，术前检查需在停戴2～3日后进行，长期配戴者需停戴1～2周。②冲洗结膜囊和泪道，感染病灶要先进行治疗后方能手术。③术前注意休息，情绪稳定。④全面的眼部检查，包括远、近视力、屈光度、眼底、眼压、瞳孔直径、角膜地形图、角膜厚度和眼轴测量等。

术后护理：①保持眼部清洁，避免脏水、灰尘和异物入眼。②术后1周应让术眼得到良好休息，勿用手揉眼。③外出时戴太阳镜，避免碰伤。④遵医嘱用药和定期复查。

（五）护理评价

（1）患者视力恢复程度。

（2）焦虑心情是否消除。

（3）是否了解疾病相关知识。

（六）健康教育

（1）养成良好的用眼卫生习惯，保持正确的阅读姿势。

（2）定期做视力及眼部检查，发现问题及时处理。

（3）使用角膜接触镜时应注意：养成良好的卫生习惯；避免超时配戴或过夜配戴；定期复查，如有不适，应马上停戴；定期更换镜片；避免戴镜片游泳。

（4）均衡营养，加强体育锻炼，增强体质。

（5）减少遗传因素的影响，提倡优生、优育。

二、远视

眼在无调节、松弛状态下，外界平行光线经过眼的屈光系统屈折后，聚焦在视网膜后方，称为远视（hyperopia）（图2－10）。远视按度数可以分为三类：轻度 < +3.0D；中度 +3.0 D ～ +5.0D；高度 > +5.0D。治疗上用凸透镜进行矫正；必要时可行屈光手术。

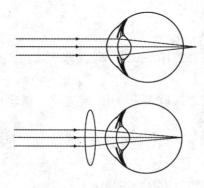

图2－10　远视眼及矫正

（一）护理评估

1. 健康史

（1）屈光性远视　眼球前、后径正常，由于眼的屈光力较弱所致。常见原因为：角膜或晶状体曲率过小；晶状体全脱位或无晶体眼。

（2）轴性远视　眼轴长度较正常人短，而角膜或晶状体曲率在正常范围。正常人出生时约为 2D～3D 远视，在生长发育过程中逐渐减少，到青春期转为正视眼，这个过程称为正视化。

2. 身体状况

（1）视疲劳　是远视患者的重要症状，表现为视物模糊、头痛、眼球胀痛和畏光、流泪等。闭目休息后症状减轻或消失。这是由于长期近距离工作，眼调节过度而产生，多见于远视程度较高和 35 岁以上的患者。

（2）视力　因屈光度、调节能力不同，视力亦有差别：①远、近视力均好，多见于青少年轻度远视患者，由于其调节力强，视力可无影响。②远视力好，近视力差，见于远视程度较高，或因年龄增加而调节能力减弱者。看远处目标时可由调节代偿；看近处目标时，因所需调节力增加，即使极度调节，视物仍不清楚。③远、近视力均差，多见于高度远视患者，极度使用调节仍不能克服。

（3）内斜视　远视程度较重的幼儿，常因过度使用调节，伴过度集合，易诱发内斜视，看近处目标时内斜加重，称为调节性内斜视。

（4）眼底　视乳头较正常小而色红，边界较模糊，但视力可矫正，视野正常，称为假性视乳头炎。

3. 辅助检查

（1）验光　通过主觉验光法和客观验光法确定屈光不正的度数。

（2）角膜曲率计　测定角膜表面弯曲度，以确定角膜散光的度数和轴位。

4. 心理社会资料　由于视物模糊、头痛及眼球胀痛等症状对生活造成影响，患者容易出现焦虑心理。另外注意评估患者年龄、受教育水平、学习、生活和工作环境，对疾病的认识程度等情况。

（二）护理应用/合作性问题

感知紊乱　视力下降，与屈光能力减弱有关。

慢性疼痛　眼胀痛、头痛，与视疲劳有关。

知识缺乏　缺乏正确配戴眼镜知识。

（三）护理目标

（1）通过矫正，视力恢复正常。

（2）疼痛缓解或消失。

（3）患者了解疾病相关知识，能够正确配戴眼镜。

（四）护理措施

1. 一般护理　告知患者注意用眼卫生，合理搭配饮食，注意蛋白质和维生素的摄入。

2. 心理护理　向患者宣教疾病相关知识，使患者了解疾病相关知识及矫正视力的方法，接受治疗。

3. 病情观察 注意观察患者视力和屈光度的变化情况，注意眼位有无变化，配镜和手术后的情况，发现问题及时报告医生处理。

4. 治疗配合

（1）了解远视配镜原则 原则上远视眼的屈光检查应在睫状肌麻痹状态下进行验光，用凸透镜进行矫正。

（2）斜视患者的护理 应嘱其及早矫正斜视，进行正位视训练。

（3）屈光手术前、后的护理 参照近视护理，准分子激光能够治疗远视。

（五）护理评价

（1）通过矫正，视力是否恢复正常。

（2）疼痛是否缓解或消失。

（3）患者了解疾病相关知识的程度。

（六）健康教育

（1）养成良好的用眼卫生习惯，避免用眼过度。

（2）使用角膜接触镜时应注意：养成良好的卫生习惯；避免超时配戴或过夜配戴；定期复查，如有不适，应马上停戴；定期更换镜片；避免戴镜片游泳。

（3）定期做视力及眼部检查，青少年一般半年验光一次，及时调整眼镜度数，防止过度矫正。

三、散光

散光（astigmatism）是由于眼球各屈光面在各径线（子午线）的屈光力不等，从而使外界光线不能在视网膜上形成清晰物像的一种屈光不正现象。

（一）护理评估

1. 健康史 最常见的原因是由于角膜和晶状体各径线的曲率半径大小不一致，通常以水平及垂直两个主径线曲率半径相差最大。

根据屈光径线的规则性，可以分为规则散光和不规则散光两类。

（1）规则散光 是指屈光力最大和最小两条子午线方向互相垂直，用圆柱镜可以进行矫正，是最常见的散光类型。规则散光又可以分为顺规散光、逆规散光和斜向散光。

（2）不规则散光 是指角膜各子午线屈光力不一致，如圆锥角膜或角膜上有细小斑痕等，用圆柱镜无法进行矫正。

散光对视力的影响取决于散光的度数和轴位，散光度数高或斜轴散光对视力影响较大，逆规散光比顺规散光对视力影响较大。

2. 身体状况

（1）视力 因散光度数和轴位不同，视力下降的程度也不同。轻度散光对视力影响不大，高度散光，视远、视近都不清楚，易产生重影。

（2）视疲劳 头痛、眼胀、流泪以及恶心、呕吐，看近物不能持久，单眼复视，视力不稳定，看书错行等。

（3）眯眼 为了达到针孔或裂隙作用，常常表现为眯眼。与近视眯眼所不同的是，散光视远、视近都眯眼，而近视仅在视远时眯眼。

（4）弱视 幼年时期高度散光容易形成弱视。

（5）眼底检查 眼底有时可见视盘呈垂直椭圆形，边界模糊。

3. 辅助检查

（1）验光 通过主觉验光法和客观验光法确定屈光不正的度数。

（2）角膜曲率计 测定角膜表面弯曲度，以确定角膜散光的度数和轴位。

（3）角膜地形图 可精确测量角膜表面各点的屈光度，较角膜曲率计更准确。

4. 心理社会资料 注意评估患者年龄、受教育水平、学习、生活和工作环境，对疾病的认识程度等情况。

（二）护理应用/合作性问题

知识缺乏 缺乏正确配戴眼镜知识。

感知紊乱 视力下降，与屈光不正有关。

（三）护理目标

（1）患者了解相关知识，能够正确配戴眼镜。

（2）通过矫正视力恢复正常。

（四）护理措施

1. 一般护理 轻度散光对视力影响不大，可不予矫正；告知患者注意用眼卫生，合理搭配饮食，注意蛋白质和维生素的摄入。

2. 心理护理 向患者和家长宣教疾病相关知识，使其了解疾病相关知识及矫正视力的方法，主动接受治疗。

3. 病情观察 注意观察患者视力和屈光度的变化情况。

4. 治疗配合

（1）了解散光矫正原则，指导患者配镜。规则散光可用圆柱镜进行矫正，不规则散光可试用硬性透氧性角膜接触镜进行矫正。

（2）明显影响视力者，除配镜矫正外，还可选择准分子激光进行屈光手术矫正。

（五）护理评价

（1）了解相关知识的程度。

（2）患者视力恢复情况。

（六）健康教育

（1）养成良好的用眼卫生习惯，避免眼疲劳。

（2）定期复查，根据情况调整眼镜度数。

（3）使用角膜接触镜时应注意：养成良好的卫生习惯；避免超时配戴或过夜配戴；定期复查，如有不适，及时调整。

四、老视

老视（presbyopia）又称老花，是一种生理现象，一般出现在 40～45 岁。老视是指随着年龄增长，调节力逐渐减退，出现阅读等近距离工作困难。常需戴凸透镜，以弥补调节力不足。

（一）护理评估

1. 健康史 随着年龄增长，晶状体逐渐硬化，弹性减弱，睫状肌的功能逐渐降低，因而调节能力变小，近点逐渐远移，近视力逐渐下降。这是一种由于年龄所致的生理调节力减弱现象。

2. 身体状况

（1）视近物困难 初期近点逐渐远移，常将注视目标放得远些才能看清楚，在光线暗的情况下，近视力更差。随年龄增长，虽然尽量将注视目标放远，也无法看清。

（2）视疲劳 难以坚持近距离工作和阅读，易发生视疲劳。

3. 辅助检查 验光可确定老视度数。

4. 心理社会资料 注意评估患者年龄、受教育水平、学习、生活和工作环境，对疾病的认识程度等情况。

（二）护理应用/合作性问题

感知紊乱 视力下降，与屈光不正有关。

有受伤的危险 与年老视力减退有关。

知识缺乏 不了解老视相关知识。

（三）护理目标

（1）矫正屈光度，恢复视力。

（2）防止患者受伤。

（3）了解老视相关知识。

（四）护理措施

了解老视的矫正原则，指导纠正性措施。老视需戴凸透镜进行矫正，镜片的屈光度依年龄和原有的屈光状态而定，还需要参考患者的职业性质和阅读习惯。一般规律是：①原为正视眼者，45岁戴+1.00D，50岁戴+2.00D，60岁戴+3.00D。②非正视眼者，所需戴老视眼镜的屈光度为上述年龄所需要的屈光度与原有屈光度的代数和。

（五）护理评价

（1）患者视力恢复程度。

（2）患者是否由于视力下降造成伤害。

（3）患者对老视相关知识了解程度。

第八节 斜视和弱视患者的护理

斜视（strabismus）是双眼不能同时注视目标，一眼注视目标时另一眼偏离目标，表现为眼位不正。多为眼外肌或支配眼外肌的神经功能异常所致。根据病因可分为共同性斜视和麻痹性斜视。

【引导案例】

患儿，男，4岁。近日母亲发现其喜欢斜着看东西，担心视力有问题，故来医院检查。查：右眼裸视力0.2，左眼裸视力0.6。散瞳验光结果：右眼+4.00D→0.3，左眼

+2.5D→0.9。初步诊断：共同性内斜，右眼弱视。如何指导患者进行康复训练？

一、共同性斜视

共同性斜视（concomitant strabismus）是指双眼轴分离，并且在向各个方向注视时，偏斜度均相同的一类斜视。其分类为：①按视轴的偏斜方向可分为水平性斜视或垂直性斜视，前者较多见，如内、外斜视，后者较少见，如上、下斜视。②按注视眼的性质可分为单侧性斜视或交替性斜视。③按斜视发生的状态可分为间歇性斜视或恒定性斜视。治疗原则为矫正屈光不正，治疗弱视，进行正位视训练；手术矫正眼位。

（一）护理评估

1. 健康史 病因较复杂，可能与解剖异常、神经支配异常、屈光不正及屈光参差、遗传等因素有关。

2. 身体状况

（1）眼轴不平行，一眼偏斜，向各方向注视时斜视角都相等。

（2）遮盖健眼，双眼运动基本正常。

（3）第一斜视角（健眼固视时斜视眼的偏斜角度）与第二斜视角（斜视眼固视时健眼的偏斜角度）相等。

（4）无复视，亦无代偿头位。

（5）散瞳下进行屈光检查，常发现斜视患者有屈光不正和弱视。

（6）斜视角测量与双眼视功能进行检查，部分患者有异常视网膜对应。

3. 心理社会资料 患者多为幼儿，应注意评估患者家长受教育水平、学习、生活和工作环境、对疾病的认识程度等情况。如斜视患者年龄增大，可出现自卑、焦虑等心理。

（二）护理应用/合作性问题

自我认可紊乱 与眼位偏斜、面容受损有关。

知识缺乏 缺乏斜视康复、治疗知识。

（三）护理目标

（1）通过治疗和护理，患者恢复自尊心。

（2）患者了解斜视康复、治疗知识。

（四）护理措施

1. 一般护理

（1）注意用眼卫生，避免眼疲劳。

（2）指导患者矫正屈光不正，进行弱视治疗。

（3）指导患儿及家属配合训练，力争早日建立正常双眼视功能。

2. 心理护理 患者由于眼位偏斜，面容受到影响，自我形象紊乱，应及时进行心理疏导，使患者解除自卑、焦虑心理，增强治疗信心，协助医生手术治疗。

3. 治疗配合 进行正位视训练，纠正异常视网膜对应，建立双眼同视及融合功能。

4. 手术护理

（1）经非手术治疗半年以上仍然偏斜者，应及时手术矫正眼位。术后配镜，争取恢复双眼视功能。

（2）成人共同性斜视只能手术改善外观，要耐心细致地做好解释工作。

（3）术前需做三棱镜耐受试验和角膜缘牵引缝线试验，以估计术后是否会发生复视。术后可能发生融合无力性复视者，一般不宜手术。

（4）术后双眼包扎，使手术眼在术后得到充分休息，防止肌肉缝线因眼球转动而被撕脱。嘱患者勿自行去掉健眼敷料，或自行看矫正情况。

（5）密切观察术后感染情况，如分泌物增多，则应去除敷料，戴针孔镜，让患者自行控制眼球运动，以防撕开缝线。

（五）护理评价

（1）患者是否恢复自尊心。

（2）对斜视康复、治疗知识了解的程度。

（六）健康教育

（1）告知患者戴镜治疗的重要性，坚持配戴，保证治疗效果。

（2）对进行手术的患者，指导其按医嘱用药，定期随访。

二、麻痹性斜视

麻痹性斜视（paralytic strabismus）是病变累及眼外肌运动神经核、神经或肌肉等结构而致的眼位偏斜。治疗原则：先天性麻痹性斜视考虑手术治疗；获得性麻痹性斜视主要是针对病因进行治疗，对病因消除后药物治疗半年以上无效者可考虑手术治疗。

（一）护理评估

1. 健康史 可能的发病因素有：①先天性因素：先天性眼外肌发育异常。②神经因素：支配眼外肌的神经因炎症、外伤或肿瘤压迫等原因引起麻痹。③肌性因素：重症肌无力眼型或眼外肌直接受到损伤。④代谢性、血管性及退行性变：如糖尿病、动脉硬化和多发性硬化等引起的麻痹。

2. 身体状况

（1）复视 病程短者出现复视，可伴有头晕和恶心、呕吐等症状，遮盖一眼，症状可消失；先天性眼肌麻痹已经适应，无复视症状。

（2）眼球运动受限 眼球在麻痹肌行使作用的方向运动明显受限，眼球斜向麻痹肌作用方向的对侧。第二斜视角大于第一斜视角。

（3）代偿头位（眼性斜颈） 为减轻复视的干扰，尽量不使用麻痹肌，头向麻痹肌作用方向偏斜，使之直视时在尽可能大的视野范围内不发生复视。遮盖一眼则代偿头位消失。

3. 心理社会资料 应注意评估患者受教育水平、学习、生活和工作环境，对疾病的认识程度等情况。如斜视患者年龄增大，可出现自卑、焦虑等心理。

（二）护理应用/合作性问题

感知紊乱 复视，由于眼外肌麻痹引起。

知识缺乏 缺乏对相关知识的了解。

（三）护理目标

（1）通过治疗，患者复视症状减轻或消失。

（2）患者了解麻痹性斜视相关知识。

（四）护理措施

1. 一般护理 协助患者针对病因进行治疗。

2. 心理护理 患者由于眼位偏斜，面容受到影响，应及时进行心理疏导，使患者解除自卑、焦虑心理，增强治疗信心。

3. 治疗配合

（1）遮盖治疗 说服患者遮盖一眼（最好是健眼），以消除因复视引起的全身不适和预防拮抗性挛缩。严密观察，在挛缩发生以前进行手术。

（2）支持疗法 遵医嘱给予肌内注射维生素 B_1、维生素 B_{12}；针灸及理疗，以促进麻痹肌的恢复。

4. 手术护理 经保守治疗半年以上，麻痹肌功能无恢复，可考虑手术治疗，手术护理参见共同性斜视部分。

（五）护理评价

（1）患者复视症状是否减轻或消失。

（2）患者了解麻痹性斜视相关知识的程度。

（六）健康教育

（1）告知患者坚持遮盖治疗的重要性，保证治疗效果。

（2）对进行支持疗法的患者，指导其按医嘱用药，定期随访。

（3）对手术的患者，告知定期随访。

三、弱视

弱视（amblyopia）是指在视觉发育期间，由于各种原因造成视觉细胞有效刺激不足，从而造成矫正视力低于正常同龄儿童，一般眼科检查未见黄斑中心凹异常。弱视是儿童较常见的眼病，通常为单侧发病，也可见双侧。弱视治疗的关键及疗效取决于开始治疗的时间，治疗的效果取决于年龄、弱视程度和对治疗的依从性。年龄越小，治疗效果越好。一般认为，6 岁以前治疗都能取得良好效果。

（一）护理评估

1. 健康史 按发病机制的不同，弱视一般分为以下几类。

（1）斜视性弱视 儿童患共同性斜视者因为双眼不能同时对同一侧物体协同聚焦，可能发生弱视。为了消除和克服斜视引起的复视和视觉紊乱，大脑皮质抑制由斜视眼传入的视觉冲动，斜视眼黄斑功能长期受到抑制而形成弱视。

（2）屈光性弱视 双眼屈光参差可以导致弱视，屈光不正程度较低的眼提供相对较为清晰的视网膜影像，大脑选择该眼的影像，而抑制另一屈光不正程度较高眼的模糊影像，造成该眼弱视。

（3）形觉剥夺性弱视和遮盖性弱视 由于屈光介质混浊、完全性上睑下垂及不恰当的遮盖等，限制了视觉感知的充分输入，干扰了视觉正常发育。

2. 身体状况 视力减退常在视觉检查时发现异常，临床上弱视患儿往往无主诉。应在散瞳后测定视力，常用方法有下面几种。

（1）出生不久的婴儿　可通过角膜对光反射、红光反射、瞳孔检测和眼底检查等方法，检测婴儿眼睛的总体情况。

（2）婴儿至2周岁　可以检查视觉功能，但无法用视力表检查。可以用交替遮盖法、优先观看法及视觉电生理等评价视觉功能。

（3）2~5岁　图形视力表可以用于检测2、3岁孩子的视力。3岁时，大多数儿童能使用E字型视力表。该年龄期儿童只要双眼视力达到0.5即属正常。

（4）>5岁以后可以使用字母型或E字视力表。

临床上，根据屈光矫正后的视力把弱视分为：①轻度：矫正后视力为0.6~0.8。②中度：矫正后视力为0.2~0.5。③重度：矫正后视力≤0.1。

3. 心理社会资料　患者多为幼儿，应注意评估患者家长受教育水平、学习、生活和工作环境，对疾病的认识程度等情况。

（二）护理应用/合作性问题

感知紊乱　视力低下，由于弱视引起。

知识缺乏　缺乏弱视防治知识。

无能性家庭应对　由于家庭主要成员缺乏该病防治知识。

（三）护理目标

1. 患者视力恢复。

2. 患者和家长了解弱视的防治知识。

（四）护理措施

1. 一般护理

（1）注意用眼卫生，避免眼疲劳。

（2）合理搭配饮食，进食富含蛋白质和维生素的食物。

（3）做好安全防护，防止患儿意外受伤。

2. 心理护理　应加强心理疏导，向患儿及家属讲解弱视的危害性、可逆性、治疗方法及可能发生的情况、注意点等，取得他们的信任和合作。

3. 治疗配合

（1）常规遮盖治疗　治疗弱视最主要和最有效的方法。具体做法是：遮盖健眼，强迫患眼注视，提高弱视的固视能力和提高视力。遮盖期间鼓励患儿用弱视眼做描画、写字、编织及穿珠子等精细目力的工作。遮盖期间每周检查1次视力，以防被遮盖眼发生遮盖性弱视。

（2）后像疗法　平时遮盖弱视眼，治疗时遮盖健眼，用强光炫耀弱视眼（黄斑中心凹3°~5°用黑影遮盖保护），再在闪烁的灯光下，注视某一视标，此时被保护的黄斑区则看不见视标。每日2~3次，每次15~20min。待转变为中心注视后，改用常规遮盖或其他治疗方法。

（3）其他治疗方法　有压抑疗法（利用镜片或睫状肌麻痹剂抑制健眼看远和/或看近的视力）、视觉刺激疗法和红色滤光胶片疗法等。

（五）护理评价

（1）患者视力恢复的程度。

（2）患者和家长是否了解弱视的防治知识。

（六）健康教育

（1）告知遮盖治疗对弱视康复的重要性，鼓励患者坚持治疗。

（2）为巩固疗效和预防复发，治愈后仍需定期随访，随访时间一般为 3 年。

第九节　眼外伤患者的护理

【引导案例】

患者，男，32 岁，农民，右眼视物模糊 1 个月就诊。诉 1 个多月前在田间收割稻谷时，不慎被水稻叶子割伤右眼，当时觉眼痛、流泪，曾到乡村卫生所诊治，具体不详。检查：右眼混合充血，角膜有一黄白色病灶，有伪足，表面有苔垢样物，前房积脓 1mm。初步诊断：眼挫伤。为进一步诊治，应行哪些检查？主要与哪些疾病鉴别？护理措施如何？

眼外伤（ocular trauma）是指致伤因素直接作用于眼部，引起眼的结构和功能的损害。致伤因素包括机械性、物理性和化学性等类型。眼外伤可造成暂时性或永久的视力障碍甚至眼球丧失，是单眼失明的最主要原因。根据眼外伤的致病因素，可分为机械性眼外伤和非机械性眼外伤两大类。机械性眼外伤通常包括眼挫伤、眼穿通伤、眼内异物等；非机械性眼外伤包括热烧伤、化学伤、辐射伤和毒气伤等。治疗方面主要根据挫伤相应的部位、性质，进行药物和手术治疗。

一、眼挫伤

眼挫伤（ocular blunt trauma）是眼部受机械性钝力作用所引起的外伤，可造成眼附属器或眼球的损伤，并能引起眼内组织和结构的改变。眼挫伤占眼外伤发病总数的 1/3 以上，严重危害视功能。

（一）护理评估

1. 健康史　眼挫伤常见的病因是飞溅的石块、木棍、铁块、各种劳动工具、球类、玩具和手指钝力等，钝力除直接损伤接触部位外，还经眼内组织传导，产生间接损伤，故眼挫伤的损伤广泛，严重者可导致眼球破裂伤。询问患者及家属有无明确外伤史，并了解患者致伤的过程。

2. 身体状况　依据挫伤部位不同，可有不同的症状和体征。

（1）眼睑挫伤　可引起眼睑水肿、皮下瘀血、眼睑皮肤裂伤、泪小管断裂，以及眶壁骨折与鼻窦相通而致眼睑皮下气肿。

（2）结膜挫伤　可引起结膜水肿、球结膜下瘀血及结膜裂伤。

（3）角膜挫伤　可引起角膜上皮擦伤、角膜基质层水肿及角膜破裂伤。

（4）角巩膜挫伤　可引起巩膜破裂，裂口多发生于巩膜最薄弱的角巩膜缘处，或眼球赤道部。

（5）虹膜睫状体挫伤　可引起外伤性虹膜睫状体炎、外伤性散瞳、瞳孔括约肌断裂、虹膜根部断离及前房积血，挫伤使睫状肌的环形纤维与纵形纤维发生分离，虹膜根部向后移位，前房角加宽、变深、小梁网纤维化及玻璃样变性，房水流通不畅，导致房角后退性青光眼。

（6）晶状体挫伤　可引起晶状体半脱位、全脱位及外伤性白内障。

（7）玻璃体挫伤　可引起玻璃体积血。

（8）脉络膜、视网膜及视神经挫伤　可引起脉络膜破裂、视网膜出血、震荡和脱离以及视神经损伤。

评估时重点询问患者有无眼痛、头痛等症状，密切注意患者的眼压、瞳孔及视力情况。

3. 心理社会资料　通过与患者交流，了解患者有否焦虑、悲伤和紧张等心理表现。

（二）护理应用/合作性问题

感知紊乱　视力下降，与眼内积血和眼内组织损伤有关。

急性疼痛　眼痛，与眼内积血、眼压升高、眼内组织损伤有关。

焦虑　与担心预后有关。

（三）护理目标

（1）视力不再继续下降或下降延缓。

（2）疼痛减轻或消失。

（3）悲伤、焦虑心理减轻或消除。

（四）护理措施

1. 心理护理　眼外伤多为意外伤害，影响视力、眼部功能和眼部外形，患者一时很难接受伤情，多有悲观、焦虑情绪，应加强心理护理，使患者情绪稳定，配合治疗。

2. 治疗配合

（1）眼睑水肿及皮下瘀血者通常数日至2周可逐渐吸收，早期冷敷亦可促进吸收。眼睑皮肤裂伤应予缝合。

（2）单纯的结膜水肿、球结膜下瘀血及结膜裂伤者应用抗生素眼药水预防感染；角膜上皮擦伤者，涂抗生素眼膏包扎，通常24h即可愈合；严重的结膜裂伤、角巩膜裂伤，应在显微镜下仔细对位缝合。

（3）泪小管断裂应在显微镜下行吻合术。

（4）外伤性虹膜睫状体炎者应用散瞳剂、糖皮质激素滴眼及涂眼；严重的虹膜根部断离伴复视者可考虑虹膜根部缝合术。

（5）前房积血者取半卧位，观察眼压、视力及瞳孔区血平面的变化，适当应用镇静剂和止血剂，不散瞳也不缩瞳，眼压升高时应用降眼压药物；前房积血较多伴眼压升高者，可行前房穿刺，放出积血。玻璃体伤后3个月积血未吸收者可行玻璃体切割术。

（6）视网膜震荡及挫伤可应用糖皮质激素、神经营养药、血管扩张剂和维生素类；脉络膜破裂者无特殊治疗。

（7）晶状体嵌顿或脱入前房需急诊手术摘除。晶状体混浊按外伤性白内障处理。

（五）护理评价

（1）视力是否不再继续下降或下降延缓。

（2）疼痛是否减轻或消失。

（3）悲伤、焦虑心理是否减轻或消除。

（六）健康教育

大多数眼外伤是可以预防的，应加强安全生产的教育，严格执行操作规章制度，完善防护性措施，有效减少眼外伤的发生。

二、眼球穿通伤和眼内异物

眼球穿通伤（perforating injury of eyeball）是指眼球被锐器刺破或异物碎片击穿所致。眼球穿通伤按其损伤部位，分为角膜穿通伤、巩膜穿通伤和角巩膜穿通伤三类。眼内异物伤（intraocular foreign body）是严重危害视力的一类眼球穿通伤。异物碎片击穿眼球壁后存留于眼内。异物的损伤除了机械性破坏，还包括化学性及毒性反应、继发感染等。治疗宜预防感染，减少并发症的发生。异物碎片击穿眼球可致球内异物。治疗上初期缝合伤口，如有异物须尽早取出，预防感染和并发症的发生，必要时行二期手术。

（一）护理评估

1. 健康史 以敲击飞溅出的碎片击入眼内，或刀、针、剪刺伤眼球引起眼球壁穿通最多见。眼球的组织结构极为精细、复杂，有的组织透明无血管，有的组织含有丰富的血管，故眼球穿通伤的损害复杂而严重。异物碎片击穿眼球壁后直接损伤眼组织，铁质及铜质还可引起眼化学和毒性反应。

2. 身体状况 依据致伤物的大小、形态、性质、刺伤的速度、部位、污染的程度及有无眼内异物存留，可有不同程度的视力下降及眼组织损伤的改变。

（1）角膜穿通伤伤口较小的常可自行闭合，检查时仅见角膜点状混浊或白色条纹；伤口较大的角膜穿通伤多伴有虹膜、晶状体的损伤。

（2）较小的巩膜穿通伤伤口通常不易发现，穿通伤处可能仅有结膜下出血；较大伤口的巩膜穿通伤多伴有脉络膜、视网膜和玻璃体损伤。

（3）眼球穿通伤后，眼球内、外相通，化脓性细菌或其他致病菌乘机侵入眼内，引起外伤性虹膜睫状体炎、化脓性眼内炎，甚至发生全眼球炎。

（4）眼内异物可存留于前房、晶状体、玻璃体和眼后段等，严重者可引起视网膜损伤。较大异物可引起眼部刺激性反应，尤其是铜和铁，出现铁质沉着症、铜质沉着症、青光眼、白内障和视网膜脱离等并发症。

（5）睫状区的巩膜穿通伤，伴有葡萄膜组织嵌顿于伤口或球内异物存留的眼球穿通伤，可以引起交感性眼炎的发生。交感性眼炎（sympathetic ophthalmia）是指一眼穿通伤或内眼手术后发生葡萄膜炎，经过一段时间后另一眼也出现类似的葡萄膜炎。受伤眼称为诱发眼，未受伤眼称为交感眼，多发生于受伤后2～8周。

3. 心理社会资料 由于视力下降，对生活造成影响，患者易出现焦虑心理。另外注意评估患者年龄、受教育水平、学习、生活和工作环境，对疾病的认识程度等情况。

（二）护理应用/合作性问题

感知紊乱 视力下降，与眼内积血和眼内组织损伤有关。

急性疼痛　眼部疼痛，与眼压升高及眼内组织损伤有关。

潜在并发症　外伤性虹膜睫状体炎、化脓性眼内炎及交感性眼炎，与眼内组织损伤有关。

（三）护理目标

（1）患者视力恢复。

（2）眼部疼痛缓解。

（3）未发生并发症。

（四）护理措施

1. 一般护理　患者卧床休息，给予高蛋白质、高维生素饮食。如急诊手术，则嘱患者勿进食。

2. 心理护理　做好病情解释工作，避免患者产生过度的焦虑和恐惧。

3. 治疗配合

（1）全身及眼局部应用抗生素和糖皮质激素预防感染，并应用散瞳药，常规注射破伤风抗毒素，包扎伤口。

（2）眼球穿通伤为眼科急症，需急诊手术，恢复眼球的完整性。小于 3mm 的伤口可不予缝合，大于 3mm 的伤口应在显微镜下仔细缝合。对复杂病例，多采用二期手术，即初期缝合伤口，恢复前房，控制感染，在 1～2 周内再行内眼或玻璃体手术。

（3）眼内铁质、铜质异物及眼内组织严重损伤者，需尽早取出异物。磁性异物可以用电磁铁取出。

（4）遵医嘱做好术前准备和术后护理。

4. 特殊护理

（1）对伤后视功能及眼球外形恢复无望行眼球摘除术者，应详细向患者介绍手术的理由及术式、术后安装义眼等事项，并做好心理护理。

（2）向患者及家属讲解眼球穿通伤导致交感性眼炎的原因、临床表现及预后，告诉患者一旦未受伤眼发生不明原因的眼部充血、视力下降及疼痛，要及时报告医生。

（五）护理评价

（1）患者视力恢复程度。

（2）眼部疼痛是否缓解。

（3）是否发生并发症。

（六）健康教育

眼外伤重在预防，生活中要远离危险物品，燃放鞭炮要注意安全，儿童要做好安全知识宣教，避免打斗造成损伤。工作中注意安全防护，必要时配戴防护眼镜。

三、眼化学伤

眼化学伤（ocular chemical burns）是指由化学物品的溶液、粉尘或气体接触眼部，引起眼组织的损伤，也称眼化学性烧伤。多发生在化工厂、实验室或施工场所，其中常见的有酸、碱烧伤。一旦发生，立即现场取水彻底冲洗眼部，根据病情选择药物或手术治疗。

（一）护理评估

1. 健康史

（1）酸性眼化学伤　多由于无机酸如硫酸、盐酸及硝酸所致。低浓度的酸性溶液仅引起局部刺激，高浓度的酸性溶液则使组织蛋白凝固、坏死，凝固蛋白不溶于水，形成凝固层，能阻止酸性物质向深层渗透，故酸性烧伤相对较轻。

（2）碱性眼化学伤　多由于氢氧化钠、石灰及氨水所致。碱能溶解脂肪和蛋白质，与组织接触后能很快渗透到组织深层和眼内，使细胞分解坏死，故碱性烧伤的后果较酸性烧伤严重，预后较差。

2. 身体状况　根据酸、碱烧伤后的组织反应，可分为轻、中、重三种不同程度的烧伤。

（1）轻度　多由弱酸或稀释的弱碱引起。眼睑与结膜轻度充血、水肿，角膜上皮有点状脱落或水肿。数日后水肿消退，上皮修复，不留瘢痕，无明显并发症，视力多不受影响。

（2）中度　由强酸或较稀的碱引起。眼睑皮肤可起水疱或糜烂；结膜水肿，出现小片状出血、坏死；角膜有明显混浊、水肿，上皮层完全脱落，或形成白色凝固层。治愈后可遗留角膜斑翳，影响视力。

（3）重度　大多为强碱引起。结膜出现广泛的缺血性坏死，呈灰白色混浊；角膜完全混浊呈瓷白色。角膜基质层溶解，造成角膜溃疡或穿孔。碱渗入前房，引起葡萄膜炎、继发性青光眼和白内障等。晚期可出现眼睑畸形、眼睑外翻、眼睑内翻、睑球粘连及结膜干燥症等。

3. 心理社会资料　化学物质烧伤引起眼部疼痛和视力下降，患者易出现恐惧和焦虑心理。同时注意评估患者年龄、受教育水平、学习、生活和工作环境，对疾病的认识程度等情况。

（二）护理应用/合作性问题

急性疼痛　眼部疼痛，与化学物质进入结膜囊有关。

潜在并发症　角膜溃疡、虹膜睫状体炎、继发性青光眼、并发性白内障及眼睑畸形，与化学物质进入结膜囊有关。

知识缺乏　缺乏眼化学伤防治常识。

（三）护理目标

（1）疼痛减轻或消失。

（2）未发生并发症。

（3）了解眼化学伤防治常识。

（四）护理措施

1. 急救　眼化学伤发生后，立即就地取水，用大量清水反复冲洗眼部，冲洗时要翻转上、下眼睑，并令患者眼球做上、下、左、右转动，暴露穹窿部，彻底冲洗至少30min。结膜囊冲洗时，尽快清除存留于结膜囊内的固体化学物质。送到医院后，根据时间早晚也可再次冲洗，并检查结膜囊内是否残留异物。详细询问患者眼化学伤的时间、致伤物质的名称、浓度、量及接触眼部的时间。

2. 心理护理 加强心理护理，消除患者的悲观、焦虑及紧张情绪，以配合治疗。

3. 治疗配合 酸性眼化学伤可于球结膜下注射5%磺胺嘧啶钠溶液0.5~1ml，碱性眼化学伤可用维生素C 0.5~1ml结膜下注射；局部或全身应用皮质类固醇，但若伤后1~2周内角膜有溶解倾向，应停用；局部应用抗生素及胶原酶抑制剂，防治角膜溃疡。虹膜睫状体炎用1%阿托品散瞳。

4. 手术护理 严重碱化学伤可行前房穿刺，放出房水，减轻炎症反应；球结膜角膜坏死应早期手术切除坏死组织；晚期继发性青光眼、并发性白内障及角膜白斑等宜手术治疗，方法有手术矫正睑球粘连、眼睑外翻及角膜移植等。

（五）护理评价

（1）患者疼痛是否减轻或消失。

（2）是否发生并发症。

（3）对眼化学伤防治常识的了解程度。

（六）健康教育

（1）向患者及家属介绍眼化学伤常见的原因、危害及自救措施。

（2）加强对一线工人的安全防护，配备防护眼镜、衣服。

（3）进行安全生产教育，严格操作规程。

四、辐射性眼外伤

辐射性损伤包括电磁波谱中各种辐射线造成的损害，如微波、红外线、可见光、紫外线、X线及Y射线等。本节主要介绍紫外线损伤造成的电光性眼炎。

电光性眼炎（electric ophthalmia）是指大剂量的紫外线长时间照射眼部，引起结膜、角膜上皮细胞坏死脱落，是机械工业中最常见的一种职业病。治疗上对症处理，减轻疼痛，预防感染。

（一）护理评估

1. 健康史 紫外线对组织起光化学作用，使蛋白质变性和凝固。对细胞的作用主要是破坏其核糖核酸的合成，致细胞坏死。大剂量紫外线可使角膜上皮细胞坏死脱落，引起角膜上皮点状浸润。常见于电焊工，也可发生于雪地、沙漠及海面工作者，因被日光大量反射的紫外线照射，引起类似的电光性眼炎。

2. 身体状况 一般在紫外线照射后3~8h发作，有明显的异物感、刺痛、畏光、流泪及眼睑痉挛，结膜混合性充血，角膜上皮点状脱落。24h后症状减轻或痊愈。

3. 心理社会资料 辐射伤引起眼部疼痛和视力下降，患者易出现焦虑心理。同时注意评估患者年龄、受教育水平、学习、生活和工作环境，对疾病的认识程度等情况。

（二）护理应用/合作性问题

急性疼痛 眼痛，与角膜上皮损伤有关。

潜在并发症 角膜溃疡，与角膜上皮脱落后感染有关。

知识缺乏 缺乏疾病相关知识。

（三）护理目标

（1）患者疼痛减少或消失。

（2）未发生并发症。

（3）了解疾病的相关知识。

（四）护理措施

1. 一般护理 患者卧床休息，眼部可适当遮盖。

2. 心理护理 做好病情解释工作，保证患者情绪稳定，积极配合治疗。

3. 治疗配合

（1）早期冷敷、针刺合谷穴有助于减轻症状，局部滴1%地卡因眼液减轻疼痛。若无并发症发生，通常在24h后症状缓解，角膜上皮愈合。

（2）局部涂抗生素眼膏，并包盖患眼，防治角膜炎症。

（五）护理评价

（1）患者疼痛是否减轻或消失。

（2）是否发生并发症。

（3）患者对疾病的相关知识了解程度。

（六）健康教育

（1）进行卫生宣教，电焊环境下应配戴防护眼镜，防止电光性眼炎发生。

（2）登山、滑雪等紫外线强度大的环境中应配戴护目镜。

第十节 眼部恶性肿瘤患者的护理

眼部常见的恶性肿瘤包括眼睑的基底细胞癌、脉络膜恶性黑色素瘤和视网膜母细胞瘤等。眼部恶性肿瘤既可导致失明，影响面部美观，也可致命。眼部恶性肿瘤可向肝、脑和肺等全身组织转移，尤其是眼底肿瘤容易通过眼眶向颅内侵犯，对预后影响较大。眼球与眼眶的肿瘤位于体表，患者常有视力下降、眼前黑影及眼前突出等表现，影像学检查在眼部肿瘤的诊断及疗效评估方面具有非常重要的作用。

一、眼睑基底细胞癌

基底细胞癌是最常见的眼睑恶性肿瘤之一。多见于中老年人，男性多于女性，好发于下睑近内眦部。本病是一种低度恶性肿瘤，病程缓慢，极少转移，一般预后较好。手术切除是首选治疗方法。由于本病对放疗敏感，故可早期切除后再行放疗。

（一）护理评估

1. 健康史 本病发病原因不明。一般认为长期日晒、紫外线照射、外伤及应用某些腐蚀剂等均可诱发本病。

2. 身体状况 病变初起时为米粒至黄豆大小、半透明的无痛性结节，质地坚硬，表面可见扩张的毛细血管，呈红色。随着肿瘤增大，中央可出现溃疡，边缘潜行，形成火山口状，并逐渐向周围皮肤组织侵蚀，引起破坏。本病生长较缓慢，少有转移。但晚期也可发生转移，侵犯肺、肝、脾、肾上腺、骨和淋巴结。

3. 辅助检查

（1）影像学检查 B超、CT可以了解病变范围。

（2）病理学检查　肿物组织学检查可以明确诊断。

4. 心理社会资料　疾病影响面部功能和美观，甚至危及生命，患者会产生焦虑和恐惧心理，应注意评估其情绪和压力状态。同时注意评估患者年龄、受教育水平、学习、生活和工作环境、对疾病的认识程度等情况。

（二）护理应用/合作性问题

焦虑　与担心肿瘤扩散危及生命及破坏面部容貌有关。

潜在并发症　手术切口出血、眼睑皱缩等。

知识缺乏　对疾病的相关知识不了解。

（三）护理目标

（1）患者焦虑心情缓解，情绪稳定。

（2）未发生并发症。

（3）获取疾病的相关知识。

（四）护理措施

1. 一般护理　嘱患者注意休息，给予营养丰富、高热量且易消化的软质饮食。改善营养状态，增强全身免疫功能和抵抗力。

2. 心理护理　对患者的心理护理至关重要。向患者解释基底细胞癌治疗效果较好，使其保持平稳的心态，提高战胜疾病的勇气。

3. 手术护理

（1）按时执行医嘱，做好术前准备及术后护理。

（2）注意观察伤口情况，及时调整包扎的位置和松紧度，注意是否有出血、感染的情况发生，并及时向医生报告。

（3）术后需要滴眼药水时，注意勿牵拉移植部位的眼睑。

（4）重建眼睑的患者注意保持手术眼闭合，防止眼睑退缩。下睑手术需保持闭眼4～8周，上睑手术需保持闭眼6～12周。

（5）观察放疗的不良反应，并对症处理，使其尽可能完成正规疗程。

（五）护理评价

（1）通过治疗，患者焦虑心情是否缓解。

（2）是否发生并发症。

（3）.了解患者掌握疾病的相关知识的程度。

（六）健康教育

（1）教会患者和家属手术、放疗等治疗的自我护理知识。

（2）告知患者出院后需继续治疗并随访。

（3）如有义眼，告知患者使用配戴注意事项。

二、脉络膜恶性黑色素瘤

脉络膜恶性黑色素瘤（malignant melanoma of the choroid）是成年人最常见的眼内恶性肿瘤，多见于50～60岁，常为单侧性。起源于葡萄膜组织内的色素细胞和痣细胞，病因不明，可能与家族史有关。治疗上小的肿瘤可局部切除、激光光凝和放射治疗，严密随访观察。肿瘤较大且患者已经失明或继发青光眼、视网膜脱离者，眼球摘除仍是主要的治疗选择。

（一）护理评估

1. 健康史　发病机制尚不明了，一般认为可能与种族、家族及内分泌因素等有关。其他如阳光照射、某些病毒感染以及接触某些致癌化学物质等可能与本病发病有关。

2. 身体状况

（1）病变位于不同的位置表现不同。如肿瘤位于黄斑区，病变早期患者即可出现视力减退和视物变形；如位于眼底周边部则无自觉症状，往往在出现视网膜脱离、青光眼或因肿瘤坏死出血、毒素刺激引起眼内炎时才被发现。

（2）根据肿瘤生长情况，表现为局限性和弥漫性两种。局限性表现为凸向玻璃体腔的球形隆起肿物，周围常有渗出性视网膜脱离；弥漫性沿脉络膜水平发展，呈普遍性增厚而隆起不明显，易发生眼外和全身转移，预后极差。

3. 辅助检查

（1）影像学检查　B 超是最主要的检查手段，可以早期发现病变；FFA、CT、MRI可进一步明确诊断、病变部位和病变程度。

（2）病理检查眼内取活检进行细胞学检查可以明确诊断。

4. 心理社会资料　疾病影响面部功能和美观，甚至危及生命，患者会产生焦虑和恐惧心理，应注意评估其情绪和压力状态。同时注意评估患者年龄、受教育水平、学习、生活和工作环境、对疾病的认识程度等情况。

（二）护理应用/合作性问题

急性疼痛　与手术创伤有关。

知识缺乏　缺乏疾病相关的治疗和自我护理知识。

焦虑　与担心预后不良有关。

（三）护理目标

（1）患者疼痛减轻或消失。

（2）患者了解疾病相关的治疗和自我护理知识。

（3）焦虑缓解，患者情绪稳定。

（四）护理措施

1. 一般护理

（1）告知采用激光或放疗的患者要定期随访检查视野，了解疾病进展情况。

（2）指导患者注意休息，合理饮食。

2. 心理护理　积极与患者交流，介绍疾病的相关知识，进行耐心解释和安慰。向患者讲解同类病例治疗成功的经验，增强其战胜疾病的信心。

3. 手术护理

（1）遵医嘱完成术前准备和术后护理。

（2）术后注意观察敷料有无松脱、渗血等，如绷带松脱、敷料渗湿，应及时通知医生更换。术后 2 日换药，注意观察伤口有无渗血或裂开、结膜囊内分泌物情况，更换结膜囊内的凡士林纱条，结膜囊用抗生素眼药水冲洗后仍加压包扎，一般术后 5 日拆除结膜缝线。

（五）护理评价

（1）患者疼痛是否减轻或消失。

（2）是否掌握有关的自我护理知识。

（3）患者是否情绪稳定。

（六）健康教育

（1）一期行义眼台植入者2~4周后复查，可安装配戴义眼。教会患者义眼的清洁和日常维护。

（2）嘱患者注意用眼安全，保护另一只眼睛。如另一眼出现视力模糊、眼红、眼痛等症状应及时就诊。

（3）遵医嘱定期复查。

三、视网膜母细胞瘤

视网膜母细胞瘤（retinoblastoma，RB）是学龄前儿童最常见的眼部恶性肿瘤，90%的病例发生在3岁以前，单眼发病为主，约1/3为双眼先、后发病，该病有一定的遗传性。早期因肿瘤较小，常采用激光或冷冻治疗。若肿瘤较大，视力丧失，应行眼球摘除术，并辅以化疗或放疗。

（一）护理评估

1. 健康史 本病可分为遗传型与非遗传型。其中遗传型占40%左右，常有家族史、发病较早，多累及双眼，或有多个肿瘤病灶，属于常染色体显性遗传。非遗传型占60%左右，发病较迟，常为单眼及单病灶，由患者视网膜母细胞突变而致。

2. 身体状况 肿瘤由于多发生于婴、幼儿时期，故早期不易发现。常因为家长发现患儿瞳孔内有黄白色反光或斜视而就诊。根据肿瘤的临床发展过程可分为四期。

（1）眼内期 眼底检查可见视网膜上有单个或多个黄白色隆起的肿块，边界不清，伴有新生血管或出血，甚至出现浆液性视网膜脱离。肿瘤团块如侵犯前房及玻璃体，会造成假性前房积脓或虹膜表面形成灰白色结节，玻璃体内可见细小圆形的团块状混浊飘浮物。

（2）青光眼期 随着瘤体增大，影响前房及静脉回流时，常出现头痛、眼痛、角膜水肿及眼压升高等青光眼的表现。在高眼压的作用下，眼球变膨大，故角膜增大，可形成所谓"牛眼"或出现巩膜葡萄膜肿。

（3）眼外期 当肿瘤穿破眼球壁后，进入眼眶或突出于睑裂，常有出血坏死。亦有的向后经视神经管向颅内蔓延。

（4）转移期 晚期全身消瘦、贫血和淋巴结肿大，最终导致重要器官功能衰竭而死亡。

3. 辅助检查 超声波、CT等影像学检查可显示眼内或眶内实质性病变、钙化灶及眶骨壁改变，有重要的诊断意义。

4. 心理社会资料 疾病影响面部功能和美观，甚至危及生命，患者会产生焦虑和恐惧心理，应注意评估其情绪和压力状态。同时注意评估患者和家长年龄、受教育水平、学习、生活和工作环境、对疾病的认识程度等情况。

（二）护理应用/合作性问题

慢性疼痛 与肿瘤增大，眼压升高有关。

家庭执行治疗方案无效 与家长缺乏疾病相关知识有关。

潜在并发症 术后出血、感染等。

（三）护理目标

（1）疼痛缓解。

（2）家长了解疾病相关知识。

（3）没有发生并发症。

（四）护理措施

1. 一般护理 嘱患者注意休息，给予营养丰富、高热量且易消化的软质饮食。告知家长注意患儿安全，谨防患者跌倒、坠床。

2. 心理护理 向患者家长介绍疾病的相关知识，帮助家长做好心理调整，积极配合患者的治疗。

3. 手术护理

（1）遵医嘱做好术前准备和术后护理。

（2）术后注意观察伤口情况，避免患者抓揉手术眼，防止伤口出血、感染。

（五）护理评估

（1）患者疼痛是否缓解。

（2）家长对疾病相关知识了解程度。

（3）有无并发症发生。

（六）健康教育

（1）告知患者及家长义眼配戴使用方法和注意事项。

（2）嘱患者按时复诊，一般出院后1周、3个月、6个月各复查一次，以后每年复查一次。

（3）考虑到本病的遗传因素，提倡开展遗传咨询、婚前检查，避免近亲结婚。或对可疑孕妇采取产前相应检查，尽量减少患儿的出生，或建议已婚者确认有遗传因素的实行绝育。

思考题

一、选择题

1. 睑腺炎早期正确的护理措施是（ ）

 A. 局部冷敷   B. 局部热敷   C. 早期切开排脓   D. 用针挑开

2. 急性化脓性结膜炎是指（ ）

 A. 春季结膜炎   B. 翼状胬肉   C. 病毒性结膜炎   D. 淋球菌性结膜炎

3. 与细菌性结膜炎无关的是（ ）

 A. 角膜外伤   B. 睑内翻倒睫   C. 上睑下垂   D. 慢性泪囊炎

4. 引起手、脚麻木的降压药是（ ）

A. 0.25% 噻吗洛尔眼药　　　　　　　B. 1% 毛果芸香碱滴眼液

C. 乙酰唑胺　　　　　　　　　　　　D. 以上都不是

5. 白内障患者的主要症状是（　　）

A. 视力逐渐下降　　B. 眼痛　　　　　C. 眼胀　　　　　D. 分泌物增多

6. 对虹膜睫状体炎患者治疗护理的关键是（　　）

A. 抗生素消炎　　　　　　　　　　　B. 糖皮质激素消炎

C. 散瞳治疗　　　　　　　　　　　　D. 热敷

7. 视网膜中央动脉阻塞的护理措施正确的是（　　）

A. 立即吸氧　　　　　　　　　　　　B. 指导患者按摩眼球

C. 舌下含服硝酸甘油　　　　　　　　D. 以上都对

8. 高度远视的儿童应及早矫正，主要是预防（　　）

A. 斜视　　　　　　B. 复视　　　　　C. 弱视　　　　　D. 散光

二、简答题

1. 细菌性角膜炎、病毒性角膜炎处理原则和护理措施有哪些？

2. 简述年龄相关性白内障的护理评估和护理措施。

3. 简述急性闭角型青光眼的处理要点和护理措施。

4. 视网膜动脉阻塞和静脉阻塞的临床表现有什么不同？

5. 简述预防青少年近视的护理措施。

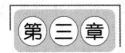

耳鼻咽喉科护理概述

学习目标

1. 掌握耳鼻咽喉科护理评估的内容。
2. 熟悉耳鼻咽喉科常用的护理诊断、手术前后的护理管理。
3. 了解耳鼻咽喉科疾病和护理措施的基本特点。
4. 了解耳鼻咽喉科门诊、隔音室、内镜室的护理管理。
5. 熟悉耳鼻咽喉科常用的护理技术操作。

第一节　耳鼻咽喉科护理管理

一、耳鼻咽喉科护士的素质要求

1. 耳鼻咽喉科护士应具备良好的职业品质　护士应具备自觉为患者服务的意识，救死扶伤的职业精神，慎独、严谨的工作态度，具有较强的责任感、使命感和同情心。对患者热情、诚恳、体贴和关怀。例如气管切开术后护理，局部检查处置时散发出异味或喷出脓痰，遇到这些，要求护士要理解和体谅，不可嫌弃、放弃或逃避。

2. 耳鼻咽喉科护士应掌握扎实的专业理论知识及熟练的急救技术　由于耳鼻咽喉的解剖生理特点，其专业性强，急、重症多，病情变化快，甚至危及生命。例如：呼吸道异物患儿如果抢救不及时，很快就会出现严重的呼吸困难、昏迷、呼吸循环衰竭、窒息甚至死亡。因此要求护士应具有扎实的专业知识积累、敏锐的观察力，依据患者的症状、体征对其病情果断做出准确的评估，并立即准备相应的抢救物品及药品，同时做好异物取出术及气管切开手术的准备，密切配合医生快速有效地实施抢救，减少并发症及死亡率。

3. 耳鼻咽喉科护士应具备娴熟的专业护理操作技能　作为一名耳鼻咽喉科护士，为达到帮助患者治疗的目的，还应熟练、全面掌握专科护理操作，如：上颌窦穿刺冲洗、鼓膜穿刺抽液、鼻腔冲洗、外耳道冲洗等技术。良好的护理技术不仅能稳、准、快、好地完成各项护理工作，而且还能大大减轻患者的痛苦。同时本科室护士还应掌握科室各种仪器的正确使用。

4. 耳鼻咽喉科护士应具备一定的心理护理能力　耳鼻咽喉科疾病发生时常出现轻重不同的症状如鼻出血、呼吸困难、耳鸣、耳聋、疼痛或者恶性肿瘤等带来的痛苦，导致患者有烦躁、焦虑、恐惧，甚至出现消极、绝望等不良情绪的表现，所以要求护士要善于体察和体谅患者，真心关注并理解，用心理护理的相关知识及技巧帮助他们消除心理障碍，树立信心，保持乐观心态，积极配合治疗护理，促进疾病的康复。住院结束后，许多后续治疗需患者或家属自行完成，如鼻腔冲洗、滴鼻、滴耳及气管切开术后清洗内管等，这些都需要护士采用一定的宣教方式教会患者。

二、耳鼻咽喉科门诊的管理

（一）耳鼻咽喉科诊室的管理

1. 环境要求　保持诊室整洁卫生，保证室内通风，检查电源开关，使其保持安全工作状态。工作人员衣着整齐，做好开诊前准备工作。

2. 物品准备

（1）开诊前备好各种常用检查器械、药品、敷料等所需物品，备齐办公用品，并按固定位置摆放整齐。

（2）做好抢救药品和器械的管理，使其处于备用状态，确保安全、及时使用。

（3）准备好消毒液浸泡使用过的器械。准备污物桶盛装废弃物。

3. 工作内容

（1）组织患者有序就诊，禁止大声喧哗。按病情特点分诊，将患者分送给各有专长的医生诊治。如遇呼吸道异物、外伤、鼻出血及呼吸困难等危重急症患者应立即安排诊治，迅速准备好急救药品和器材，密切配合医生做好抢救工作；对于老、弱、幼小患者安排优先就诊。

（2）对于婴、幼儿的检查，应协助医生固定其头位。对于特殊患者（如聋哑等），应耐心指导就医，并按医嘱进行门诊各种检查及诊疗操作。

（3）做好门诊器械的消毒和保养工作。一般检查器械用过后需及时洗刷干净并擦干，经消毒后再用；对不常用的或精细贵重的器械则应擦油保存。

（4）做好门诊各项登记工作，保管好贵重仪器。

（5）做好安全管理，下班前关好门窗，切断电源。

（二）耳鼻咽喉科治疗室的管理

1. 环境要求

（1）保持室内整洁，空气清新。每天用紫外线进行室内空气消毒。

（2）检查并保证室内电源处于正常工作状态。

2. 物品准备

（1）做好治疗前的各项准备工作，包括各种无菌器械、敷料和药品等，并放置到位。准备好按规定配制的消毒液，标记清晰。

（2）在治疗室内应配备抢救车、氧气、吸引器及相应的急救药品，并保证其时效性。准备地灯照明。

3. 工作内容

（1）操作前，应向患者耐心讲解此项治疗的目的、方法及注意事项，让患者心情放松，配合治疗。

（2）护士的各项治疗操作应严格按医嘱进行，注意查对核实。

（3）护士应做好在治疗过程中严格的消毒隔离工作，防止交叉感染。

（4）对患者开展卫生宣教及健康指导，使患者及家属了解本科常见病的发病原因、诊疗方法和预后等相关知识，掌握预防、保健方法。

三、隔音室的管理

隔音室是检查耳听觉功能的场所，应由专职护士和技术人员共同管理。

1. 环境要求

（1）隔音室内环境噪声的声压级要求应符合国家检测标准。

（2）保持隔音室内整洁、干燥、空气清新。

2. 物品准备

（1）准备好检查器械、设备及办公用品，如音叉、纯音听力计及声导抗测听仪及结果记录单等。按规定对纯音听力计和声导抗测听仪等测听设备定期校准。

（2）准备耳机、肥皂水、75% 乙醇等。

3. 工作内容

（1）做好测试准备工作，包括让被检查者摘掉眼镜、头饰、耳环及助听器等，并清洁外耳道，调整耳机位置，以免因外耳道软骨部受压塌陷造成外耳道阻塞，影响测试结果。

（2）测试开始前，向被检查者解释测试的目的、过程及配合方法。对于婴、幼儿的检查，应结合其年龄及检查目的，选择合适的测试方法或遵医嘱给予镇静剂。

（3）测试过程中应让被检查者尽量坐得舒适，避免说话、吞咽及擤鼻等动作，不晃动身体，保持安静。

（4）测试结束后，耳机或耳塞等部件用肥皂水清洗，并用 75% 乙醇擦拭。记录、整理检查结果并及时送交医生。

四、内镜室的管理

耳鼻咽喉科内镜的检查及治疗技术已普遍应用于临床，并获得很好的诊疗效果。内镜有硬管和软管两种，均系贵重精密光学仪器，配有光源及摄、录像与监视系统，所以内镜室应由专职护士和技术人员共同负责管理，并协助医生进行各项检查和治疗操作。常用的内镜检查包括耳内镜检查、鼻内镜检查、纤维鼻咽镜检查、纤维喉镜检查、直接喉镜检查、支气管镜检查及食管镜检查等。

1. 环境要求 保持内镜室内整洁，通风良好，空气清新，注意防潮。定期用紫外线进行室内空气消毒。检查并保证室内电源工作正常。

2. 物品准备

（1）准备所需的器械、设备。仔细检查器械各部件是否合套、齐全且功能良好，尤其对于容易发生故障的器械，如照明装置、吸引器等。发现损坏或松动的零部件应及时修配，不可勉强使用。

（2）准备内镜室常用的抢救药品。如肾上腺素、地塞米松及氧气等。配备观片灯，以便术中随时参考对照。

3. 工作内容

（1）建立仪器保管档案　妥善保存仪器设备的各种证件、使用说明书，以备使用和维修时参考；建立保养和维修登记卡。制订规范的使用、消毒及保管制度。

（2）妥善保管仪器设备　精密仪器要专柜存放，器材不用时应放回其原装盒内的海绵槽中，并通常把仪器设备按顺序置于专用柜内或罩以专用防尘套，以便于移动和操作，注意防尘防潮。纤维内镜及光源导线内部系光导纤维，存放时应避免扭曲和过度弯折。光学仪器不得在阳光下暴晒，也不能与挥发性或腐蚀性物质一起存放，零部件不得随意拆卸。定期检查、保养，及时维修，保持仪器功能良好。

（3）做好检查操作前准备

①被检查者的准备：进行常规体检及完成必要的辅助检查，以查明有无内镜检查的适应证、禁忌证。检查前应先告知患者检查的目的、方法、过程和注意事项，消除其紧张、恐惧心理，使其能与检查者密切配合。术前遵医嘱用药或禁食。检查过程中嘱被检查者全身放松，做深长而有规律的呼吸。

②检查者的准备：检查者在实施内镜检查前应阅读 X 线片、CT 片，详细了解病情，正确选择内镜的种类和大小，同时应熟悉器械的使用方法以及消毒和保养等相关知识。

（4）正确使用仪器设备

①内镜使用前应以无菌盐水冲洗（管腔内尚需用注射器冲洗），以免残留有甲醛或器械消毒液等刺激体内黏膜组织。

②术中要严格遵守操作规程，动作应轻柔、细心，进镜时避免粗暴推进，防止损伤黏膜、出血和影响镜像。

③保持镜面干净和视野清晰，防止镜面起雾。可先在镜面涂防雾硅油或将内窥镜浸在消毒盆内温热的蒸馏水中保温；遇少量出血或有分泌物时应及时抽吸或冲洗干净；镜面沾有血污时应用蒸馏水或者 75% 乙醇棉球擦净。

④使用器械时要轻拿轻放，持镜要稳，切忌碰撞与摔损，要避免镜面擦划损伤。不要过分弯折导光线，以免折断导光纤维而造成视像模糊不清。

⑤电器及用电器具使用完毕后，需将各调节控制钮旋至零位，再关闭电源开关，拔下插头，清洁擦干附件，放回固定位置。

（5）器械消毒

①检查结束后，用清水将所有器械及其部件冲洗干净（尤其是各种内镜管腔及吸引管等需反复冲洗，以保持通畅无阻）。内镜要用脱脂纱布或棉球反复擦拭消除污渍，不能用毛刷刷洗，而其它器械均需仔细刷洗，尤其关节、缝隙处要彻底洗净、拭干、涂油。

②各种器械的消毒方法应依据材料及说明书要求操作。

（6）做好卫生安全管理，下班前搞好卫生工作，保持室内整洁，关好门窗，切断电源。

第二节　耳鼻咽喉科患者的检查及护理配合

一、检查者和被检查者的位置

被检查者多选择坐位，检查鼻腔、咽腔及喉腔时，被检查者与检查者相对而坐，身体稍向前倾（图3-1）。检查耳部时，被检查者应侧坐，将患耳对着检查者。检查过程中应根据需要调整被检查者的头位及身体的高低。小儿不能配合时，应由家长或医护人员将小儿抱持，双腿夹住患儿双下肢，左手环抱患儿的上肢和身体，右手固定额头部，注意动作要轻柔。

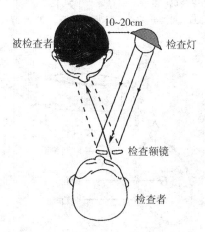

图3-1　检查者与被检查者的位置

二、耳鼻咽喉科检查所需的基本器械和设备

由于耳鼻咽喉诸器官部位深在，孔小洞曲，不易直视。所以检查时需要良好的照明和专用的检查器械和设备（图3-2）。

（1）诊查室内光线应稍暗，避免强光直接射入。应备有额镜、光源、诊查桌和检查椅（可以升降和旋转），准备各种检查器械、用后的器械盛具、酒精灯、痰盂及污物桶等。

光源：常用的光源为100W磨砂灯，一般置于被检查者检查侧10～20cm并略高于其耳部。避免直接采用日光，以防聚光后造成局部灼伤。

额镜：为中央有一孔的凹面反射聚光镜，借额带固定于头部额前（图3-3）。通过调整联结关节，使眼、镜孔、受检部位连成一线。额镜能使照在镜面上的光线经反射后聚集在受检部位，为检查者所必备。手术室等处在检查或手术时可使用自带光源且具有聚焦功能的头灯。

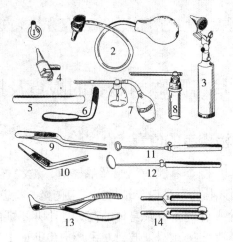

图 3 - 2 耳鼻咽喉常用检查器械

1. 耳镜 2. 鼓气耳镜 3. 电耳镜 4. 电鼓气耳镜头 5. 直压舌板 6. 角压舌板 7. 喷雾器 8. 喷粉剂 9. 枪状镊 10. 膝状镊 11. 间接鼻咽镜 12. 间接喉镜 13. 鼻镜 14. 音叉

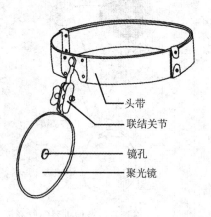

图 3 - 3 额镜

（2）备好敷料及药品，如纱布、棉球、棉签、棉片、1% 麻黄素液和 1% 丁卡因等。目前应用于临床的有诊疗综合工作台，其装备齐全，给诊疗工作提供很多方便。

三、专科检查及护理配合

（一）耳部检查及护理配合

1. 耳廓及耳周检查 观察耳廓及其周围有无畸形、红肿、瘘口、瘢痕及新生物等。牵拉耳廓有无疼痛或疼痛加重，耳屏及乳突有无压痛。耳周淋巴结有无压痛、肿大。

2. 外耳道及鼓膜检查 检查者将受检耳耳廓向后、上、外牵拉（婴、幼儿则向后、下牵拉），使外耳道变直。观察外耳道内有无耵聍、异物及分泌物等，观察耳道壁有无红肿、糜烂及新生物等。再观察鼓膜，若耳道有阻碍，应将其清除后，在耳镜的导引下观察鼓膜正常解剖标志是否存在以及其活动度，有无充血、穿孔、混浊及内陷等，观察中耳有无积液。

3. 咽鼓管功能检查 主要检查咽鼓管的通气功能。常用的方法有捏鼻吞咽法、捏鼻鼓气法、波利策法和导管吹张法等。上述方法适用于鼓膜完整，无上呼吸道急性炎症的患者。鼻腔及鼻咽腔有脓液者禁用。

（1）捏鼻吞咽法 将两端带橄榄头的听诊管分别放入检查者和被检查者的外耳道内，让被检查者捏鼻吞咽，检查者可听到轻柔的"嘘嘘"声；此时也可通过耳镜观察鼓膜向外运动，均表示咽鼓管功能正常。

（2）捏鼻鼓气法 被检查者捏鼻、闭口并用力呼气，此时检查者可从听诊管里听到鼓膜的震动声或看到鼓膜向外运动，则表示咽鼓管功能正常。此法通过咽鼓管达中耳腔的气流多于捏鼻吞咽法。

（3）波利策法 此方法适用于检查和治疗。被检查者含半口水，检查者将波氏球前端的橄榄头置入被检查者同一侧的前鼻孔，同时压紧对侧鼻孔，嘱被检查者将水咽下的同时迅速挤压波氏球，可听到内耳鼓膜震动声，表示正常。此法适用于咽鼓管功能较差的患者或小儿，也可以用于治疗咽鼓管功能不良。

（4）导管吹张法 此方法适用于检查，也适用于分泌性中耳炎的治疗。首先，被检查者清理鼻腔，检查者用1%麻黄碱收缩鼻腔黏膜，用1%丁卡因麻醉鼻腔及鼻咽黏膜，选择适宜的咽鼓管导管，前端弯头向下，沿一侧鼻底缓缓伸入抵达鼻咽后壁时，将导管外旋90°后稍作后拉，这时导管前端越过咽鼓管圆枕进入咽鼓管咽口。固定导管，连接橡皮球，轻轻打气。若检查者从连接的听诊管能听到轻柔的"呼、呼"声时，表示咽鼓管功能正常。操作时要注意向导管打气不可用力，防止鼓膜损伤。

4. 听功能检查 临床上听功能检查分为主观测听和客观测听两大类。

主观测听：主要是依靠被检查者对刺激声信号进行主观判断，并作出某种行为反应，故又称为行为测听。通常包括语音检查法、表试验、音叉试验、纯音听阈及阈上功能测试、言语测听等。

客观测听：不受主观意识的影响，无需被检查者的行为配合，结果真实客观。其方法主要有声导抗测试、电反应测听以及耳声发射测试等。

（1）音叉试验及护理配合 音叉试验是检查听力的常用方法，多用于鉴别耳聋性质。但不能判断听力损失的程度。每套音叉由 5 个不同频率音叉组成，即 C_{128}、C_{256}、C_{512}、C_{1024} 和 C_{2048}，其中最常用的是 C_{256}、C_{512}。

试验方法：①林纳试验（Rinne test. RT）：即单耳气、骨导比较试验。将振动的音叉柄置于受检耳鼓窦区（骨导 BC），待受检耳听不到声音时，立即将叉臂置于距离外耳道口 1cm 处（气导 AC），若能听见说明气导＞骨导，记作 RT（＋），提示正常或感音神经性耳聋；若气导听不到，骨导仍能听到，说明骨导＞气导，记作 RT（－），提示传导性耳聋；若骨气＝气导，提示中度传导性耳聋或混合性耳聋。②韦伯试验（Weber test. WT）：即骨导偏向试验，比较被检查者两耳的骨导听力。将振动的音叉柄底紧压于被检查者颅骨中线任何一点（通常放在额部）。请被检查者辨别音叉声偏于哪一侧。记录时以"→"示所偏向的侧别，如果偏向患侧多为传导性聋，而偏向健侧则为感音神经性聋；"＝"示两侧相等。③施瓦巴赫试验（Schwabach test. ST）：又称骨导比较试验，比较被检查者与正常人（常指检查者）的骨导听力。将振动的音叉柄底置于被检查者耳后骨窦区，至听不到声音时，立即移至检查者耳后骨窦区，同时反向测试，比较两者骨导时间长短。若被检查者较检查者骨导延长，为传导性聋；若骨导缩短，则为感音神经性聋。④盖来试验（Gelle tese. GT）：用于检测鼓膜完整者的镫骨活动情况。将鼓气耳镜紧塞于外耳道，用橡皮球向外耳道内交替加、减压力的同时，将振动的音叉柄端置于被检查者鼓窦区，若被检查者感到音叉声有强弱变化为阳性（＋），说明镫骨活动正常；音叉声无强弱变化则为阴性（－），说明患耳硬化症或镫骨固定。

护理配合：①首先向被检查者讲解测试的目的、方法和配合方式。②测试前要清洁外耳道，摘掉眼镜、头饰、耳环及助听器等。③测试中让被检查者坐稳、安静，禁止吞咽、擤鼻等。④测试结束后，要记录、整理测试结果并送交医生。清理检查器具。

（2）纯音听力计检查及护理配合 临床最常用的主观测听方法，是利用电声学原理设计而成，用于测试听觉范围内不同频率的听敏度。能较准确地判断耳聋的类型、程度，初步判断病变部位，并能记录存档。此测试需在隔音室进行。

检查方法：听阈是不同频率听到的最小声强。纯音听力计检查包括气导听阈、骨导听阈两种测试。一般先测试气导再测试骨导，常用的检查频率 125～8000Hz，但临床检查均从 1000Hz 开始，以后按 2000Hz、3000Hz、4000Hz、6000Hz、8000Hz、250Hz、500Hz 顺序进行。在此频率上每隔 5dB 的声强做递升或递减听觉测试，最后获得在该频率上的听阈，记录测试结果，并绘制成听阈曲线图。

结果判断：①正常听力：气导和骨导的听阈曲线均在 25dB 以内，且两者之差小于 10dB。②传导性耳聋：气导听阈提高（以低频区为主），呈上升型曲线，骨导听阈正常或接近正常，其两者之差大于 10dB。③感音神经性耳聋：气、骨导曲线一致性下降，高频区听力损失较低频区严重，听力曲线呈渐降型或陡降型，骨、气导之差缩小。④混合性耳聋：若骨、气导听阈曲线明显下降，兼有传导性聋和感音神经性聋的曲线特点，骨、气导差存在，以低频区明显。

护理配合：测试前应向被检查者说明并演示检查方法以求配合。具体内容同音叉检查护理配合。

（3）声导抗测试 为临床常用的客观测试听功能的方法之一，是利用声导抗仪通过改变外耳道密封腔内的压力来测量鼓膜和听骨链的弹性，以评价中耳传音系统的声导抗状态。其目的是检测中耳传音系统、内耳功能、听神经和脑干听觉通路及检测咽鼓管功能。

（4）电反应测听（ERA） 即客观测听的方法。是用于检测声波经耳蜗毛细胞换能、听神经及听觉通路到听觉皮层传递过程中产生的各种生物电位的方法。声波在耳蜗内由毛细胞转换成神经冲动，并沿听觉通路传至大脑，在此过程中产生各种生物电位，称为听觉诱发电位，利用这些电位指标来判断听觉通路各个部位的功能。目前应用于临床的有耳蜗电位、脑干电位及皮层电位等。

5. 前庭功能检查 通过一些特殊的测试方法，了解前庭功能状况，并为定位诊断提供依据。由于前庭神经系统与小脑、脊髓、眼及自主神经有着广泛的联系，因此检查方法包括两大类：一是前庭眼动反射弧的眼震反应，二是前庭脊髓反射系统的平衡功能。

（1）眼震检查　眼震是眼球的一种不随意节律性往返运动，简称眼震。包括前庭性眼震、中枢性眼震、眼性眼震等。眼震的方向可为水平性、垂直性、旋转性等。前庭性眼震的特点：由交替出现的慢相和快相运动组成。慢相由前庭受刺激所引起，是朝向前庭兴奋性较低的一侧；快相为眼球的快速回位运动，是朝向前庭兴奋性较高的一侧。快相所指的方向记录为眼震方向。

①自发性眼震检查法：被检查者多取坐位，双眼前视，检查者把手指置于被检查者眼前方40~60cm处，引导被检查者视线跟随检查者的手指自上而下，从左到右移动及向前平视（注意眼球移动偏离中线的角度不能超过30°，避免引起生理性终极性眼震），观察被检查者有无眼震以及眼震的特点，结果判断如下。

周围性眼震：眼震呈水平或水平旋转性的，方向不变，眼震强度随病情进展而变化，自主神经症状（眩晕及恶心、呕吐等）的严重程度与眼震程度一致。

中枢性眼震：眼震呈垂直性、旋转性或对角线性，方向可变，眼震强度多变，自主神经症状可有可无，并与眼震程度无关。

眼性眼震：眼震呈钟摆性或张力性，方向无快慢相，眼震强度不稳定，无自主神经症状。

②位置性眼震检查法：当头部处于某一特定位置时出现的眼震。检查一般在暗室内进行，被检查者取坐位，扭转头向左、向右、向前、向后，然后仰卧，头向左、向右扭转，最后取仰卧垂头位，左、右扭转头。变换位置时均应缓慢进行，每一个头位观察记录30s。

③诱发性眼震试验：是判断外周前庭功能状况的主要方法。试验原理是通过下述方法刺激内耳，使内耳淋巴液产生流动，继而诱发前庭反应而产生眼震。

冷热水试验：此法适用于鼓膜完整者。被检查者取仰卧位，头与床面呈30°，将检查用的温水44℃和冷水30℃分别注入外耳道，注水时间为40s，每次检查间隔5min，而后观察眼震特点并记录。从注水时间到眼震消失，正常结果：冷试验时间为2min，热试验为1.40min。

冰水试验：被检查者取坐位，头后仰60°，向外耳道注入4℃融化冰水0.2ml，观察眼震；若无眼震可每次递增0.2ml；若注入2ml冰水仍无眼震出现，表示该侧前庭无反应，5min后再测对侧耳。前庭功能正常者，注入0.4ml即可出现水平性眼震。

旋转试验：被检查者稳坐于转椅上，头前倾30°，以每圈2s的速度顺时针旋转10圈后突然停止，嘱被检查者者抬头向前平视，观察眼震的类型、方向、强度、持续时间及自主神经反应。正常人出现与旋转方向相反的水平性或水平旋转性眼震，持续时间为24~30s。逆时针旋转可得相同结果，只是眼震方向相反。

④眼震电图（ENG）　把眼球视为一电偶，角膜具有正电荷，视网膜具负电荷，角膜和视网膜之间的电位差形成电场，眼球运动则产生电位变化，描记形成眼震电图。其优势可在睁眼、闭眼、遮盖眼的条件下记录、观察眼动及眼震，并具有准确、定量和动态比较的优点。

（2）平衡功能检查　是评估前庭脊髓反射、本体感觉及小脑平衡和协调功能的检查方法。

①闭目直立检查法（Romberg test）：是最常用的静平衡检查方法。让被检查者直立并双脚并拢，两手手指互扣于胸前并向两侧拉紧，观察被检查者在睁眼或闭目时身体有无倾倒。结果判断：迷路病变者偏倒向前庭功能低侧；小脑病变者偏倒向患侧或向后倾倒；正常者无倾倒现象。

②过指试验（Past pointing）：检查者与被检查者相对而坐，检查者双手伸出示指置于前下方，让被检查者双手抬高，并用示指去触碰检查者的示指，如此睁眼或闭眼各做数次。结果判断：迷路或小脑病变者出现过指现象，且双臂偏向于眼震慢相侧。正常人无过指出现。

③行走试验：被检查者蒙上双眼，嘱其前行 5 步，继之后退 5 步，如此进行 5 次，观察其步态是否摇摆和偏斜，并计算起点与终点的偏角差。结果判断：若偏角差大于 90°，则表示两侧前庭功能有显著异常。

6. 影像学检查 影像学检查是耳部疾病重要的辅助检查手段。

（1）耳部 X 线检查 乳突部、颞骨岩部拍摄 X 线光片，曾是临床常用检查耳病的主要方法，目前已逐渐被颞骨 CT 取代。

（2）耳部 CT 检查 能清晰显示颞骨的细微解剖结构，对中耳乳突部的炎症、异常软组织阴影、积液及胆脂瘤等有较高的诊断价值。适用于耳的先天性畸形、中耳炎症、颞骨骨折及肿瘤的诊断。

（3）耳部磁共振（MRI）检查 可显示内耳和内听道软组织结构及变化，利于诊断颅内出血、脓肿及肿瘤，尤其是对听神经瘤的诊断具有重要的意义。

（二）鼻部检查及护理配合

1. 外鼻检查

（1）观察外鼻有无畸形、皮肤有无颜色的改变，软组织有无肿胀、缺损或隆起，鼻梁及鼻背有无歪斜、塌陷等。

（2）触诊外鼻有无压痛、皮下气肿及骨摩擦感等。

2. 鼻腔检查

（1）鼻前庭检查 被检查者头稍后仰，检查者用拇指将其鼻尖抬起，借助光线观察鼻前庭皮肤有无红肿、皲裂、糜烂、隆起、结痂及有无鼻毛脱落等。

（2）鼻腔检查

①前鼻镜检查：观察鼻前庭及鼻腔内的形态及变化。检查者一手持前鼻镜，将鼻镜沿着鼻腔底平行伸入鼻前庭（注意镜唇勿超过鼻阈，以防损伤鼻黏膜）。轻轻张开镜唇扩大前鼻孔，观察鼻黏膜有无充血、水肿及出血，鼻甲有无肥大、萎缩，鼻中隔有无偏曲，各鼻道内有无分泌物、新生物等。若分泌物较多可嘱被检查者将其擤出；若鼻甲肥大则先用1%麻黄碱收缩后再行检查。检查完毕在取出前鼻镜之前，勿将镜唇闭拢，而是呈半开放状态退出，以免夹住鼻毛。另一手轻扶被检查者的头部，根据检查需要调整头部的位置。

②后鼻镜检查：利用间接鼻咽镜、纤维鼻咽镜分别经口及鼻腔检查后鼻孔、鼻甲、鼻中隔及鼻道的形态、颜色及分泌物等。可弥补前鼻镜检查的不足。详见鼻咽镜检查法。

3. 鼻窦检查

（1）一般检查　观察各鼻窦相应体表皮肤区（面颊、内眦、眼眶内上角）有无红肿、隆起，局部有无压痛、叩痛等。

（2）前、后鼻镜检查　鼻镜或鼻内镜检查中鼻道、嗅沟或后鼻孔有无分泌物、息肉。前组鼻窦炎时，脓性分泌物常自中鼻道流出；后组鼻窦炎时，脓性分泌物常从嗅裂处流向后鼻孔，出现鼻涕倒流现象。

（3）体位引流　对于鼻内未发现脓液或脓液来源不详，但又疑为鼻窦炎者，可通过体位引流进一步观察。首先用1%麻黄碱收敛鼻黏膜，使各鼻窦口开放，嘱患者固定于所要求的体位和头位15min后进行鼻腔检查。判断鼻窦有无炎症以及炎症的部位。

（4）上颌窦穿刺冲洗法　为诊断和治疗上颌窦疾患比较常用的方法，由于鼻内镜应用的日趋普及，该方法在临床的使用逐渐减少。具体见本章第三节。

4. 鼻内镜检查　鼻内镜分硬管镜和软管镜（纤维镜），可清晰地观察鼻腔深部、鼻窦开口、鼻咽及鼻窦的细微病变，还可发现鼻腔深部出血位置及早期肿瘤，并可在直视下取活组织检查等。

用物准备：1%麻黄碱、1%丁卡因、硬管鼻内镜多种、冷光源纤维鼻内镜等。

操作方法：首先要向被检查者介绍本次检查的目的、操作方式及被检查者的配合要领。检查前先用1%麻黄碱、1%丁卡因收缩、麻醉鼻黏膜，根据检查需要，选用不同型号的鼻内镜，缓慢送入鼻腔，进行全面观察及重点部位的检查。

注意事项：操作时动作轻柔，避免粗暴操作，以防损伤。如遇被检查者者发生晕厥等特殊情况时，应停止操作。

5. 鼻功能检查　主要包括鼻通气功能检查和嗅觉检查，这里重点介绍嗅觉功能检查。

嗅觉功能检查：简易的方法是嗅瓶试验。准备各种不同气味的液体，如香精、樟脑油、酒精、香油、煤油和醋等，选取5种作为嗅剂，分别装入同样式有色小瓶内，用水做对照。检查时，嘱被检查者闭目，将小瓶盖打开置于一侧鼻孔前嗅之，而后用同样的方法检查另一侧。结果判断：全部嗅出为正常，部分嗅出为嗅觉减退，全部不能嗅出者为嗅觉丧失。

注意事项：要注意嗅适应及嗅疲劳现象容易影响检测结果。

6. 影像学检查　临床诊断鼻腔及鼻窦疾病的主要辅助检查。

鼻窦X线摄片：常用的摄片体位有鼻颏位（Water）和鼻额位（Caldwell）。通过观察窦腔和窦壁X线片上透光度的变化，判断某个鼻窦有无炎症、肿瘤、囊肿、异物、骨折等疾患。

CT扫描和MRI检查：通过CT扫描，可清晰显示病变及相关解剖学结构，是鼻腔、鼻窦疾病诊断和鼻内镜手术前最常用和首选的影像学检查方法；MRI检查对鼻窦黏膜囊肿与邻近骨质关系、鼻窦炎产生的颅内并发症、鼻腔及鼻窦的恶性肿瘤的诊断有很好的辅助作用。

（三）咽部检查及护理配合

1. 口咽部检查　被检查者端坐，放松，自然张口，平静呼吸。检查者持压舌板轻压患者舌前2/3处，嘱其发"啊"音，以充分暴露咽腔，依次观察两侧的腭舌弓、腭咽弓、咽侧壁和咽后壁，查看黏膜有无充血、肿胀、溃疡、干燥、假膜及滤泡增生等；观察软腭的运动和悬雍垂的形态；观察扁桃体大小、隐窝口处有无分泌物等。咽反射敏感者可先用1%丁卡因进行黏膜麻醉后再行检查。

2. 鼻咽检查 包括间接鼻咽镜检查、鼻咽内镜检查和鼻咽触诊。

（1）间接鼻咽镜（后鼻镜）检查 被检查者端坐，张口用鼻呼吸，咽反射敏感者可先用1%丁卡因进行黏膜麻醉后再行检查。检查者一手持角压舌板轻压舌前2/3，另一手持加温但不烫的鼻咽镜，镜面向上，置于软腭和咽后壁之间，但不可触及咽壁，左右转动，可观察到后鼻孔区、咽鼓管咽口及圆枕、咽隐窝、鼻咽顶后壁及腺样体有无充血、溃疡、隆起、分泌物及新生物等（图3-4）。

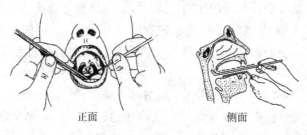

正面　　　　　　　　侧面

图3-4　间接鼻咽镜检查

（2）鼻咽内镜检查 鼻内镜可经鼻或口导入，通过变换内镜角度，直接并全面观察鼻咽部，同时还具有吸引、活检及摄像功能。此法已广泛应用于临床。

（3）鼻咽部触诊 主要适用于儿童。助手固定患儿，检查者站在小儿右后方，以左手示指紧压患儿颊部，用戴好手套的右手示指经口腔深入达鼻咽部，触诊鼻咽腔各壁，了解后鼻孔有无闭锁、腺样体大小以及有无肿块等。观察指套有无脓液和血迹。此项检查有一定痛苦，需要患儿及家长了解，操作时动作要迅速、准确而且轻柔。

3. 喉咽检查 喉咽检查常用间接喉镜检查，详见下述喉腔检查的相关内容。

4. 影像学检查 鼻咽侧位X线摄片或CT扫描检查有利于腺样体肥大或占位性病变的诊断。

（四）喉部检查及护理配合

1. 喉的外部检查 首先观察局部皮肤有无损伤、淤血，喉部外形、喉体大小、位置及左右是否对称。然后触及局部有无肿胀、疼痛及颈部有无淋巴结肿大或皮下气肿等。向两侧推移喉体，正常时喉体的活动良好，并可触到喉关节的摩擦感。

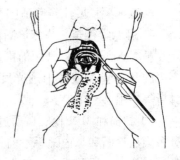

图3-5　间接喉镜检查法

2. 间接喉镜（indirect mirror）检查 沿用已久、最常用而简便的检查方法，适用于喉部及喉咽的检查。

具体操作方法：被检查者者取坐位，上身稍前倾，张嘴伸舌。检查者先调整好额镜，对好光源，检查者将伸出的舌尖用纱布包裹并轻轻外拉，并用左手示指抵住被检查者者上唇予以固定。右手持间接喉镜，把镜面温热后镜面向下放进口咽部，将悬雍垂推向后上方。活动镜面通过镜面反射依次可以观察到舌根、会厌谷、会厌舌面及游离缘、喉咽侧壁及后壁，嘱被检查者发"咿"音，使会厌抬起暴露声门，此时可观察会厌喉面、杓状会厌襞、杓间区、室带、声带和声门下。检查时注意喉腔黏膜有无红肿、溃疡、增厚、新生物或异物等；同时应观察声带及杓状软骨活动情况。对于喉部敏感者先用1%丁卡因做咽部黏膜表面麻醉后再行检查（图3-5）。

3. 纤维喉镜（fibropitic laryngoscope）和电子喉镜检查　纤维喉镜是利用导光纤维制成的软性内镜，具有可弯曲、亮度强且视野广等优势，对喉部、喉咽部病变做进一步检查，还可以行息肉摘除、异物取出以及进行活检等（图3-6）。

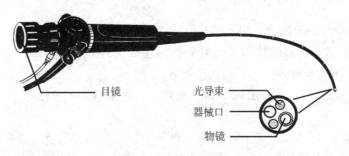

目镜　光导束　器械口　物镜

图3-6　纤维喉镜

操作方法：被检查者取坐位，身心放松，平静呼吸，检查者先完成口咽、喉咽黏膜麻醉，然后将纤维喉镜从鼻腔轻轻导入，通过鼻咽、口咽到达喉咽，可对喉及喉咽进行检查和治疗。

电子喉镜是近年来新发展起来的一种软性内管，形似纤维喉镜，就其图像质量及图像随时锁定即明显优于纤维喉镜。

4. 直接喉镜检查　适用于儿童支气管镜检查时导入支气管镜、特殊异物取出、气管内插管和气管内吸引等。通常在表面麻醉下进行，对不能合作者可在全麻下进行。

操作方法：被检查者取仰卧位，肩胛部位平齐于手术台缘，头后仰并抬高于台面10~15cm，由助手托住固定。检查者立于被检查者头端，一手用纱布保护被检查者的上列牙齿及上唇，左手持直接喉镜沿舌背正中或右侧导入咽部，看见会厌后再深入大约1cm，挑起会厌，用力向上抬起喉镜，即可暴露喉腔，进行检查和手术。

护理配合：告知患者及家属该检查的目的、过程，以放松心情，配合检查。

5. 喉的影像学检查

包括X线、CT扫描及核磁共振（MRI）。

X线检查：喉部正侧位片可辅助诊断喉部肿瘤及喉狭窄的范围。

CT扫描：用于检查喉外伤、喉软骨损伤情况、喉部肿瘤及颈部淋巴结转移情况等。

核磁共振（MRI）：主要用于诊断喉肿瘤的大小以及侵犯的范围。

第三节 耳鼻咽喉科常用护理技术操作

一、外耳道清洁法

1. 目的及适应证 使用专科器械或相应的清洗液清除耳道内的异物或分泌物，为耳部检查及治疗做准备。适用于中耳和外耳道内的化脓性病变引起的外耳道积脓，也适于外耳道异物和外耳道耵聍堵塞。

2. 用物准备 耳镜、耳镊、耵聍钩及卷棉子、小棉签、3%过氧化氢溶液和消毒剂等。

3. 操作过程与护理配合 患者侧坐，检查者一手牵拉耳廓，另一手持耳镊或耵聍钩，将整块耵聍或异物轻轻取出，耵聍碎屑用卷棉子清除。外耳道内的分泌物用蘸有3%过氧化氢溶液的小棉签拭出，后用干棉签拭净。

4. 操作后护理 若患者出现头痛、头晕，让患者休息片刻，待症状改善后方可离开。

5. 注意事项 操作应在明视下进行，动作应轻柔，不可伤及耳道皮肤和鼓膜。对不合作儿童应由家长或护士协助固定。若耵聍块大且坚硬，可先用5%氢氧化钠溶液等浸泡3日后再取。

二、外耳道滴药法

1. 目的及适应证 是治疗外耳道或中耳疾病的一种方法，适用于外耳道炎、耵聍堵塞及中耳炎。

2. 用物准备 棉签、3%过氧化氢溶液、滴管及滴耳药。

3. 操作过程与护理配合 患者取坐位，头偏向健侧，患耳向上。先清洁外耳道后，一手将耳廓向后上方牵拉（小儿向后下方牵拉），另一手持药瓶将药液顺耳道后壁滴入2~3滴，轻压耳屏数下，待3~5min后恢复头位。

4. 操作后护理 外耳道口塞入干棉球。观察患者是否眩晕、耳痛，稍休息再离开。同时指导患者掌握正确的滴药方法。

5. 注意事项 滴药前必须将外耳道脓液拭净。药液温度应与体温相近，以免滴入后患者出现眩晕；应教会患者或其家属掌握滴药方法，以便能在家中自行滴药；药瓶嘴及滴管口不能接触耳部。

三、耳部手术备皮法

1. 目的及适应证 使手术区域清洁，有利于手术进行；预防切口感染。适用于耳部各类手术及颅底手术。

2. 用物准备 梳子、剪刀、皮筋、发卡和凡士林等。

3. 操作过程与护理配合 首先向患者解释手术所需备皮的范围，以求患者理解配合。患者取坐位。根据不同手术需要，剃除耳廓周围头发。男性患者：耳部手术时需剃除 5~6cm；侧颅底手术剃除 9~10cm；前颅底手术应将头发剃光，剩余头发均应剪短。沐浴全身并洗净头部。女性患者：洗净头部，并将头发梳理整齐，剪掉术野及周围的头发，余发涂凡士林并且编好，用发卡和皮筋扎紧固定。

4. 操作后护理　手术区域及周围皮肤准备完毕，嘱患者健侧卧位。

5. 注意事项　动作轻柔，以防剪刀损伤皮肤。

四、滴鼻法

1. 目的及适应证　滴鼻法是将药液滴入鼻腔，用以检查和治疗鼻腔、鼻窦及中耳疾病的常用方法。

2. 用物准备　滴鼻剂、滴管（滴瓶）。

3. 操作过程与护理配合　嘱患者先清理鼻腔内的分泌物。取仰卧头低位，也可取坐位，头后仰，使前鼻孔向上，滴管口距前鼻孔 1~2cm 处滴入药液 3~4 滴，轻压鼻翼数次，药液均匀分布在黏膜表面，待 3~5min 后恢复体位（图 3-7）。

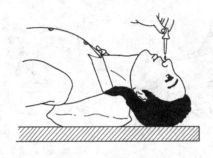

图 3-7　滴鼻药法

4. 操作后护理　指导患者或其家属掌握滴药方法，以便在家中自行操作。

5. 注意事项

（1）患者不能取仰卧头低位者，可取侧卧患侧头低位。

（2）滴管（滴瓶）口不能与患者鼻部接触，以防污染。

五、剪鼻毛法

1. 目的及适应证　剪掉鼻前庭区域的鼻毛以清晰视野，便于手术操作，也可预防感染。适用于各种鼻部手术。

2. 用物准备　鼻镜、弯头小剪刀、棉签及凡士林、75%乙醇。

3. 操作过程与护理配合　患者坐位，头稍后仰，暴露鼻前庭，取少许凡士林涂于小剪刀刃上，手持剪刀顺鼻毛根部剪下，用凡士林棉签拭净即可。

4. 操作后护理　操作完毕，用 75% 酒精棉球清洁鼻前庭。

5. 注意事项　应在充分照明下进行，避免伤及皮肤、黏膜。

六、上颌窦穿刺冲洗法

1. 目的及适应证　诊断和治疗上颌窦疾病常用的方法。适用于上颌窦慢性炎症、急性炎症控制期或不明原因的上颌窦疾病。

2. 用物准备　前鼻镜、上颌窦穿刺针、弯盘及治疗碗、橡皮管接头、20～50ml 注射器、棉签或卷棉子及消毒棉片；1% 麻黄碱生理盐水、0.1% 肾上腺素、1% 丁卡因溶液以及相应的治疗用药（如庆大霉素等）、温生理盐水 500～1000ml。

3. 操作过程与护理配合　首先向患者告知此检查的目的、方法及过程，以求配合。患者取坐位，先用 1% 麻黄碱生理盐水棉片收缩鼻腔黏膜，开放窦口，继用 1% 丁卡因棉片或棉签（内加少许 0.1% 肾上腺素），置于下鼻道前段 5～10min 行表面麻醉。术者一手固定头部，另一手紧持穿刺针于患侧鼻腔下鼻道，距下鼻甲前端 1.0～1.5cm 下鼻甲的附着处，向同侧耳轮上缘方向稍用力进针，有落空感即已穿入窦腔，拔除针芯，接注射器，抽吸有空气或脓液则确定穿刺成功，连接橡皮管缓慢注入温生理盐水进行冲洗，直至洗出液清亮为止。冲洗结束遵医嘱向窦腔内注入治疗药物（如庆大霉素等），放回针芯，拔除穿刺针，局部置 1% 麻黄碱生理盐水棉片压迫止血。若出血不止，可用 0.1% 肾上腺素棉片紧填下鼻道止血（图 3 – 8）。

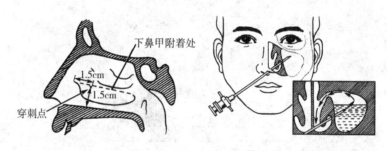

图 3 – 8　上颌窦穿刺法

4. 操作后护理　术毕，记录冲洗结果，让患者在治疗室休息 10min，观察无不良反应后方可离开。

5. 注意事项

（1）此手术多用于成人，小儿慎用；上颌窦炎症急性期、患有高血压、心脏病、血液病及老年体弱者禁止行上颌窦穿刺。

（2）穿刺部位、方向要准确，以免损伤邻近组织。

（3）若回抽时阻力过大，不能确定穿刺针在窦腔内，或有大量鲜血，应停止冲洗，冲洗不畅勿强行操作。

（4）冲洗时不可注入空气，防止气栓形成。

（5）穿刺过程中若患者发生晕厥等意外情况，应立即停止操作，拔出穿刺针，去枕平卧，吸氧，密切观察生命体征，遵医嘱给予相应护理。

七、鼻腔冲洗法

1. 目的及适应证　鼻腔冲洗法是冲洗鼻腔内的分泌物或痂皮，以达到鼻腔清洁作用的方法。适用于慢性鼻炎、萎缩性鼻炎及化脓性鼻窦炎；鼻腔、鼻窦手术前准备；鼻部手术及放疗后鼻腔内的分泌物和脓痂的清除。

2. 用物准备　鼻腔冲洗器或灌洗桶、面盆、橡皮管、受水器、橄榄头及 500 ~ 1000ml 温生理盐水。

3. 操作过程与护理配合　患者取坐位，头前倾，张口呼吸。将内盛生理盐水的灌洗桶挂在距患者头上约 40 ~ 60cm 处，橡皮管上接灌洗桶，下连橄榄头，置于患侧前鼻孔进行冲洗，此时冲洗液即从另一侧鼻孔或口腔流出。以同法清洗另一侧。也可用鼻腔冲洗器冲洗，两侧交替进行。

4. 操作后护理　整理、清洗操作用具，观察患者有无头痛及耳部不适。

5. 注意事项

（1）冲洗应先从患侧开始。

（2）灌洗桶不能挂得太高，使用冲洗器冲洗时动作要轻缓，以防压力过大引发中耳炎。

（3）冲洗液以温热为宜。

（4）冲洗时禁止说话，以防呛咳。

（5）急性炎症期禁止冲洗，以防炎症扩散。

八、鼻窦负压置换法

1. 目的及适应证　鼻窦负压置换是利用负压吸引将鼻窦腔内分泌物引出，将药物置换进窦腔，以达到治疗目的。适用于慢性全鼻窦炎。

2. 用物准备　负压吸引器及带橡胶管的橄榄头、弯盘、1% 麻黄碱生理盐水及其相应的治疗药物，棉球少许。

3. 操作过程与护理配合　先清理鼻腔内分泌物，取仰卧垂头位，垫肩，两侧鼻腔各滴入 1% 麻黄碱生理盐水 3 ~ 5 滴收缩黏膜，开放窦口，约 5min 后将治疗药的混合液 2 ~ 3ml 注入治疗侧鼻腔，接负压吸引器，将与之连接的橄榄头塞入治疗侧前鼻孔，同时指压封闭另一侧鼻孔，嘱患者发"开、开、开"音，同时开动吸引器，持续 1 ~ 2s。如此重复 6 ~ 8 次，药液即被吸进窦腔内。

4. 操作后护理　治疗后需观察有无头痛、出血等，10 ~ 15min 后方可离开。

5. 注意事项

（1）抽吸时间不能过长，负压不能超过 24kPa（180mmHg），以免损伤黏膜出血或形成真空性头痛。

（2）急性鼻炎、急性鼻窦炎、鼻出血、鼻部手术后伤口未愈及高血压患者等不宜使用。

九、超声雾化吸入法

1. 目的及适应证　药物通过雾化吸入的方式达呼吸道，起局部治疗作用。适用于急、慢性咽炎、喉炎以及气管、支气管炎。

2. 用物准备　超声雾化器、一次性喷嘴及相应的治疗药物（如抗生素、糖皮质激素、薄荷脑和复方安息香酊等）。

3. 操作过程与护理配合　接通电源，检查机器是否正常。先在水槽中加入适量的水，至浮标浮起，将药物放入雾化吸入器药杯内，打开电源开关，调节好雾量大小，连接好螺纹管及喷嘴。患者取坐位，并将口或鼻对准雾化吸入器喷嘴做深呼吸，使雾化的药液作用于上、下呼吸道。每次治疗时间为 15～20min，每日 1～2 次，5～6 次为 1 个疗程。气管切开术后患者应从气管套管处吸入。

4. 操作后护理 吸入完毕，关闭电源，清洗螺纹管并浸泡在消毒液中。治疗结束后患者应休息片刻方可离开，以免因过度换气而头晕。

5. 注意事项

（1）超声雾化器水槽中的水可因连续工作而被加热，需要定时检查，若过热应加入适量凉水，以免损坏机器。

（2）喷嘴要一次性使用，防止交叉感染。

第四节 耳鼻咽喉科手术前、后护理

一、耳科手术前、后护理

目前耳科手术主要包括耳前瘘管摘除术、鼓膜修补术、乳突根治术、鼓室成形术、人工镫骨植入术、电子耳蜗植入术、颞骨切除术、面神经手术、侧颅底手术及外耳整形等。

（一）手术前护理

1. 心理护理 耐心了解患者的心理状态，详细介绍手术的目的和意义及术中、术后可能出现的情况，正确疏导患者对手术的紧张、焦虑及恐惧等不良情绪，消除患者不必要的心理负担，取得患者在术前、术中和术后的配合，增强患者对手术成功的信心。

2. 术区准备

（1）**清洁耳道** 慢性化脓性中耳炎耳有脓液的患者应遵医嘱给予3%过氧化氢液清洗耳道脓液，后滴入抗生素滴耳液，每日 3～4 次。

（2）**术前备皮** 根据不同手术的要求，术前要做好手术区域及其周围皮肤的准备。对于耳前瘘管手术，则备皮范围可适当缩小。其具体内容详见耳部手术备皮法。

3. 一般准备

（1）查看各项检验报告是否齐全、检验结果是否正常。通常包括血和尿常规、出凝血试验、肝、肾功能、胸片和心电图等。

（2）各项必要的专科辅助检查，包括听功能、前庭功能、颞骨 X 拍片、CT 及 MRI。

（3）按医嘱注射术前用药，进行药敏试验。根据病情需要做血型交叉配血试验。

（4）术前 1 日沐浴，剪指甲（趾甲）。术晨根据手术要求更衣。

（5）局麻者术前进少量固体食物，全麻者术前 6h 禁食。

（6）进手术室前应排空大、小便，取下义齿、眼镜、手表和首饰等。

（7）伴有上呼吸道感染、女患者的月经期均应暂缓手术。

（二）手术后护理

（1）手术结束回病房后，根据手术和麻醉的要求采取相应的体位。多为头偏向健侧卧位，患耳朝上。

（2）术后观察：①定时监测患者的体温、脉搏、呼吸和血压等生命体征。按时巡视患者，密切观察病情如有面瘫、眩晕、呕吐及平衡失调等并发症，进颅手术注意患者有无高热、嗜睡等颅内并发症发生，发现异常应及时和医生联系，并协助医生做适当处理。②做好伤口局部护理，观察伤口有无出血、渗液、敷料脱落以及局部红、肿、热、痛等征象。

（3）及时执行各项术后医嘱，对于术后有眩晕、听力下降的患者，要注意其行动安全及交流方式。气管切开患者应按气管切开术后护理，保持气管套管通畅。

（4）保持病室安静，保证患者有足够的休息和睡眠时间。给予富有营养的饮食。

（5）做好出院指导及健康宣教。

二、鼻科手术前、后护理

目前鼻科常规手术包括：鼻甲部分切除术、鼻息肉摘除术、鼻中隔偏曲矫正术、上颌窦根治术、额窦根治术、上颌骨截除术及鼻部整形术等。手术方式常为经前鼻孔传统手术、鼻内镜手术及鼻侧切开术等。

（一）手术前护理

1. 心理护理　向患者详细介绍手术的目的和意义及术中、术后可能出现的情况，减轻或消除患者的紧张、恐惧心理，争取患者的理解与配合，坚定战胜疾病的信心。

2. 术区准备

（1）剪患侧鼻孔的鼻毛。男性患者需要剃除胡须。上颌窦手术在术前1日需进行上颌窦穿刺冲洗。必要时可做鼻腔冲洗。

（2）感冒或鼻腔急性炎症水肿时应暂缓手术。

3. 一般准备　准备好鼻部的CT或X片。余同耳科手术的一般准备。

（二）手术后护理

（1）手术结束，局麻患者回病房一般采取半卧位，以减轻头部充血，利于口中分泌物的吐出。全麻后未清醒时取平卧侧头位，防止血液和分泌物误吸。有虚脱患者取平卧位。

（2）术后观察　①注意观察术区及鼻腔渗血情况，嘱患者若有血液流入咽部时不可咽下，以防止血液对胃的刺激而出现恶心、呕吐。应从口腔吐出，以便于观察出血情况。②密切监测患者的体温、脉搏、呼吸和血压等生命体征。③观察鼻及面部软组织肿胀情况，局部有无感染等。

（3）及时执行各项术后医嘱，给予止血、止痛及预防、治疗感染。术后24h内可用冰袋行鼻部冷敷，以减轻肿胀及减少出血。

（4）鼻腔填塞　①由于填塞可能导致患者鼻面部肿胀，影响呼吸、睡眠，常出现焦虑，因此要多关心患者，耐心解释，平稳情绪，以利康复。②患者由于鼻腔填塞需经口腔呼吸，所以要做好口腔护理，口唇涂抹凡士林防止干裂，经常含漱预防口腔感染。③由于填塞，患者尽量避免咳嗽或打喷嚏，以防鼻内填塞物松动、脱出。

（5）术后根据病情，给予患者富有营养的流质或半流质饮食。

（6）手术后一般在24～48h内取出鼻腔填塞物。取出后，嘱患者禁止用力擤鼻，若鼻腔有少量出血，可用1%麻黄碱溶液滴鼻止血。

（7）做好出院指导及健康宣教。

三、咽喉科手术前、后护理

目前咽喉部手术主要有：扁桃体摘除术、腺样体刮除术、鼻咽纤维血管瘤切除术、咽后脓肿切开排脓术、声带息肉摘除术、全喉或半喉切除术、气管切开术、食管或支气管镜检查及异物取出术。手术方式有经口腔或颈部切开等。

（一）手术前护理

1. 心理护理　向患者和家属介绍手术的目的和注意事项，说明术中和术后可能出现大出血或呼吸困难等情况，必要时需做气管切开术，可能暂时或永久失去说话能力。使手术在患者能充分理解和自愿接受的心理状态下进行。关心体谅患者，并给予一定的心理安慰和疏导。

2. 术区准备

（1）术前1～2日清洁口腔，用1：5000的呋喃西林漱口液含漱。摘下活动义齿。

（2）备皮　男性患者需剃胡须，喉癌和颈部淋巴结清扫的患者根据手术范围备皮。

（3）咽喉部及口腔的急性炎症期应先控制炎症，再行手术。

3. 一般准备　准备好咽喉部的CT、MRI及X线摄片。余同耳科手术的一般准备。

（二）手术后护理

（1）手术结束，局麻患者回病房多取半卧位，以减轻头部充血，利于呼吸，利于口中分泌物的吐出。全麻未清醒时按全麻护理常规进行，取平卧侧头位，防止血液和分泌物误吸。

（2）术后观察　①密切监测患者的体温、脉搏、呼吸和血压等生命体征。观察声音的改变，有无剧烈呛咳等症状。若有呼吸困难时应吸氧。②注意观察术区有无出血、渗血情况。咽部手术的患者嘱其分泌物从口腔轻轻吐出，切勿咽下，以利于观察出血情况。③观察颈部软组织有无肿胀、气肿，局部有无感染等。

（3）及时执行各项术后医嘱，配合医生给予止血、止痛、雾化吸入和抗感染等治疗。根据手术情况，术后24h内可用冰袋行颈部冷敷，以减轻局部肿胀，减少出血。术后加强口腔护理，可给予含漱液，保持口腔清洁。

（4）由于手术常影响患者的呼吸、发声和睡眠，导致出现焦躁不安甚至恐慌等不良情绪，所以要求医护人员应理解、关心患者，并帮助他们克服困难，树立战胜疾病的信念。

（5）局麻患者术后2h、全麻患者清醒后6h可进冷的流质或半流质饮食。以后视病情给予半流食或软食。咽后脓肿切开排脓术、全喉及半喉切除的患者不能从口腔进食，需要鼻饲。

（6）对于已做气管切开的患者，按气管切开术术后常规护理。

（7）各种喉镜术后嘱患者少讲话，注意声带休息。

（8）做好出院指导及健康宣教。

思考题

一、选择题

1．耳鼻咽喉科门诊，哪类患者可安排立即就诊（　　）

　　A．男性患者　　　　B．女性患者　　　　C．老年患者　　　　D．危重急症患者

2．最常用、最简便的喉部检查方法是（　　）

　　A．X线检查　　　　B．直接喉镜检查　　C．B超检查　　　　D．间接喉镜检查

3．上颌窦穿刺冲洗的最佳部位是（　　）

　　A．下鼻道顶端，距下鼻甲前端约1～1.5cm处

　　B．中鼻道顶端，距中鼻甲前端约1～1.5cm处

　　C．下鼻道顶端，下鼻甲附着处距下鼻甲后端约1～1.5cm处

　　D．鼻底部

4．正确的擤鼻方法为（　　）

　　A．双侧鼻孔一起擤　　　　　　　B．双侧鼻孔轻轻擤

　　C．单侧鼻孔用力擤　　　　　　　D．单侧鼻孔轻轻擤

二、简答题

1．简述耳鼻咽喉科护士应具备哪些素质？

2．耳鼻咽喉科护理操作有哪些？简述每项操作的过程及护理配合。

3．简述听觉功能的检查方法。

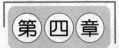

第四章

耳鼻咽喉科疾病患者的护理

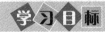

知识目标

1. 掌握耳鼻咽喉科疾病如分泌性中耳炎、化脓性中耳炎、梅尼埃病、鼓膜外伤、变应性鼻炎、鼻窦炎、慢性咽炎、扁桃体炎、阻塞性睡眠呼吸暂停综合征、急性会厌炎及喉炎的护理评估、护理措施。
2. 熟悉耳鼻咽喉科急症的急救护理，熟悉疾病如突发性耳聋、耳道炎、外耳道异物、慢性鼻炎、鼻出血、鼻咽癌、喉阻塞及喉癌的护理评估、护理措施。
3. 了解耳聋的预防与康复。了解耳鼻咽喉科疾病如鼻疖、鼻息肉病、咽后脓肿、气管及食管异物的护理诊断及护理措施。

能力目标

1. 熟练掌握耳鼻咽喉科常见的专科护理操作及手术前、后护理。
2. 学会运用本章所学的知识为耳鼻咽喉科疾病的患者制定完善的护理计划，能结合患者具体情况实施健康宣教。
3. 学会与耳鼻咽喉科患者的沟通，正确解释病情。

【引言】

　　本章对耳鼻咽喉科常见疾病的定义、病因、发病机制、临床表现及治疗做了简单介绍，并提出常见的护理应用及相应的护理措施。对耳鼻咽喉科主要疾病如分泌性中耳炎、化脓性中耳炎、梅尼埃病、鼻窦炎、慢性咽炎、扁桃体炎、喉炎等做了重点阐述，按护理程序进行评估，提出护理应用，并制订相应的护理措施。通过本章内容的学习，要求掌握耳鼻咽喉科患者护理的基本理论、基本知识，并能够运用整体护理程序做好耳鼻咽喉科患者的护理工作。

第一节 耳部疾病患者的护理

小贴士

耳的解剖：耳由外耳、中耳和内耳组成（图4-1）。

外耳包括耳廓和外耳道。耳廓由软骨、软骨膜、皮肤及少量的皮下组织构成。外耳道的成人走行呈"S"形，小儿较平直。

中耳包括鼓室、咽鼓管、鼓窦和乳突。鼓室位于鼓膜和内耳外侧壁之间，前壁与咽鼓管相通，后壁与骨窦和乳突气房相通。三块听小骨借助关节和韧带连接成听骨链悬于鼓室内，其两端附着于鼓膜及中耳内侧壁卵圆窗上。

内耳又称迷路，包括前庭、半规管和耳蜗三部分。按组织学将迷路分为骨迷路和膜迷路，二者之间充满外淋巴液，膜迷路含内淋巴液。前庭的椭圆囊、球囊及膜半规管的壶腹嵴，统称为前庭终器，感受位觉。耳蜗内基底膜上的螺旋感受器感受听觉。

耳的主要功能：包括听觉功能和平衡功能。听觉的产生是通过空气传导和骨传导将声波传入内耳，最后至大脑颞叶的听觉中枢。

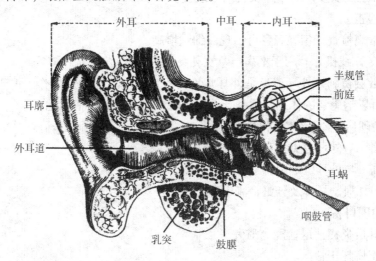

图4-1 耳解剖图

一、外耳道炎

外耳道炎（external otitis）系外耳道皮肤或皮下组织的局限性或弥漫性炎症。其中局限性外耳道炎又称为外耳道疖肿。

细菌侵入导致局部或弥漫性组织的炎性肿胀、水肿、化脓及渗出等病理改变，表现主要以局部瘙痒、灼热和疼痛等，部分伴有全身发热不适。治疗以全身及局部抗感染治疗为主，并清洁耳道。

（一）护理评估

1. 健康史

（1）病因　常见的致病菌为金黄色葡萄球菌、变形杆菌或铜绿假单胞菌。

（2）诱因

①外耳道疖：用手挖耳等不良习惯损伤耳道皮肤或身患糖尿病抵抗力低下。

②弥漫性外耳道炎：游泳或洗头时污水进入外耳道；化脓性中耳炎的脓液浸渍外耳道；挖耳损伤耳道皮肤或变应性体质者。

评估患者是否有致病菌的感染以及有无诱发因素存在。

2. 身体状况

（1）症状　外耳道疖早期耳痛剧烈，张口及咀嚼时加重，并可放射至同侧头部。部分患者伴有发热等周身不适症状。当耳疖肿大堵塞耳道时，可出现耳鸣和耳闷。弥漫性外耳道炎急性者表现为耳痛、灼热，可流出少量的分泌物。

（2）体征　部分患者体温升高，严重者影响睡眠。疖肿时可见外耳道局部红肿，丘状隆起，触痛明显。疖肿成熟破溃后，有少量的脓血流出，牵拉耳廓或按压耳屏时均有明显的疼痛。弥漫性炎症时可见外耳道皮肤潮红，轻度水肿，重者可见外耳道皮肤糜烂，有少量的分泌物，外耳道变窄，耳周淋巴结肿大。若病情迁延不愈则变为慢性，出现外耳道皮肤发痒、增厚及脱屑等改变。

3. 辅助检查

（1）血常规检查　疖肿患者可出现白细胞增高。

（2）乳突 X 线摄片　用于本病与急性乳突炎的鉴别。

4. 心理社会资料　外耳道炎是外耳常见的疾病之一，可反复发作。由于耳部疼痛等不适，常可影响患者的休息与睡眠，继而出现情绪烦躁，心情焦虑。

（二）护理应用/合作性问题

急性疼痛　与外耳道炎症刺激有关。

体温过高　与外耳道细菌感染有关。

焦虑　与耳痛、耳痒及分泌物流出有关。

（三）护理目标

（1）外耳道炎症消退，疼痛消失。

（2）体温恢复正常。

（3）情绪平稳，配合治疗和护理。

（四）护理措施

1. 一般护理　指导患者多饮水，进富含营养、易消化的饮食，禁吃刺激性食物。注意休息，保持大便通畅。

2. 心理护理　耐心向患者解释病情，消除其紧张焦虑心理。对反复发作的病例，要做好心理支持，增强其治愈疾病的信心。

3. 病情观察　观察患者有无头痛和发热，耳痛、耳痒等不适症状是否减轻，外耳道内分泌物是否减少。观察全身用药和局部用药有无过敏等副反应。若病情有变化，应及时报告医生。

4. 治疗配合

（1）遵医嘱口服或注射抗生素控制感染，多选用青霉素或头孢类抗生素。疼痛剧烈者可服用镇静、止痛剂。耳痒明显者可给予抗组织胺药物口服。

（2）对于外耳道疖肿治疗，当局部尚未化脓者用 1%～3% 的酚甘油消炎止痛，也可用 10% 鱼石脂甘油滴耳，或用涂有该药的纱条敷于患处，并每日更换 2 次，同时配合局部热敷或超短波理疗，消炎止痛。疖肿成熟后需及时挑开脓头或切开清理脓液后，用无菌纱条留置引流，每日更换 1 次。

（3）外耳道有分泌物流出时，每日应用 3% 过氧过氢溶液清洁耳道 1～2 次，至无分泌物止。

（五）护理评价

（1）炎症是否消退，疼痛是否消失。

（2）体温是否恢复正常。

（3）患者是否身心舒适，焦虑减轻。

（六）健康教育

（1）纠正患者不良挖耳习惯，游泳和洗头时避免污水进入耳道，污水进入应立即拭干。避免损伤外耳道皮肤。

（2）外耳道炎症患者在急性期和治疗恢复期禁止游泳。

二、鼓膜外伤

小贴士

鼓膜介于外耳道和鼓室之间，为椭圆形、灰白色的半透明薄膜，呈浅漏斗状，凹面向外，鼓膜自外上斜向内下，与外耳道底约成 45° 角。鼓膜分两部分，其上方小部分称松弛部，其余大部分称紧张部（图 4 - 2）。

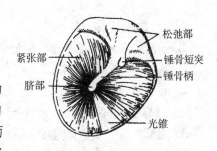

图 4 - 2　鼓膜示意图

鼓膜外伤（tympanic membrane trauma）是鼓膜受到直接或间接的外力冲击所致的损伤。

鼓膜位于外耳道底部，组织结构菲薄，外力作用极易损伤，受损部位多见于鼓膜的紧张部穿孔或破裂。患者可突然感到耳痛、听力下降伴耳鸣、耳内闷塞感。若为压力伤，可同时造成内耳受损，出现眩晕、恶心及混合型耳聋。治疗以预防感染为主，修补鼓膜。

（一）护理评估

1. 健康史　直接的外力作用：锐器戳伤（如挖耳勺、牙签或发卡等）；医源性损伤（如取耵聍或异物时操作不慎造成的损伤）。间接的外力作用：如掌击耳部，爆破、高台跳水等。仔细询问病史，评估以上致病因素是否存在。

2. 身体状况

（1）症状 单纯性鼓膜损伤表现为：突发耳痛、耳鸣、耳闷及听力下降。伴有内耳损伤时则有眩晕、混合性耳聋。合并颞骨骨折时，可有耳出血、脑脊液鼻漏等表现。

（2）体征 鼓膜有不规则或裂隙状穿孔。鼓膜穿孔周围有血迹，外耳道有血迹或血痂，若出血较多则合并外耳道损伤或颞骨骨折。耳聋呈传导性或混合性。

3. 辅助检查

（1）纯音听力计检查了解听力损失的程度与性质。

（2）颅底X光片、CT扫描了解有无颞骨骨折、颅底骨折。

4. 心理社会资料 因本病突然发生所致的耳聋、耳鸣甚至眩晕，患者常出现焦虑不安，担心症状不能恢复，甚至有少数患者夸大病情，不与医护人员合作。通过与患者沟通，准确评估其心理状态。

（二）护理应用/合作性问题

急性疼痛 与外力冲击、鼓膜外伤有关。

感知紊乱 听力减退，与鼓膜穿孔有关。

有感染的危险 与鼓膜穿孔有关。

（三）护理目标

（1）疼痛及耳鸣减轻或消失。

（2）听力改善或恢复正常。

（3）鼓膜穿孔愈合良好，无感染发生。

（四）护理措施

1. 一般护理 患者伴有眩晕时，嘱其卧床休息，注意行动安全，给予清淡半流质饮食。禁止外耳道冲洗或滴药；保持耳道干燥。

2. 心理护理 耐心向患者解释病情及治疗过程，消除其紧张、焦虑心理，坚定治愈信心，密切配合医生、护士治疗。

3. 病情观察 重点观察伤耳有无脓性分泌物，有无发热和耳痛、耳鸣加重现象，观察听力是否改善。发现异常，及时报告医生并协助处理。

4. 治疗配合 清除外耳道内的异物、泥土及血凝块等，消毒外耳道，用酒精棉球堵塞外耳道口；大多数外伤性穿孔可于3~4周内自愈；较大而不能自愈的穿孔可行鼓膜修补术。伴有脑脊液鼻漏时，禁止堵塞外耳道。遵医嘱给予抗生素防治感染。

（五）护理评价

（1）鼓膜穿孔是否愈合，疼痛是否消失。

（2）听力是否恢复。

（3）感染是否发生。

（六）健康教育

（1）养成良好的卫生习惯，严禁用发夹、火柴杆等锐器挖耳，避免伤及鼓膜。

（2）取外耳道异物或耵聍时要细心、适度，避免伤及鼓膜。

（3）遇到爆破情况或进行跳水、潜水时，要采取措施注意保护双耳。

（4）告知患者鼓膜外伤3~4周内外耳道严禁进水和滴药。

（5）避免感冒。教会正确的擤鼻方法，以防来自鼻咽部的感染。鼓膜修补术后应告知患者避免擤鼻、咳嗽和打喷嚏等。

三、急性分泌性中耳炎

【引导案例】

患者，男，8岁。主诉：耳闷1月余。1月余前出现反复双侧耳闷、耳胀，听力下降，无耳痛，无耳漏。查体：双侧外耳道通畅，双侧鼓膜内陷。辅助检查：声阻抗示双侧负压。初步诊断：双侧分泌性中耳炎。对该患者应采用的处理原则是什么？制定一份护理计划。

急性分泌性中耳炎是以传导性耳聋及鼓室积液为主要特征的中耳非化脓性炎性疾病。分为急性和慢性两种，急性分泌性中耳炎病情迁延8周以上则转化为慢性病变，但也有慢性者缓慢发病。分泌性中耳炎是成人和儿童听力下降的常见原因之一。

分泌性中耳炎是由于咽鼓管功能障碍等原因导致鼓室内负压，致使鼓室内壁黏膜毛细血管扩张，通透性增强，液体漏出产生鼓室积液。主要表现为听力下降伴有自听增强现象，耳痛、耳鸣及同侧头、耳部胀满感。临床上以改善中耳通气、清除中耳积液为本病的治疗原则。

（一）护理评估

1. 健康史

（1）咽鼓管功能障碍　主要为机械性堵塞，多见于急性鼻炎或鼻窦炎、腺样体肥大、肥厚性鼻炎、鼻咽癌及鼻出血后鼻孔填塞等。

（2）中耳局部感染　近年来的研究发现，分泌性中耳炎可能是中耳的一种轻型的或低毒性细菌感染。

（3）变态反应　儿童免疫系统尚未发育完全，这可能是儿童患分泌性中耳炎几率较高的原因之一。

（4）外界的气压骤变　如飞行和潜水的快速起降过程，致使咽鼓管的调节功能不良而引发本病。

（5）诱发因素　过劳、烟酒过度均可导致抵抗力低下，诱发本病。

2. 身体状况

（1）症状　患者常在感冒后感到耳部隐隐作痛（也有耳痛明显者），伴有间歇性低调耳鸣，听力下降可在按压耳屏或改变头位时有一过性的好转，同时感觉同侧的头部及耳内有胀满感或闷胀感。典型患者出现"自听增强"现象，即听自己说话声音比平时响亮，而听他人说话的声音感觉很遥远。

（2）体征　耳镜检查可见鼓膜内陷，表现为光锥缩短、变形或消失，锤骨柄向后上移位，锤骨短突明显突起。鼓膜松弛部或全鼓膜充血。当鼓室有积液时，可见鼓膜失去正常光泽，呈现出淡黄、橙色或琥珀色改变。若液体未充满鼓室，鼓膜则显示如发丝状弧形液面，称发状线。鼓气耳镜检查显示鼓膜活动受限。

3. 辅助检查

（1）听力检查　音叉试验及纯音听力测试结果显示传导性耳聋，听力损失以低频为主。

（2）声导抗检查　声导抗图对诊断有重要价值，平坦型（B型）为分泌性中耳炎的典型曲线，负压型（C型）示咽鼓管功能不良，部分鼓室有积液。

（3）CT扫描　可见中耳气腔有不同程度的密度增高影。

4. 心理社会资料　由于耳鸣、耳闷等不适，造成患者心情烦躁不安。听力下降导致与人交流不畅而烦恼焦虑，甚至担心听力能否恢复。个别患者由于缺乏相关知识，患病后不积极就诊，延误诊治。

（二）护理应用/合作性问题

感知紊乱　听力下降、耳闷塞感，与中耳腔、鼓室积液有关。

知识缺乏　缺乏本病防治的相关知识。

（三）护理目标

（1）听力好转或恢复正常，耳痛、耳闷塞感等症状改善或消失。

（2）患者掌握与分泌性中耳炎相关的防治知识。

（四）护理措施

1. 一般护理　嘱患者注意休息，戒烟酒，少食刺激性食物。

2. 心理护理

（1）向患者及家属耐心解释病情，消除患者的担心和焦虑，鼓励患者积极配合治疗和护理，坚定治愈的信心。

（2）若需要行鼓膜切开或置管术的患者，在手术前应向患者解释手术目的和注意事项，争取患者的密切配合。

3. 病情观察

（1）观察患者经过保守治疗，耳聋等症状有无改善。

（2）观察药物的疗效及副作用。

4. 治疗配合

（1）遵医嘱给予抗生素类药物控制感染，同时给予糖皮质激素类药物，以减轻炎性渗出和机化。

（2）保持鼻腔和咽鼓管的通畅，可用1%麻黄碱溶液和含有糖皮质激素的抗生素滴鼻液交替滴鼻，每日3~4次。

（3）急性期控制后可采用捏鼻鼓气法、波氏球法及导管法等进行咽鼓管吹张。

（4）若需要鼓膜穿刺抽液手术时，要配合医生做好术前准备及术后护理。

（五）护理评价

（1）听力是否改善或恢复，耳鸣、耳闷塞感症状是否消失。

（2）患者了解分泌性中耳炎防护知识的程度。

（六）健康教育

（1）锻炼身体，增强自身免疫力，预防感冒。

（2）通过宣教让患者了解分泌性中耳炎的病因，做到积极预防，及时就诊和治疗。

（3）由于儿童患本病容易被忽视，所以有条件的可以对10岁以下儿童定期进行声导抗筛选试验，减少耳聋发生。

（4）指导患者正确的滴鼻和擤鼻方法，保持鼻腔及咽鼓管通畅。

（5）对于鼓膜手术的患者，术后耳内严禁进水，预防中耳感染。

四、急性化脓性中耳炎

【引导案例】

患儿，男，8岁。主因发热2日伴右耳流脓就诊。患儿2日前出现发热，无其他症状，口服扑热息痛片和红霉素肠溶片治疗。今日出现耳部疼痛、耳道流脓，急入院。查体：体温39℃，外耳道肿胀明显，可见黄色脓性分泌物，光锥消失。血常规提示白细胞14.0×10^9/L，中性偏高。初步诊断：急性化脓性中耳炎。对此患者，护理中应注意哪些问题？如何进行健康教育宣传？

急性化脓性中耳炎（acute suppurative otitis media）是中耳黏膜的急性化脓性炎症。好发于儿童，常继发于上呼吸道感染，冬春季多见。

细菌通过不同的途径进入中耳腔。感染初期，中耳黏膜充血水肿及咽鼓管咽口闭塞，鼓室呈负压状态并有炎性渗出物聚集，继而渗出物逐渐转为脓性，脓液增多致使鼓室内的压力也随之增大，鼓膜受压致局部血供障碍，最后坏死破溃，鼓膜穿孔，脓液从穿孔处流出耳道。本病主要表现为发热、耳痛及听力下降等，临床以控制感染、通畅引流和祛除病因为治疗原则。若治疗及时得当，炎症可逐渐消退，黏膜恢复正常，小的穿孔可自行修复。

（一）护理评估

1. 健康史　导致本病的主要致病菌为肺炎球菌、溶血性链球菌、葡萄球菌及流感嗜血杆菌等。常见的感染途径：咽鼓管途径、外耳道鼓膜途径（鼓膜外伤、穿刺或置管等）及血行途径。其中经咽鼓管途径感染最多见，如急性上呼吸道感染、小儿急性传染病、不正确的擤鼻、捏鼻鼓气、游泳或跳水等。由于小儿咽鼓管较成人短、平直，所以咽部细菌或分泌物可经此进入鼓室而发病。

评估患者近期是否有上呼吸道感染、传染病发病史；是否进行过鼓膜穿刺、咽鼓管吹张等治疗；若为婴幼儿应了解哺乳方法是否正确。

2. 身体状况

（1）**症状**　鼓膜穿孔前耳痛明显，表现为耳深部跳痛或刺痛，并向同侧的头部及牙齿放射。小儿可有摇头抓耳、哭闹不止。耳穿孔后则耳痛减轻或消失、听力减退及耳鸣。全身表现轻重不一，可有畏寒、发热，小儿可呈高热，乏力怠倦、食欲下降，鼓膜穿孔后发热等症状减轻。

（2）**体征**

①耳部触诊：小儿可有耳廓牵拉痛及乳突部压痛，耳周淋巴结肿大、有压痛。

②耳镜检查：早期鼓膜松弛部充血，继之呈弥漫性充血肿胀、向外膨隆，正常标志消失。若炎症得不到及时控制，继可发展为鼓膜穿孔，可见鼓膜有搏动亮点，称之为"灯塔症"，脓液从该处涌出。

3. 辅助检查

（1）纯音听力计检查　患耳呈轻、中度传导性耳聋。少数出现混合性耳聋。

（2）血常规检查　白细胞总数增加，中性粒细胞比例升高。

4. 心理社会资料　由于剧烈耳痛、发热及听力下降等不适，致小儿夜不能寐，哭闹不止，因此患者常出现痛苦、烦躁及焦虑等情绪反应。

（二）护理应用/合作性问题

急性疼痛　耳痛，与中耳急性化脓性炎症有关。

体温过高　与细菌感染有关。

感知紊乱　听力下降，与中耳腔积液、鼓膜穿孔有关。

（三）护理目标

（1）疼痛减轻或消失。

（2）体温恢复正常。

（3）听力好转或恢复正常。

（四）护理措施

1. 一般护理　注意休息，减少患者的活动量。给予富有营养、容易消化的饮食，多饮水，保持大便通畅。

2. 心理护理　耐心与患者沟通，让患者了解疾病的发生、发展与转归，消除紧张、焦虑情绪，树立战胜疾病的信心，积极与医生护士配合。

3. 病情观察

（1）观察患者的体温变化。若高热不退，伴有耳后乳突部红肿、压痛，可能继发急性乳突炎。若患者出现剧烈头痛，伴有恶心、呕吐症状，应及时报告医生，警惕颅内并发症的发生。

（2）仔细观察患耳流脓是否逐渐减少或消失，观察流出分泌物的量、颜色及气味等。

（3）注意观察使用抗生素的疗效及不良反应。

4. 治疗配合

（1）全身治疗配合　遵医嘱早期应用足量有效抗生素，首选用青霉素类、头孢菌素类，早期可加用少量糖皮质激素，以尽快控制感染。在症状控制后仍需继续使用抗生素5~7日，争取彻底治愈。病情严重者可给予输液等支持疗法。

（2）对症治疗配合　遵医嘱给予退热药，按高热患者护理常规进行护理。耳痛严重给予镇痛药。

（3）局部治疗配合　指导患者用1%麻黄碱滴鼻液滴鼻，可减轻咽鼓管咽口肿胀，以利于鼓室通气引流。指导患者正确应用滴耳药。鼓膜穿孔前，用2%酚甘油滴耳，可消炎止痛。鼓膜穿孔后，用3%过氧过氢溶液清洗外耳道后，用抗生素滴耳液滴耳。若症状严重，应行鼓膜切开术，以利排脓。

（五）护理评价

（1）耳痛是否好转或恢复正常。

（2）体温是否恢复正常。

（3）听力是否好转或恢复正常。

（六）健康教育

（1）加强锻炼，增强机体抵抗力，预防感冒。

（2）做好传染病的预防接种工作，及时治疗上呼吸道感染。

（3）向患者普及医学常识，患病时做到尽早就诊，尽快治愈。

（4）有鼓膜穿孔、鼓室置管及鼓膜修补者，避免参加游泳等可能导致鼓室进水的活动。指导正确的擤鼻及哺乳的方法。

五、慢性化脓性中耳炎

慢性化脓性中耳炎（chronic suppurative otitis media）是中耳黏膜、骨膜甚至骨质的慢性化脓性炎症。病变多累及乳突部，严重时可引起邻近组织器官的并发症，甚至危及生命。本病具有耳反复流脓、鼓膜穿孔和听力下降三大特点。

根据病理及临床表现，将本病分为单纯型、骨疡型和胆脂瘤型。其中单纯型最常见，为鼓室黏膜充血增厚，圆形细胞浸润，杯状细胞及腺体分泌活跃，多无骨质破坏；骨疡型表现为炎性渗出液和肉芽组织同时存在，病变多累及鼓膜及骨质，以听小骨破坏最常见；胆脂瘤非真性肿瘤，存在于中耳，是可引起骨质严重破坏的一种化脓性炎症。治疗原则为消除病因、控制感染、清除病灶和畅通引流，以尽可能恢复听力、预防并发症。

> **知识拓展**
>
> ### 胆脂瘤
>
> 胆脂瘤是由鼓膜坏死脱落的鳞状上皮经穿孔向中耳腔生长堆积而成的炎性团块，其外层有纤维组织包裹，内含坏死上皮组织、角化物和胆固醇结晶。随着胆脂瘤不断增大，对周围骨质产生压迫并不断侵蚀破坏，由此可导致严重的颅内、外并发症。

（一）护理评估

1. 健康史 急性化脓性中耳炎反复发作或迁延不愈，病程超过6~8周以上即形成慢性化脓性中耳炎。鼻腔、鼻窦及咽部的慢性炎症病灶，以及身体抵抗力低下、病菌致病力强等都是形成本病的原因。感染细菌以革兰阴性杆菌常见，可有两种以上细菌或细菌和真菌的混合感染。

评估患者是否有急性化脓性中耳炎的病史，有无鼻、咽部慢性病变及机体抵抗力是否低下等病因存在。

2. 身体状况

（1）**症状** 单纯型表现为患耳反复流脓，为间歇性，呈黏液样，无臭味，量时多时少。骨疡型为患耳持续性耳流脓，量相对少，较黏稠并有臭味。胆脂瘤型患耳持续流脓，量少并伴有恶臭味，骨疡型或胆脂瘤型均可引起严重的颅内、外并发症。

（2）**体征**

①单纯型：鼓膜多呈中央型穿孔，外耳道及鼓室可见分泌物。

②骨疡型：鼓膜多呈边缘型穿孔，外耳道及鼓室可见肉芽组织增生及脓性分泌物。

③胆脂瘤型：鼓膜多呈松弛部穿孔或紧张部后上方边缘型穿孔。可见白色豆渣样

物质（胆脂瘤）。

3. 辅助检查

（1）纯音听力计检查　单纯型为轻度传导性耳聋，骨疡型为较重传导性耳聋，胆脂瘤型为不同程度的传导性聋或混合性聋，也可表现为神经性聋。

（2）影像学检查　乳突 X 线片和颞骨 CT 扫描有助于诊断，可显示中耳腔内有无软组织阴影、听小骨和乳突有无骨质破坏。

4. 心理社会资料　部分患者因知识缺乏，不了解疾病的严重后果而不重视，或者对治疗失去信心而放弃治疗，导致病情发展；部分患者因病情久治不愈常感焦虑不安，影响正常的工作与生活。

（二）护理应用/合作性问题

感知紊乱　听力下降，与中耳结构破坏有关。

潜在并发症　颅内、外感染。

知识缺乏　缺乏疾病相关的知识。

（三）护理目标

（1）听力改善或恢复。

（2）未发生并发症。

（3）患者掌握慢性化脓性中耳炎的防治知识。

（四）护理措施

1. 一般护理　注意休息，劳逸结合，给予富有营养、容易消化的饮食。

2. 心理护理　耐心向患者讲解慢性化脓性中耳炎的相关知识，消除患者的焦虑情绪；让患者了解手术治疗的目的、意义以及手术后的注意事项，给予心理支持，增强治愈信心；介绍该病具有潜在并发症的危害，提高患者认识，使其积极配合医生、护士治疗与康复。

3. 病情观察

（1）密切观察病情变化，注意有无发热、头痛、眩晕、恶心、呕吐以及剧烈头痛和平衡障碍。一旦出现上述症状，需及时报告医生，警惕耳源性颅内并发症的发生。

（2）观察患耳的脓性分泌物是否减少或停止，听力是否好转。

（3）因局部长时间用抗生素滴耳，观察患耳是否发生二重感染。

4. 治疗配合

（1）按医嘱应用敏感抗生素，积极治疗鼻和咽部慢性炎症。对慢性化脓性中耳炎的患者，应采取中耳脓液做细菌培养和药物敏感试验。

（2）指导患者正确使用1%麻黄碱滴鼻液滴鼻，以保持咽鼓管引流通畅。每日用3%过氧化氢溶液清洁患耳后拭干，用抗生素滴耳液滴耳，常用药物有 0.3%氧氟沙星滴耳液、0.25%氯霉素滴耳液、复方新霉素滴耳液等，促进局部炎症吸收。注意忌用氨基糖苷类抗生素，防止引起耳中毒。忌用粉剂，防止脓液引流不畅导致并发症。

（3）慢性化脓性中耳炎单纯型待患耳停止流脓后 1 个月，若咽鼓管通畅，可行鼓膜修补术，提高听力，防止反复感染；骨疡型经保守治疗并观察，效果不佳时，可行鼓室探查加鼓室成形术；胆脂瘤型一经诊断确立，应尽早行乳突根治术，并协助医生做好手术前后护理（详见耳科手术患者的常规护理）。

（五）护理评价

（1）听力是否改善或恢复。

（2）是否出现并发症。

（3）患者是否掌握慢性化脓性中耳炎的防治知识。

（六）健康教育

（1）积极参加体育锻炼，增强体质，减少上呼吸道感染。

（2）广泛宣传慢性化脓性中耳炎的危害，特别是颅内、外并发症的危害，让患者了解病情，引起重视。

（3）教会患者正确的洁耳和滴耳方法以及注意事项，指导患者正确的擤鼻方法。告知患者有鼓膜穿孔或鼓室形成术后短期内不宜游泳，沐浴或洗头时可用干棉球堵塞外耳道，以免污水进入诱发中耳感染。

（4）注意保持外耳道清洁，定期随访。

六、突发性耳聋

突发性耳聋是指突然发生原因不明的感音神经性耳聋。多在 3 日内听力急剧下降。单耳发病居多，也可双侧同时发病或先后受累。目前认为本病的发生与内耳的供血障碍、病毒感染及圆窗膜破裂等因素有关，但有自愈倾向。治疗时机决定预后，越早越好。主要通过扩张血管、营养神经，配合理疗及高压氧舱治疗，促进听力的恢复。

（一）护理评估

1. 健康史 确切病因尚不清楚，可能与病毒感染、迷路水肿、血管病变、迷路圆窗膜破裂以及铁代谢障碍有关。过度疲劳、情绪激动可诱发本病。

2. 身体状况

（1）症状 突然发生的中度以上的感音神经性耳聋，伴有耳鸣，呈高音调持续性。听力迅速下降，耳周可有麻木感。部分患者可伴有眩晕及恶心、呕吐等不适。

（2）体征 耳镜检查外耳道及鼓膜均正常，少数患者有眼震、平衡失调。

3. 辅助检查

（1）纯音听力计检查 呈中、重度感音神经性耳聋。

（2）头部 CT 扫描 排除蜗后病变、颅内占位病变。

（3）听性脑干诱发电位 排除小脑桥脑角肿瘤。

4. 心理社会资料 由于突然发病，出现严重的耳鸣、听力急剧下降，导致患者烦躁不安，心情焦虑，影响工作和生活。

（二）护理应用/合作性问题

感觉紊乱 听力下降、耳鸣、眩晕，与内耳病变有关。

焦虑 与迅速加重的病情有关。

知识缺乏 缺乏疾病相关的知识。

（三）护理目标

（1）听力好转或恢复，耳鸣、眩晕减轻或消失。

（2）焦虑缓解，情绪稳定。

（3）患者了解疾病相关知识。

（四）护理措施

1. 一般护理　保持环境安静，注意休息，伴有眩晕的患者应卧床休息，并安排专人陪护。戒除烟酒，放松心情，给予清淡、容易消化的半流质饮食。

2. 心理护理　关心体贴患者，让其了解本病的特征、治疗方法以及病情转归，消除疑惑和焦虑，坚定信心，接受并能积极配合护理及治疗。尤其对伴有眩晕的患者，要尊重和体谅，尽最大可能帮助患者减轻不适。

3. 病情观察

（1）观察患者耳鸣症状是否改善。耳鸣一般在耳聋前即可出现。

（2）注意监测听力恢复情况。耳聋伴有眩晕者，往往听力恢复较差，但不反复发作。大约2%的患者可在发病2周内听力有一定的好转或恢复。

（3）观察患者有无发热、头痛和血压增高等表现，观察治疗药物的疗效及不良反应。有问题及时报告医生。

4. 治疗配合

（1）遵医嘱给予扩血管、营养神经类药物治疗，补充B族维生素及微量元素。若为感染引起的突发性聋，应进行抗感染治疗。禁用各种耳毒性药物。

（2）辅以糖皮质激素治疗，5日后逐渐减量，一般10日为1个疗程。

（3）应酌情安排患者进行高压氧或混合氧（95% O_2 加 55% CO_2）治疗。

（五）护理评价

（1）听力是否好转或恢复，耳鸣、眩晕等症状是否减轻或消失。

（2）患者是否心态平和，无焦虑等不适，是否积极面对现实。

（3）患者了解疾病相关知识的程度。

（六）健康教育

（1）介绍突发性耳聋的基本知识，指导患者若有不适要及时到医院就诊，以免耽误治疗。

（2）听力恢复期要定期复查，禁止暴露在噪音环境。

（3）积极锻炼身体，增强体质，劳逸结合，防治各种疾病。

七、梅尼埃病

【引导案例】

患者，男，47岁。右耳听力下降3日，头晕、恶心、呕吐及平衡障碍2日。患者于3日前午睡醒来感觉右侧耳鸣、耳闷感，同时感觉听力较左耳下降。次日凌晨出现眩晕、旋转感，伴恶心、呕吐，不能站立，行走需家人扶持。当晚在卧床翻身时出现眩晕加重，无翻身动作时眩晕减轻。就诊时情况：耳鸣、听力下降无改善，眩晕减轻，走路仍需扶持，起、卧床时眩晕加重。该患者初步诊断是什么？需要做哪些检查？

梅尼埃病（Meniere disease）是一种以膜迷路积水为主要病理改变，以反复发作性眩晕、波动性耳聋、耳鸣及同侧耳部胀满感为典型特征的内耳疾病。一般单耳发病，反复发作可累及双耳，多发于青壮年。临床治疗是以对症为主的综合治疗，当病情重且反复发作，经保守治疗无效时可选择手术治疗。

（一）护理评估

1. 健康史 该病病因不明，可能与下列因素有关：如精神过度紧张、劳累、变态反应、内分泌功能失调及内耳血循环障碍等。膜迷路积水是其主要病理特征。

2. 身体状况

（1）症状 突然起病，呈突发性剧烈的旋转性眩晕。患者在睁眼时视周围物体在旋转或倾倒，闭目时感到自身在旋转或摆动。活动和睁眼时眩晕加重，闭眼静卧时眩晕相对减轻。眩晕持续20min至数小时不等，一般不超过24h，无意识障碍。眩晕可伴有恶心、呕吐、面色苍白、出冷汗、脉搏迟缓及血压下降，并随着眩晕的好转而减轻或消失。耳鸣多出现在眩晕发作之前，初为持续性低音调，后转为高调似蝉鸣。在患病的初期，自觉听力下降不明显，反复发作后听力下降，多为单侧，呈波动性。同时伴有同侧头部及耳内胀满感。

（2）体征 意识清楚，强迫体位，面色苍白，血压下降，脉搏迟缓。眼球震颤，常为自发性或位置性眼震，呈水平或水平旋转性，随着眩晕的好转而减轻。耳镜检查耳道、鼓膜正常。声导抗测试正常，咽鼓管功能良好。

3. 辅助检查

（1）纯音听力计测试 波动性听力下降。

（2）平衡试验 闭目直立试验（Romberg test）多向患侧倾倒。闭目行走试验多向患侧倾斜，动静平衡功能多有紊乱，提示有迷路病变。

（3）甘油试验 用以判断膜迷路内有无积水现象。方法先用纯音听力计测试听力并记录，然后嘱患者空腹口服50%甘油（1.2～1.5g/kg），后每隔1h测1次听力，共测3次。若听力提高15dB以上为阳性，提示有膜迷路积水。

（4）影像学检查 颞骨CT扫描、膜迷路MRI成像提示前庭导水管变短、变直和变细，有助于本病的诊断。

4. 心理社会资料 由于本病发病突然，症状重，患者缺乏相关知识，首次发作者会感到紧张、恐慌，甚至焦虑不安；反复发病者由于发作多无先兆，心里常存压力和困扰，严重影响生活和工作。

（二）护理应用/合作性问题

感觉紊乱 听力下降、眩晕、耳鸣，与膜迷路积水有关。

恐惧 与眩晕症状严重程度有关。

知识缺乏 缺乏疾病相关知识。

（三）护理目标

（1）听力改善或恢复正常，眩晕、耳鸣等不适感减轻或消失。

（2）情绪稳定，焦虑缓解。

（3）患者了解疾病相关知识。

（四）护理措施

1. 一般护理 患者在发作期应静卧休息，并留专人陪护，下床活动时注意安全。

环境应安静，温暖舒适，光线柔和，勿过多打扰或搬动患者，减少刺激，避免眩晕症状加重。给予患者低盐、低脂饮食，适当控制入水量，忌烟酒和浓茶。

2. 心理护理　关心体贴患者，耐心解释疾病的相关知识，消除紧张、焦虑甚至恐惧等不良情绪，平稳心态，积极配合护理与治疗，增强战胜疾病的信心。

3. 病情观察

（1）观察患者的生命体征，注意有无神志改变。

（2）重点观察患者眩晕及伴发自主神经反应症状有无好转，耳鸣、耳聋是否减轻。

（3）观察药物的疗效及副作用，并做好记录。

4. 治疗配合

（1）遵医嘱给予镇静剂如异丙嗪、维生素 B_6 等药物对症治疗，减轻眩晕等自主神经反应。

（2）执行医嘱，给予利尿剂或静脉推注 50% 葡萄糖注射液加维生素 C，以利减轻或消除内耳膜迷路积水；给予低分子右旋糖酐加丹参注射液，或山莨菪碱，以达到改善内耳微循环或解除内耳微血管痉挛的目的。

（3）对于眩晕严重、发作频繁，经长期保守治疗无效者，可行手术治疗。协助医生做好术前和术后护理。

（五）护理评价

（1）患者听力是否改善，自觉症状是否缓解，不适感是否减轻或消失。

（2）不良情绪是否消除，情绪是否稳定。

（3）了解与本病相关的知识程度。

（六）健康教育

（1）向患者宣教梅尼埃疾病的发生、发展及预防知识。避免从事高空作业和驾驶等职业，防止意外发生。

（2）告知患者若疾病发作时要就地坐下，防止摔伤，并及时到医院诊治。

（3）指导患者生活中要低盐饮食，保持心情愉悦、精神放松。

（4）合理地安排工作和休息，做到有张有弛，减少或避免反复发作。

八、外耳道异物

外耳道异物（foreign bodies in external auditory meatus）是指异物进入并滞留于外耳道。多见于儿童。

通常将异物分为三类：动物性异物，如蟑螂、飞虫等进入外耳道内，由于其爬行或扑动，导致患者耳内奇痒、耳鸣或耳痛。植物性异物，如谷类、豆类等，常见于儿童误塞入耳道内，此类异物遇水膨胀导致耳道感染，引起耳道胀痛和听力下降。非植物性异物，如石子、铁屑、小棉球等，此类异物体积小，短期内无明显变化，长时间可因局部感染出现疼痛和流脓。治疗原则即采用恰当的方法取异物。

（一）护理评估

1. 健康史　了解患者是否将异物放入耳道，以及滞留于外耳道异物的性质。有无野外宿营或耳外伤史。

2. 身体状况

（1）症状 小的无刺激性的异物一般无明显症状，体积较大者可有耳闷和耳痛等不适。植物类异物遇水膨胀，刺激并压迫耳道壁引起疼痛。昆虫类可致耳鸣、耳痛以及耳道奇痒难忍。

（2）体征 可见患儿搔抓患耳，哭闹不止。若外耳道肿胀或有分泌物时，可将分泌物清除后观察，也可待其消炎、消肿后仔细观察有无异物。耳镜检查可见外耳道异物，并可直观判断异物的性质、大小及停留在耳道的位置。

3. 心理社会资料 由于外耳道异物，尤其是昆虫进入耳道，常可引起患者紧张、恐慌。部分患者由于缺乏这方面的常识，患儿家长或旁人在情急之下自行取异物，结果越取越深。

（二）护理应用/合作性问题

急性疼痛 与外耳道异物刺激或感染有关。

有受伤的危险 与异物和取异物造成鼓膜损伤有关。

知识缺乏 缺乏外耳道异物的预防和治疗常识。

（三）护理目标

（1）异物取出，疼痛消失。

（2）未发生鼓膜损伤。

（3）基本掌握外耳道异物的防治措施。

（四）护理措施

1. 一般护理 让患者保持安静。

2. 心理护理 关心体贴患者，耐心与患者交流病情，消除恐惧心理，引导患者主动、积极配合护理与治疗。

3. 病情观察 观察耳痛及耳闷塞等症状是否消失，外耳道有无分泌物。

4. 治疗配合 根据异物的种类、大小和深浅不同，选择适合的取异物方法，并协助医生做好相关物品的准备及实施相应的护理。

（1）未占满外耳道的异物，可用枪状镊夹出或异物钩绕到异物后面慢慢勾出。

（2）异物虽大，但距外耳道口近，也可用耵聍钩慢慢勾出。

（3）昆虫类异物可先用植物油或酒精滴入外耳道内，待虫死后再行取出。

（4）有尖锐异物嵌顿在外耳道时，可考虑在局麻下手术取出。小儿可考虑在短暂的全麻下将异物取出，防止损伤鼓膜。

（5）外耳道感染时，遵医嘱抗感染治疗后再取异物。

（五）护理评价

（1）异物是否顺利取出，疼痛是否缓解。

（2）鼓膜是否损伤。

（3）是否掌握外耳道异物的预防知识，以及取外耳道异物的正确方法。

（六）健康教育

（1）教育并看管好儿童，不可将小异物塞入外耳道。成人注意不可随手拿东西挖耳，以免将异物残留耳道内。

（2）野外宿营要做好防护，防止蟑螂、蚂蚁之类的虫子爬进耳道。

（3）有异物一定要及时到医院就诊，不可盲目自行取异物，以免将异物推入耳道深处或损伤鼓膜。

九、耳聋的预防与康复

（一）概述

耳是产生听力的唯一器官，而听力是通过外耳、中耳、内耳及听神经系统共同协调来完成的。人耳正常时的听觉声波频率在 20～20000Hz 之间，对 1000～3000Hz 最为敏感。声波传入内耳通过两条途径：空气传导途径（简称气导）和骨传导途径（简称骨导）。在正常生理状态下，以空气传导途径为主。

空气传导：声波由耳廓收集，进入外耳道振动鼓膜，引起中耳腔内听骨链运动，联动镫骨底板，引起内、外淋巴液的波动，继而振动了耳蜗的基底膜，刺激基底膜上的听神经细胞，产生神经冲动，向上经听神经传至大脑颞叶的听觉中枢完成听觉功能。

骨传导：声波通过颅骨途径传至内耳，引起内耳的内、外淋巴液波动，激动耳蜗基底膜上的螺旋感受器（Corti 器），产生听觉。骨传导功能甚微，但对鉴别耳聋性质有着重要的意义。

耳聋是听觉传导通路发生器质性和功能性病变，导致不同程度的听力损害。一般将这种听力损害统称为耳聋。因双耳听力障碍，不能用语言进行正常社交者，称为聋哑人或聋人。耳聋是影响人类生活质量的主要问题之一。近年来的临床调查表明，耳聋的发病率很高，听力障碍者约占世界总人口的 7%～10%。耳聋不仅给生活、学习和工作带来困难，同时给家庭及社会带来巨大的痛苦和沉重的负担。因此，耳聋的防治及听力康复已成为医药卫生界及全社会共同关注的重要问题。

耳聋的分类主要根据病变的部位不同而划分，即传导性耳聋、感音神经性耳聋和混合性耳聋。也可根据患病时间将耳聋分为先天性耳聋、后天性耳聋。根据病变的性质又可将耳聋分为器质性聋和功能性聋。

按世界卫生组织（WHO）推出的耳聋分级标准，听力损失的计算是以 500Hz、1000Hz、2000Hz 三个语言频率的听阈平均值（平均听力损失分贝数）来进行划分，详见表 4-1。

表 4-1　耳聋的分级

等级	标准
正常听力	语频听阈≤25dB
轻度聋	语频听阈 26～40dB，听低声谈话有困难
中度聋	语频听阈 41～55dB，听一般说话有困难
中重度聋	语频听阈 56～70dB，需大声说话才能听到
重度聋	语频听阈 71～90dB，需在耳旁大声喊叫才能听到
极重度聋	语频听阈≥90dB，患者仅存残余听力，无法利用

（二）耳聋疾病概要

1. 传导性耳聋（conductive hearing loss）　　是指外界声波在传入内耳的途径中，

受到外耳道和中耳病变的阻碍，使到达内耳的声能减弱，导致不同程度听力减退。

无论外耳道或者中耳的病变（如炎症、外伤、异物或畸形等），都可能导致声波传入受到不同程度的阻碍，引起听力减退，产生传导性耳聋，同时可伴有低调的耳鸣。临床治疗以保守或手术的方法来改善和恢复听力。

2. 感音神经性耳聋（sensorineural hearing loss）　是指由于耳蜗螺旋器、听神经和大脑的听觉中枢发生病变，致使声音的感受与神经冲动的传导发生障碍，引起听力减退或听力丧失。占听力障碍者的大多数。

（1）先天性聋　分为遗传性聋或非遗传性聋。

遗传性聋是由于基因或染色体异常而导致听觉器官发育缺陷，表现为出生时即有耳聋，也有部分迟发性显性遗传性聋患者出生时即携带致病突变，但幼年时听力可完全正常，后随年龄的增长，逐渐出现听力减退并进行性加重。

非遗传性聋是指由于妊娠母体的因素或分娩因素引起的听力障碍。如胚胎时期母体病毒感染，或应用大量耳毒性药物以及产伤等。耳聋多为双侧性。

（2）后天获得性感音神经性耳聋　发病率占临床确诊感音性神经性耳聋的90%以上。常见药物性聋、老年性聋、突发性聋、噪声性聋、创伤性聋、病毒或细菌感染性聋、全身疾病相关性聋以及自身免疫性聋等。

感音神经性耳聋的治疗原则是早发现、早治疗，适时进行听觉训练，适当应用人工听觉。目前尚无特效药物或手术疗法能使感音神经性耳聋患者完全恢复听力。

（三）耳聋的预防与康复

耳聋的预防比治疗更重要，也更有效。

（1）向患者讲解预防耳聋的相关知识，提高对耳聋的认知水平，增强自我听力保护意识。避免引发耳病的各种因素。

（2）积极治疗各种耳科疾病和其他感染性疾病，尤其是致聋性耳病。要根据病因、病情适时进行听力重建手术，最大程度提高患者的听觉能力。

（3）合理用药，慎用或禁用耳毒性药物，尽可能减少耳毒性药物的剂量及疗程，用药期间要随时了解并监测听力，发现有中毒征兆者要立即停药。

（4）禁止近亲结婚，注意孕期卫生保健，避免感染或接触X线，减少产伤。大力推广新生儿听力筛查，努力做到早期发现、早期治疗。

（5）降低或避开环境噪声，远离强噪音环境，改善劳动条件，作业者应加强耳部防护。

（6）适当锻炼身体，合理膳食，保持身心健康，增强机体抗病能力，减慢机体老化过程。

（7）根据患者听力损失的程度，协助选配适宜的助听器。指导患者助听器的正确使用及保管方法。

（四）听力残疾的康复

听力残疾是指由于各种原因导致双耳听力丧失或听觉障碍，听不清或听不真周围环境的声音。听力残疾康复的主要方法如下。

1. 配戴助听器　助听器是提高患者听力的一种装置。主要作用是通过提高声音强度，帮助患者利用残余听力，改善语言交流能力以及在嘈杂环境中语言识别能力。现代助听器应用已成为耳聋康复的重要手段之一。

2. 听觉和言语训练　借助大功率助听器，利用聋人的残余听力，或植入人工耳蜗后获得听力，经过长期有计划的声响刺激，唤醒听觉感受器，逐步培养聋人的聆听习惯和对声音的辨别能力，配合系统的发音和讲话训练，可恢复聋人的言语功能。

3. 手语训练　对使用助听器无效的重度听力障碍者，可通过手语训练提高其交流的能力，为参与社会活动创造条件。

4. 人工耳蜗植入　又称电子耳蜗，是精密的电子仪器，包括植入体和言语处理器两部分，是当前帮助极重度聋人获得听力，获得或保持言语功能的良好工具。凡听力损失在90dB以上，应用高功率助听器无效，耳内无活动性病变，耳蜗电图检不出而且鼓岬电刺激有声感者，均可施行人工耳蜗植入术。

5. 微型计算机的应用　随着电子信息技术的飞速发展，微型计算机已经成为现代信息交流的重要工具，听力残疾者学习和掌握计算机应用技术可大大提高其交流能力。

知识拓展

助听器的选配及保养

助听器（bearing）是一种有助于听障患者改善听觉的精密电子仪器。适用于听力损失在中重度以上，药物或手术治疗无效、病情稳定后的患者。

助听器是一种电声放大器，根据声波传导途径可分为：气导助听器和骨导助听器；根据助听器配置的部位不同分为：盒式、耳背式及耳内式。

选配助听器需要经过耳科医生或听力学专家详细检查后，根据听力损失的程度以及患者对助听器的需求情况正确选用。对于婴、幼儿要充分考虑听觉和语言康复训练效果，利用残余听力发展语言能力。对老年人应考虑因年龄增大，听力进一步下降的特点。选配好的助听器要经过一段时间的试戴和调试，直至最佳状态。

助听器的保养：主要包括清洁、防水、防潮及防摔。助听器应每天用毛刷和干燥的软布轻轻擦拭，禁止用清洁液等擦洗。游泳、洗澡、洗头、洗脸以及晚上睡前均要将助听器取出放入干燥盒内，防止受潮损坏。禁止使用电吹风等干燥工具，确保助听器的完好及使用效果。

第二节　鼻部疾病患者的护理

 小贴士

鼻腔前起前鼻孔，后止于后鼻孔，为一顶窄底宽的狭长腔隙，后通鼻咽部。由鼻中隔分隔为左右两腔，每侧鼻腔包括鼻前庭及固有鼻腔两部分。固有鼻腔（nasal fossa proper）通称鼻腔，由黏膜覆盖，有内、外、顶、底四壁。外侧壁上有突出于鼻腔中的三个卷曲的骨片，并外覆有黏膜和黏膜下组织，称为鼻甲，由上而下分别称上、中、下鼻甲。各鼻甲外下方的空隙称为鼻道,即上、中、下鼻道。各鼻甲内侧面和鼻中隔之间的空隙称为总鼻道。上、中两鼻甲与鼻中隔之间的腔隙称嗅裂或嗅沟(图4-3)。

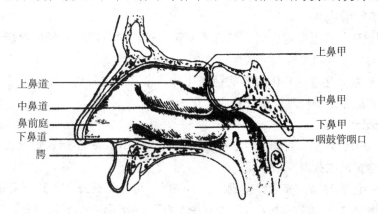

图4-3 鼻部解剖

一、鼻疖

鼻疖(furuncle of nose)是指鼻前庭、鼻尖及鼻翼部毛囊、皮脂腺或汗腺的局限性急性化脓性炎症。是鼻部疾病的常见病之一。若处理不当(挤压),容易导致感染扩散,引起颅内并发症。

(一)护理评估

1. 健康史 鼻疖多因局部皮肤损伤,金黄色葡萄球菌等化脓性细菌侵入感染所致。可继发于急、慢性鼻前庭炎。糖尿病患者和全身抵抗力低下者可使本病反复发作或迁延不愈。

2. 身体状况 患者局部有明显的跳痛或剧痛,严重者可伴有全身不适和低热。检查局部皮肤出现红色丘状隆起,有压痛,周围组织肿胀发硬。疖肿成熟后,丘状隆起顶部出现黄白色脓点,约在1周内自行溃破流脓而愈。

疖肿多为单发,亦可多发。由于外鼻部静脉无瓣膜并且与颅内血管有交通,若处理不当或抵抗力低下者,可引起颅内、外严重并发症,如上唇和面颊部蜂窝织炎或海绵窦血栓性静脉炎等。

3. 心理社会资料 疖肿疼痛剧烈,患者就诊时表情痛苦。应多关心、理解患者,并对其宣教疾病相关知识。

(二)护理应用/合作性问题

急性疼痛 与局部炎症刺激有关。

潜在并发症 鼻翼或鼻尖部软骨膜炎、颊部及上唇蜂窝织炎、海绵窦血栓性静脉炎等,由感染扩散引起。

知识缺乏 患者挖鼻、拔鼻毛或挤压鼻疖的不良习惯,与缺乏保健知识或家庭卫生教育有关。

(三)护理目标

(1)患者疼痛症状减轻或消失,体温恢复正常。

（2）无并发症出现。

（3）通过宣教，患者了解相关疾病知识。

（四）护理措施

1. 心理护理　安慰患者，耐心与患者交流病情，说明疼痛由局部炎症引起，待炎症控制疼痛会减轻或消失。

2. 病情观察　注意观察体温等病情变化，若患者出现高热、剧烈头痛，应及时报告医生，并遵医嘱给予物理降温等相应治疗护理。

3. 治疗配合

（1）疖肿未成熟时，可予理疗、热敷，局部涂抹 10% 鱼石脂软膏或各种抗生素软膏，促其炎症消散或成熟穿破。

（2）疖肿已成熟者，如未穿破或排脓不畅时，可在无菌操作下用探针蘸少许 15% 硝酸银溶液腐蚀脓头，或用小尖刀挑破脓头，再用小镊子钳出脓栓，切忌挤压。

（3）疖溃破后，局部清洁消毒，促进引流，破损处涂以抗生素软膏。

（4）按医嘱给予足量、有效抗生素或磺胺类药物，疼痛者可适当给予镇痛剂。

4. 特殊护理

（1）合并海绵窦血栓性静脉炎时，请眼科和神经科医生协助处理。

（2）如为糖尿病患者，应指导控制血糖。

（五）护理评价

（1）患者疼痛是否消失，体温是否恢复正常。

（2）有无并发症出现。

（3）是否掌握相关的卫生常识。

（六）健康教育

（1）向患者宣传挖鼻及拔鼻毛等不良习惯的危害。

（2）告知患者及家属不要自行切开或挤压疖肿，避免发生并发症。

二、急性鼻炎

急性鼻炎（acute rhinitis）是由病毒感染引起的鼻腔黏膜的急性炎症性疾病。俗称"伤风"或"感冒"。好发于季节交替气候多变时，并具有一定传染性。

（一）护理评估

1. 健康史　急性鼻炎主要为病毒感染，亦可合并细菌感染。致病以鼻病毒最为常见，其次是流感和副流感病毒、腺病毒及冠状病毒。由于病毒致病力较弱，发病常在机体抵抗力下降，如受凉、劳累、烟酒过度时诱发。全身或局部慢性疾病、环境因素等在急性鼻炎的发病中也起一定作用。

2. 身体状况　病毒经呼吸道传播，潜伏期 1～3 日，若无并发症，一般病程约 7～10 日，整个病程可分为 3 期。

（1）初期　约 1～2 日。患者常有全身不适，畏寒、低热及头痛等。鼻内和鼻咽部干燥、灼热，痒，打喷嚏。检查见鼻腔黏膜急性充血，分泌物少。

（2）急性期　约 2～7 日。鼻塞渐重，分泌物增多，由水样转成黏脓性，讲话呈闭塞性鼻音，伴嗅觉减退。鼻腔检查见黏膜充血肿胀，尤以下鼻甲为甚，鼻道内充满大量水样或黏脓性分泌物。

（3）**恢复期** 若无并发症，鼻塞减轻，鼻涕减少，全身症状逐渐好转，鼻黏膜充血肿胀减轻。一般 7～10 日后痊愈。

急性鼻炎可因不正确的擤鼻或感染直接蔓延，导致各种并发症：如急性鼻窦炎、中耳炎、咽炎、喉炎、气管炎、支气管炎及肺炎等。上述并发症多见于儿童及体弱者。

3. 心理社会资料 鼻塞可引起头痛不适，导致患者烦躁不安。应注意评估患者的心理状态，多关心患者，满足其对疾病的认知。

（二）护理应用/合作性问题

体温过高 与感染引起炎症反应有关。

知识缺乏 缺乏疾病相关的保健和预防知识。

（三）护理目标

（1）患者体温恢复正常。

（2）了解疾病相关知识。

（四）护理措施

1. 一般护理 应注意休息，多饮水，清淡饮食，通便以加速毒素排出。

2. 治疗配合

（1）可用解热镇痛剂或中药行发汗疗法，减轻症状。

（2）对合并细菌感染者，可使用抗生素。

（3）消除鼻塞，改善鼻腔通气引流，预防并发症。

① 1%（小儿用 0.5%）麻黄碱生理盐水滴鼻液滴鼻或喷鼻，每日 1～3 次。该类药物可引起药物性鼻炎，故不可久用。

②针刺迎香、鼻通穴或行穴位按摩，可减轻鼻塞。

（五）护理评价

（1）患者体温是否恢复。

（2）是否了解疾病相关知识。

（六）健康教育

（1）加强体育锻炼，注意营养，劳逸结合，常用冷水洗脸，以增强对寒冷的耐受能力。儿童在流行期可注射丙种球蛋白或胎盘球蛋白，有增强抵抗力和预防感染的作用。

（2）应避免与患者密切接触；患者应卧床休息，注意居室通风，尽量勿出入公共场所，外出时戴口罩，防止飞沫传染他人。

（3）提倡正确的擤鼻法，即轻压一侧鼻翼或用纸巾捂着开放的鼻孔，轻轻擤出鼻腔的鼻涕；或将鼻涕吸入咽部后吐出。切忌紧捏两侧鼻孔，用力擤鼻，预防并发鼻窦炎或中耳炎。

三、慢性鼻炎

【引导案例】

患者，男，44 岁。因"间断性右侧鼻塞半年，加重 1 月余"入院。该患者于半年前无明显诱因下间断出现右侧鼻塞，伴鼻痒、打喷嚏及流涕，无头痛，一直未诊治。1个月余前患者感右侧鼻塞加重，来院查体：外鼻无畸形，左侧下鼻甲肥大，双侧鼻窦区无压痛。向鼻腔内滴呋麻液后黏膜无明显收缩。初步诊断为：慢性鼻炎。对该患者的护理措施有哪些？

慢性鼻炎（chronic rhinitis）为鼻腔黏膜及黏膜下组织的慢性非特异性炎症，是一种常见鼻病，炎症可持续数月以上或反复发作。临床上可分为慢性单纯性鼻炎（chronic simple rhinitis）和慢性肥厚性鼻炎（chronic hypertrophic rhinitis）两种。慢性单纯性鼻炎的治疗原则为病因治疗，消除鼻黏膜肿胀，恢复鼻腔通气功能。慢性肥厚性鼻炎的治疗原则为以减充血剂滴鼻、下鼻甲硬化剂注射、激光、冷冻、微波或射频等保守治疗，结合必要的手术治疗。

（一）护理评估

1. 健康史

（1）局部因素　急性鼻炎反复发作或治疗不彻底；慢性化脓性鼻窦炎，脓性分泌物的长期刺激；严重鼻中隔偏曲妨碍鼻腔通气引流，以及慢性扁桃体炎、腺样体肥大均可诱发本病；鼻腔用药不当或过久，如长期使用滴鼻净等血管收缩剂，使血管舒缩功能失调致血管持久性扩张及黏膜肿胀。

（2）全身因素　慢性疾病、自主神经功能紊乱、营养不良、内分泌失调及免疫功能障碍等均可引起鼻黏膜血管长期淤血或反射性充血，使鼻黏膜肿胀。

（3）不良嗜好　长期大量烟、酒刺激。

（4）环境及职业因素　长期或反复吸入粉尘或有害化学气体（如水泥、石灰、煤尘、二氧化硫及甲醛等），温度或湿度的急剧变化及通风不良等均可诱发本病。

本病初期表现为鼻黏膜深层血管充血扩张，尤其是下鼻甲海绵状血窦扩张，腺体活跃，分泌增加；继之血管周围纤维组织增生，严重者骨膜和骨组织也可增生，以下鼻甲最为明显，局部可呈结节状、桑椹状或分叶状肥厚。

2. 身体状况　慢性鼻炎的主要临床表现有鼻塞，流涕，鼻黏膜充血、肿胀和增生。慢性肥厚性鼻炎多由慢性单纯性鼻炎发展、演变而来，但二者临床表现不同，治疗亦有区别。其鉴别要点见表4－2。

表4－2　慢性单纯性鼻炎与慢性肥厚性鼻炎的鉴别要点

鉴别要点	慢性单纯性鼻炎	慢性肥厚性鼻炎
鼻塞	间歇性或交替性	持续性
前鼻镜检查	下鼻甲黏膜肿胀，暗红色，表面光滑	下鼻甲黏膜肥厚，表面不平，可呈结节状或桑椹状
对减充血剂的反应	黏膜有明显的收缩	黏膜无明显收缩或不收缩
下鼻甲触诊	柔软，有弹性	质硬，无弹性
治疗方法	主要用药物治疗	可采用物理疗法或手术治疗

3. 心理社会资料　慢性疾病病程较长，相关症状影响患者的生活，易产生焦虑心理。护士应注意评估其心理状态，多关心、体贴患者，满足其对疾病的认知。

（二）护理应用/合作性问题

清理呼吸道无效 与鼻黏膜充血、肿胀、肥厚及分泌物增多有关。

潜在并发症 鼻窦炎、中耳炎等，与鼻甲肥大妨碍鼻窦及中耳通气引流有关。

知识缺乏 缺乏鼻部炎症的防治常识，与患者接受卫生知识宣传教育的广度和深度不够有关。

（三）护理目标

（1）患者呼吸道恢复通畅，不适感减轻或消失。

（2）未发生并发症。

（3）了解疾病相关知识。

（四）护理措施

1. 一般护理 协同医生帮助患者寻找致病原因，并及时治疗和护理。

2. 病情观察 密切观察病情，及时向医生报告病情变化，预防鼻窦炎、中耳炎等并发症的发生。

3. 治疗配合 根据患者不同情况提供护理。①鼻黏膜对减充血剂敏感者，给予介绍正确的滴鼻药法，选用合适的滴鼻药，如 0.5% ~ 1% 麻黄碱生理盐水。②对减充血剂不敏感者，可遵医嘱进行下鼻甲硬化剂（如50％葡萄糖或80％甘油注射液）注射或采用激光、冷冻等疗法治疗。③对拟行手术治疗者如下鼻甲黏膜部分切除或下鼻甲黏-骨膜下切除），配合医生做好手术前、后护理。

（五）护理评价

（1）患者呼吸道是否恢复通畅，不适感是否减轻或消失。

（2）是否发生并发症。

（3）患者了解疾病相关知识的程度。

（六）健康教育

介绍本病的预防措施，如戒除吸烟、酗酒等不良嗜好，锻炼身体，提高机体抵抗力。在含有粉尘的环境工作时应戴防护口罩，气温急剧变化应注意降温或保暖。

四、变应性鼻炎

变应性鼻炎（allergic rhinitis）是发生于鼻黏膜的变态反应性疾病，可分为常年性鼻炎和季节性鼻炎两种，本病的发生与遗传及环境因素密切相关。近年来发病率呈上升趋势。主要病理变化为血管扩张、嗜酸粒细胞浸润、腺体分泌旺盛和鼻黏膜水肿。黏膜水肿可发展为息肉样变，甚至形成鼻息肉。变应性鼻炎的治疗以避免接触变应原为主，也可采用口服或局部喷用抗组胺药、鼻用类固醇激素等非特异性治疗、脱敏疗法等特异性治疗、筛前神经烧灼术和翼管神经切断术等手术治疗方法。

（一）护理评估

1. 健康史 引起变应性鼻炎的变应原主要为吸入物。常年性变应性鼻炎的变应原是一些与人们起居密切相关的物质，如室内建筑材料释放出的甲醛、尘螨及真菌，室外空气中的二氧化硫、羽毛及动物皮屑等吸入引起。季节性变应性鼻炎的变应原多为植物花粉，如树木、野草和农作物花粉，故又称花粉症（pollinosis）。本病属于 IgE 介导的 I 型变态反应。

2. 身体状况 主要表现为突然发生的鼻痒，阵发性、连续性喷嚏，流大量清水样涕，伴有鼻塞，部分患者尚有嗅觉减退。前鼻镜检查可见鼻黏膜水肿，呈苍白色或浅蓝色，以下鼻甲为重。

3. 辅助检查 临床上可以进行皮肤试验，如斑贴试验、划痕试验和皮内试验等；黏膜激发试验，如结膜试验、鼻腔黏膜试验及支气管试验等；血清总 IgE 或变应原特异性 IgE 测定；组胺释放试验等检查辅助诊断。

4. 心理社会资料 喷嚏、水样涕等症状影响了患者的工作和生活，易产生焦虑心理。护士应注意评估其心理状态，多关心患者，满足其对疾病的认知。

（二）护理应用/合作性问题

潜在并发症 如变应性鼻窦炎、支气管哮喘和分泌性中耳炎等。

知识缺乏 缺乏有关防治变应性疾病的知识。

（三）护理目标

（1）无并发症发生。

（2）知晓疾病的相关知识。

（四）护理措施

1. 一般护理 帮助患者分析发生变应性反应的原因，协助其进行变应原皮肤试验或黏膜激发试验，努力寻找变应原，并避免接触。

2. 治疗配合

（1）症状明显者与医生配合选用合适药物，如抗组胺药阿司咪唑（息斯敏）等。也可局部应用糖皮质激素，用药前应将药物的作用、用法及不良反应告知患者。

（2）遵医嘱进行免疫疗法，用皮肤试验阳性的相应变应原，由低浓度开始逐渐增加浓度和剂量，进行皮下注射。

（五）护理评价

（1）有无并发症发生。

（2）通过宣教，患者对疾病知识掌握程度。

（六）健康教育

对患者进行健康指导，嘱其保持家庭的墙壁和家具清洁、干燥，不养宠物，不用地毯及羽毛被褥。使用百叶窗，经常晒洗衣物、被褥，搞卫生时要戴口罩。如为花粉症患者尽可能不接近树木、草坪和野草，锄草时戴湿口罩等。

五、鼻息肉与鼻息肉病

鼻息肉（nasal polyp）是一种高度水肿的炎性增生性组织，好发于中鼻道。鼻息肉病（nasal polyposis）是一种双侧鼻黏膜的广泛性炎症反应和多发性息肉样变性，与鼻息肉尚无明确区分标准。鼻息肉为一高度水肿的疏松结缔组织。浸润细胞以嗜酸性粒细胞为主，可见中性白细胞、淋巴细胞、浆细胞和肥大细胞等。其组织中的血管、腺体均无神经支配。

（一）护理评估

1. 健康史 该病病因不明。普遍认为与变态反应和慢性炎症关系最为密切。

2. 身体状况

（1）症状　较小的息肉可无明显症状，随着息肉的逐渐增大，鼻塞进行性加重，最后呈持续性，伴嗅觉减退、闭塞性鼻音及打鼾等症状。若并发鼻窦炎、分泌性中耳炎等则可引起相应症状。

（2）体征　检查见一侧或双侧鼻腔内有单个或多个表面光滑、呈灰白色或淡红色、半透明的新生物，形如鲜荔枝肉，触之柔软，无痛感，可移动，不易出血。鼻内镜检查可明确鼻息肉的部位和范围。巨大鼻息肉可突出于前鼻孔，或向后可垂于鼻咽部甚至口咽部，并可导致外鼻变形、鼻背增宽，称之为"蛙鼻"。

鼻息肉与鼻息肉病需与鼻腔内翻性乳头状瘤鉴别，后者多发生于一侧鼻腔，中老年人多见，肿物较硬且分叶状，表面粗糙，色淡红，易出血，多次复发者有恶变倾向。病理检查可明确诊断。

3. 辅助检查　X线摄片尤其CT扫描有助于明确诊断以及病变的范围。

4. 心理社会资料　病情反复发作影响患者的正常生活，易产生焦虑心理。护士应注意评估其心理状态，多关心、体贴患者，满足其对疾病的认知。

（二）护理应用/合作性问题

感知紊乱　鼻塞、嗅觉减退、张口呼吸等，与鼻腔阻塞有关。

潜在并发症　如术后出血等。

知识缺乏　缺乏有关术后自我护理的知识。

（三）护理目标

（1）患者嗅觉减退等不适减轻或消失。

（2）术后并发症未出现。

（3）知晓疾病的相关知识和术后自我护理的要求。

（四）护理措施

1. 糖皮质激素疗法　适用于初发的息肉。较大息肉或鼻息肉术后，以及鼻息肉病患者，通过治疗可使大息肉变小，小息肉消失。临床上常用丙酸倍氯米松雾化剂喷鼻腔或在息肉内注射强的松龙等。必要时给予激素口服。

2. 抗炎治疗　由于本病多伴有阻塞性鼻窦炎，故应同时使用抗生素治疗。

3. 手术摘除　对于鼻塞严重和较大的息肉，在类固醇激素疗法的前提下，尽早手术摘除。近年多行鼻内镜手术，彻底清除病变的同时，尽量保留鼻腔正常的生理结构。

（五）护理评价

（1）患者嗅觉减退等不适是否减轻或消失。

（2）有无并发症出现。

（3）通过宣教，患者对疾病知识掌握程度。

（六）健康教育

（1）本病有易复发倾向，应坚持定时复诊，尤其手术患者。

（2）术后用抗生素、激素等治疗应达 1～3 个月。

六、急性鼻窦炎

小贴士

鼻窦是鼻腔周围颅、面骨内的含气空腔，有鼻窦开口与鼻腔相通，依据其所在骨命名，分别称为上颌窦、筛窦、额窦、蝶窦（图4-4）。上颌窦最大，位于上颌骨内，开口于中鼻道。筛窦位于筛骨内，呈蜂窝状，以中鼻甲附着处为界，分成前组筛窦和后组筛窦，各自开口于中、上鼻道。额窦位置相对较高，开口于中鼻道。蝶窦位于蝶骨体内，开口于蝶筛隐窝。

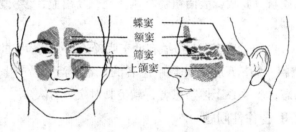

蝶窦
额窦
筛窦
上颌窦

图4-4 鼻窦体表投影

急性鼻窦炎（acute sinusitis）为鼻窦黏膜的急性化脓性炎症，严重者可累及骨质，并可引起周围组织及邻近器官的并发症。急性鼻窦炎的发生与鼻窦的解剖特点有关，鼻窦的窦口小，稍有狭窄或阻塞即导致鼻窦通气引流障碍。上颌窦的窦底低、窦口高、窦口小、窦腔大，且其他鼻窦的开口均高于上颌窦，故临床上以上颌窦炎罹患率最高。对于鼻窦炎的治疗，通过病因治疗解除鼻腔、鼻窦通气引流障碍，控制感染。使用足量抗生素，结合局部使用鼻血管收缩剂、物理疗法。必要时可以应用上颌窦穿刺冲洗术，冲洗后向鼻窦内注入适量的抗生素。

（一）护理评估

1. 健康史

（1）局部原因 ①鼻腔疾病：如急性鼻炎、慢性鼻炎、变应性鼻炎、鼻中隔偏曲、鼻息肉及鼻腔肿瘤等因素均可影响鼻腔及鼻窦的通气和引流。②邻近组织源性感染：如根尖周炎、扁桃体炎及腺样体肥大等。③创伤：如鼻窦骨折、气压损伤等。

（2）全身因素 全身抵抗力下降、变态反应、内分泌失调及生活与工作环境不卫生等均可诱发本病。

2. 身体状况

（1）全身症状 继发于急性鼻炎者，常表现为急性鼻炎的原有症状加重，出现畏寒、发热、食欲减退、便秘和全身不适等。小儿患者全身症状较重。

（2）局部症状 以鼻塞、流脓涕和头痛为主要症状。尤其是头痛有其特有的规律性，对诊断有一定价值。

①鼻塞：多为持续性鼻塞，是鼻黏膜充血、肿胀及分泌物积蓄所致。鼻塞可致嗅

觉功能暂时减退或丧失。

②脓涕：鼻腔内大量脓性或黏脓性鼻涕，可带少许血液。如为厌氧菌或大肠杆菌感染者脓涕有恶臭味。

③头痛或局部疼痛：为常见症状。因脓性分泌物、细菌毒素和黏膜肿胀而刺激和压迫神经末梢所致。其表现依受累鼻窦不同而各有特点：急性上颌窦炎：眶上额部疼痛，可伴有同侧颌面部痛或上列磨牙痛。晨起轻，午后重。急性筛窦炎：疼痛局限于内眦或鼻根部，可放射至头顶部，有时可为眼球后方疼痛，转动眼球或按压眼球时疼痛加重。一般晨起渐重，午后转轻。急性额窦炎：前额部疼痛，具有明显的周期性，晨起时即感头痛，逐渐加重，中午最重，午后减轻，晚间消失。炎症未消，每日将以同样规律周而复始地持续。急性蝶窦炎：颅底或眼球深部钝痛，可放射至头顶及耳后，亦可引起枕部疼痛。早晨轻，午后重。

（3）体征　鼻窦表面检查：急性上颌窦炎为颌面红肿、压痛；急性筛窦炎为鼻根部及内眦部红肿、压痛；急性额窦炎则表现为前额部红肿，眶内上角压痛及额窦前壁叩痛。

3. 辅助检查

（1）前鼻镜检查　鼻腔黏膜肿胀，尤以中鼻甲和中鼻道黏膜为甚。鼻腔内可见大量黏脓或脓性分泌物。

（2）鼻窦 X 线检查　鼻窦黏膜增厚，窦腔密度增高。急性上颌窦炎偶见液平。

（3）血常规检查　可见白细胞增多。

4. 心理社会资料　头痛、鼻塞等影响患者正常的工作和生活，易产生焦虑心理。护士应注意评估其心理状态，多关心、体贴患者，满足其对疾病的认知。

（二）护理应用/合作性问题

清理呼吸道无效　与鼻黏膜充血、肿胀及鼻腔分泌物增多有关。

急性疼痛　由鼻窦黏膜炎症肿胀刺激、分泌物贮留及通气引流不畅有关。

知识缺乏　缺乏急性鼻窦炎的预防、保健知识。

（三）护理目标

（1）患者鼻塞和流涕停止。

（2）头痛减轻或消失。

（3）对疾病的预防和保健知识有一定的了解。

（四）护理措施

1. 一般护理　嘱患者多饮水，注意休息，吃易消化的食物，保持大便通畅。指导患者正确擤鼻，预防并发症。

2. 治疗配合

（1）遵医嘱及时、足量、全身使用有效抗生素控制感染，防止发生并发症或转为慢性。明确致病菌者应选择敏感的抗生素，未能明确致病菌者可选择广谱抗生素。

（2）局部可用血管收缩剂和皮质类固醇激素，以减轻鼻腔黏膜肿胀引起的窦口阻塞。必要时进行上颌窦穿刺冲洗。

（3）可采用局部热敷、短波透热或红外线照射等物理疗法，促进炎症消退，改善局部症状。

(4) 体位引流可促进鼻窦内脓液的排除。

(五) 护理评价

(1) 患者鼻塞和流涕是否停止。

(2) 头痛是否减轻或消失。

(3) 对疾病的预防和保健知识了解程度。

(六) 健康教育

(1) 指导患者正确滴鼻、鼻腔冲洗和体位引流等。

(2) 若出现高热不退、头痛加剧及眼球运动受限等症状,应及时就诊。

(3) 加强锻炼,增强机体抵抗力,防止感冒。

(4) 生活有规律,劳逸结合,忌烟酒、辛辣刺激性食物。注意工作、生活环境的洁净,加强室内通风。

(5) 积极治疗全身及局部病因,及时、彻底治疗本病,避免转化为慢性鼻窦炎。

七、慢性鼻窦炎

【引导案例】

患者,男,31 岁。流脓涕、鼻塞、头痛 10 年,加重 3 日就诊。患者自幼体弱,曾反复感冒。20 岁时因重感冒后流脓涕、鼻塞、头痛,经抗生素、中药等治疗效果不好。3 日前鼻塞、头痛加重。查:双鼻黏膜充血,CT 示双上颌窦、额窦窦腔内密度均匀增高,鼻甲肥大。初步诊断:慢性鼻炎、鼻窦炎。该患者的护理应用是什么? 护理时应注意哪些方面?

慢性鼻窦炎 (chronic sinusitis) 多为急性鼻窦炎迁延未愈或反复发作所致。牙源性上颌窦炎和部分筛窦炎可呈慢性起病。多个鼻窦同时受累时称为多窦炎。一侧或双侧所有鼻窦均受累者则称为全窦炎。临床以双侧、多组鼻窦同时发病最为常见。本病是耳鼻咽喉科常见病之一。病理改变可表现为鼻窦黏膜水肿、增厚、血管增生、淋巴细胞和浆细胞浸润、上皮纤毛脱落或鳞状化生以及息肉样变等。病变可累及骨膜和骨质,出现骨膜增厚或骨质吸收。治疗原则为首先采用抗生素、抗组胺药物、鼻用类固醇激素及血管收缩剂等保守治疗措施。在保守治疗无效时,可应用手术治疗,如上颌窦穿刺冲洗术、下鼻甲、中鼻甲手术和鼻中隔矫正术等手术方法。

(一) 护理评估

1. 健康史 病因与急性鼻窦炎大致相似。此外,特应性体质与本病关系密切。

2. 身体状况

(1) 全身症状 主要为慢性中毒症状。其表现轻重不等,如精神不振、头晕、倦怠、记忆力减退及注意力不集中等。

(2) 局部症状 大量脓涕为本病的主要症状,亦可有头痛和嗅觉障碍等。头痛一般较轻,表现为钝痛、闷痛,且随鼻部症状而加重或减轻。嗅觉障碍表现为嗅觉减退甚至失嗅,多属暂时性,少数可呈永久性。

(3) 体征 前鼻镜及后鼻镜检查可见:鼻黏膜呈慢性充血、肿胀或肥厚,中鼻甲及筛泡肥大或息肉样变，中鼻道变窄或伴发鼻息肉。前组鼻窦炎者中鼻道可见脓性分泌物，后组鼻窦炎可在嗅沟、后鼻孔或鼻咽部有脓性分泌物。鼻窦内镜检查可清楚地观察到窦口鼻道复合体区域、上鼻道及蝶窦口处的各种病理改变。

3. 辅助检查

（1）上颌窦穿刺冲洗　既可用于诊断，又可用于治疗。应在全身症状消退和局部炎症基本控制后实施（详见第三章第三节）。若有脓液抽出，应做细菌培养和药敏试验，以便进一步治疗。冲洗结束后可向窦内注入抗生素和糖皮质激素混合液。

（2）体位引流　根据病变鼻窦的不同，让患者采用不同的体位引流鼻窦内的分泌物。如上颌窦让患者采用侧卧位，患侧上颌窦在上方；额窦宜采用头直立位；前组筛窦宜采用头稍后仰；后组筛窦宜采用头稍前倾；蝶窦坐位，身体前倾，头抵膝盖，保持体位 10～20min 后做前鼻镜检查，可见窦口附近出现分泌物。

（3）影像学检查　鼻窦 X 线平片可显示窦内黏膜有不同程度的增厚、窦腔密度增高、液平面或息肉阴影等。鼻窦冠状位或轴位 CT 扫描，可清楚显示窦口鼻道复合体及各鼻窦的病变。

4. 心理社会资料　慢性疾病病程较长，且反复发作，严重影响患者的生活质量，易产生焦虑心理，对治疗失去耐心。护士应注意评估其心理状态，多关心、体贴患者，满足其对疾病的认知，树立战胜疾病的信心。

（二）护理应用/合作性问题

感知紊乱　嗅觉减退或消失。

潜在并发症　鼻出血、视力减退或失明、眼球移位、复视和眶尖综合征等。

知识缺乏　缺乏鼻窦炎治疗和预防知识。

（三）护理目标

（1）患者不适减轻或消失。

（2）没有并发症发生。

（3）对疾病的预防和保健知识有一定的了解。

（四）护理措施

1. 一般护理　指导患者正确滴鼻、鼻腔冲洗、体位引流及正确的擤鼻方法。对高血压患者、老年人和孕妇慎用麻黄碱滴鼻剂。

2. 心理护理　对患者进行及时的心理疏导，耐心解释病情、介绍治疗方法，减轻患者的焦虑，使患者树立治愈疾病的信心。

3. 病情观察

（1）在使用滴鼻药物时，应严格掌握适应证，注意药物浓度，观察药物疗效及副作用。

（2）术后观察患者体温、脉搏变化，有无剧烈头痛、视力障碍等，谨防并发症的发生。

4. 治疗配合

（1）遵医嘱给予鼻部滴药减充血剂，如1%麻黄碱，适当加入糖皮质激素和恢复鼻黏膜活性的药物，如三磷酸腺苷、溶菌酶等，改善鼻腔通气和引流，恢复嗅觉功能。

（2）上颌窦穿刺冲洗可用于慢性上颌窦炎的诊断和治疗。

（3）使用置换法，利用负压吸引使药液进入鼻窦。适用于额窦炎、筛窦炎、蝶窦炎或全鼻窦炎。

（4）对拟行手术等治疗者，做好术前、术后护理，减少手术引起的不适，避免手术并发症。

（五）护理评价

（1）患者不适是否减轻或消失。

（2）有无并发症发生。

（3）对疾病的预防和保健知识了解的程度。

（六）健康教育

（1）出院后遵医嘱坚持用药，冲洗鼻腔，定期随访，1个月内避免重体力劳动。

（2）加强锻炼，增强机体抵抗力，防止感冒。

（3）生活有规律，劳逸结合，忌烟酒、辛辣刺激性食物。注意工作、生活环境的洁净，加强室内通风。

（4）向患者讲解本病的危害性，嘱其积极针对病因进行治疗。

八、鼻出血

 小贴士

固有鼻腔内壁即鼻中隔，是两侧鼻腔的公共壁，由鼻中隔软骨、筛骨垂直板、犁骨构成支架，其骨膜外覆盖着黏膜。鼻中隔黏膜下有丰富的血管，特别是前下方黏膜下有一动脉丛，称"利特尔区"，是鼻出血的好发部位，俗称"易出血区"（图4-5）。

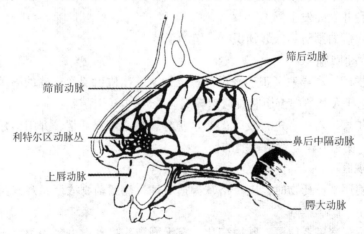

图4-5 鼻中隔血管

鼻出血（nosebleed，epistaxis）是一种常见的临床症状，可因鼻部疾病、外伤或全身性疾病引起，轻者仅涕中带血，重者可致失血性休克。本病是耳鼻咽喉科急症之一。小儿及青少年鼻出血大多发生在鼻中隔前下方的利特尔（Little）区，该处血管丰富表浅，易受外伤及干燥空气刺激。另外，此处黏膜下缺乏松软的结缔组织，直接与软骨膜相连，当黏膜受伤时易发生血管破裂。中、老年患者鼻出血多发生在鼻腔后部下鼻道外侧壁的鼻–鼻咽静脉丛，也可发生于鼻中隔后部的动脉。鼻出血应根据出血量大小，采用不同的止血措施。小量出血可采用填塞止血法、药物止血法、烧灼止血法等。若出血量较大，则应采用手术止血法，如介入性血管栓塞法、筛前筛后动脉结扎法、颈外动脉结扎法等，必要时抗休克治疗。出血停止后应针对病因治疗。

（一）护理评估

1. 健康史

（1）局部原因

①外伤：挖鼻、用力擤鼻、鼻骨骨折、鼻腔异物及鼻部手术后损伤血管未及时处理等均可引起鼻出血。

②鼻腔和鼻窦炎症：各种炎症均可损伤鼻黏膜血管而引起出血。

③鼻中隔病变：鼻中隔偏曲、糜烂、溃疡及穿孔等可引起鼻出血。

④肿瘤：鼻、鼻窦和鼻咽部恶性肿瘤早期可少量、反复出血，晚期则可因肿瘤组织侵犯大血管而引起大出血；良性肿瘤如鼻咽纤维血管瘤出血量亦较多。

（2）全身因素　凡可引起动脉压或静脉压增高、凝血功能障碍或血管张力改变的全身性疾病均可发生鼻出血。如心血管疾病、血液系统疾病、急性发热性传染病、营养障碍或维生素缺乏等。

2. 身体状况　由于出血原因、部位及出血量不同，其症状、体征变化也较大。局部原因引起者多为单侧出血，全身性疾病引起者可双侧或交替性出血。儿童和青少年出血多在鼻腔前部，中、老年患者出血多在鼻腔后部。长期、反复出血可导致贫血。成人短时间内失血量达 500ml 时，可出现头晕、口渴、乏力及面色苍白。失血量超过 500ml 时，可出现胸闷、出冷汗以及血压下降、脉速而无力；超过 1000ml 者可致休克。

3. 心理社会资料　因反复或大量出血，患者及家属可能出现紧张、焦虑和恐惧心理。护士应注意评估其心理状态，在配合医生抢救的同时多关心、体贴患者，满足其对疾病的认知。

（二）护理应用/合作性问题

有体液不足的危险　失血性休克，与鼻出血量较多有关。

恐惧　与鼻出血及担心疾病的预后有关。

知识缺乏　缺乏鼻腔填塞后的自我护理知识和避免再出血的知识。

（三）护理目标

（1）出血得到有效控制，未发生休克或休克缓解。

（2）患者消除恐惧心理，情绪稳定。

（3）患者对疾病的预防和保健知识有一定的了解。

（四）护理措施

1. 一般护理

（1）热情接待患者，沉着冷静地协助医生进行相应的体格检查、止血及防休克处理。

（2）患者一般取坐位或半卧位，疑有休克者应取平卧头低位。

2. 心理护理 通过心理安慰，消除患者的紧张情绪和恐惧感。必要时遵医嘱给予镇静剂。

3. 病情观察 密切监测患者脉搏、血压等生命体征的变化。

4. 治疗配合

（1）小量出血者可采取简单的止血法，如冷敷前额和颈部，同时嘱患者用手指紧捏两侧鼻翼 10～15min，若仍有出血者，则可用浸以 1% 麻黄碱的棉片塞入鼻腔再行指压止血。对反复小量出血且能找到出血点者，可用化学药物烧灼法或电烧灼法及 YAG 激光照射出血点，使血管封闭或凝固，达到止血目的。

（2）对出血量较大及出血部位不明者，应迅速建立静脉通道，给予止血药物，及时补充血容量，并协助医生做好填塞止血术。

（3）填塞后48h取出填塞物，严密观察患者鼻腔填塞后或取出填塞物后是否仍有出血。嘱患者将口中血液吐出，切勿咽下，以避免刺激胃黏膜而引起呕吐，加重患者的恐惧、慌张；同时可观察出血量和有无再出血的发生。

（4）保持口腔清洁卫生，加强口腔护理，对鼻腔已填塞的患者，口部可盖湿纱布，减轻患者因张口呼吸而引起的口、咽部干燥不适感。

（五）护理评价

（1）出血是否得到有效控制，有无发生休克或休克是否缓解。

（2）患者恐惧心理是否消除。

（3）患者对疾病的预防和保健知识的了解程度。

（六）健康教育

（1）患者出院后需要继续用药者，教会患者正确使用滴鼻药的方法。

（2）出院后 4～6 周内避免用力擤鼻、重体力劳动或剧烈运动。

（3）鼻出血以预防为主，平时不挖鼻，积极治疗相关疾病，注意增加液体摄入，增加居住空间湿度。饮食中注意维生素摄入，忌食辛辣食物，保持大便通畅。

第三节　咽部疾病患者的护理

小贴士

咽是呼吸道与消化道上端的共同通道，上起颅底，下达环状软骨下缘，相当于第6颈椎食管入口平面，成人全长约 12 cm。前壁不完整，分别与鼻腔、口腔和喉腔相通。咽分为鼻咽、口咽和喉咽三部分（图4-6）。

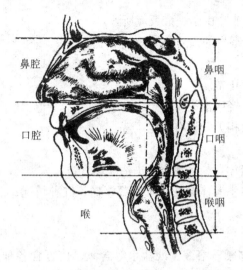

图 4－6　咽部分区

一、急性咽炎

急性咽炎（acute pharyngitis）是发生在咽黏膜以及黏膜下组织的急性非特异性炎症。本病常年可发生，但多见秋冬或冬春之交。它可以是咽部原发疾病，又可是急性上呼吸道炎症的一部分，也可继发于扁桃体炎、鼻炎等邻近器官疾病。病变会引起咽黏膜充血、肿胀、血管扩张及浆液渗出。咽后壁淋巴滤泡充血、肿大和渗出，常可引起颈部淋巴结肿大。急性咽炎扩散可引起分泌性中耳炎、化脓性中耳炎、急性鼻窦炎、急性扁桃体炎、急性喉炎和气管炎等并发症的出现。少数还可导致急性肾炎、风湿热等。治疗以对症、抗病毒和细菌感染为主，注意预防并发症出现。

（一）护理评估

1. 健康史　本病以病毒感染为主，常继发细菌感染。常见的病原体有柯萨奇病毒、腺病毒、副流感病毒、链球菌、葡萄球菌、肺炎双球菌等。除此之外，着凉、饮食不当、过度疲劳和环境污染（高粉尘、烟雾及刺激性气体等）也可诱发本病。

2. 身体状况

（1）症状　患者可有发热、乏力、肌肉酸痛和头痛等不适。小儿相对较重。咽干燥、灼热感，继而咽痛，吞咽时更甚，严重时可引起吞咽困难。

（2）体征　检查可见咽黏膜呈弥漫性充血、水肿，以悬雍垂、软腭及腭弓等处水肿最明显，咽后壁淋巴滤泡隆起、充血，表面有渗出物。下颌角淋巴结可肿大，有压痛。

3. 辅助检查　可行血常规检查，以确定病变程度。必要时行咽拭子细菌培养和药敏试验，以选用敏感抗生素治疗。

4. 心理社会资料　评估患者对疾病的认知及其职业和生活环境。

（二）护理应用/合作性问题

体温过高　由于感染所致。

急性疼痛咽痛、头痛，由于炎症反应所致。

知识缺乏　对急性咽炎的预防保健知识不了解。

（三）护理目标

（1）患者体温恢复正常。

（2）疼痛等不适减轻或消失。

（3）对急性咽炎的相关知识有一定了解。

（四）护理措施

1. 一般护理　适当休息，多饮水，进清淡饮食。

2. 病情观察　观察患者体温变化及局部疼痛、红肿情况；观察呼吸情况，必要时吸氧。

3. 治疗配合

（1）局部可用复方硼砂溶液、淡盐水等含漱，也可含各种含片，如杜灭芬含片、银黄含片、草珊瑚含片或华素片等。轻症者一般在 1 周内可痊愈。

（2）重症者应全身用药，给予抗病毒治疗，常用药物有利巴韦林、无环鸟苷等。必要时加用抗生素治疗，如氨苄青霉素、头孢拉定或罗红霉素等。若配合中药治疗，效果更佳，常用中成药有双黄连口服液、抗病毒口服液、六神丸和清开灵胶囊等。

（3）使用超声雾化吸入法，临床常用地塞米松、庆大霉素、利巴韦林和生理盐水混合液，每日 1~2 次，每次 15~20min。

（五）护理评价

（1）患者体温是否恢复正常。

（2）不适是否减轻或消失。

（3）是否掌握相关的卫生保健常识。

（六）健康教育

（1）春秋换季时注意及时增、减衣服，注意保暖。

（2）饮食注意合理搭配，多饮水。

（3）发病高峰期避免去人流密集地方，注意采取必要的隔离手段，如戴口罩等。

二、慢性咽炎

【引导案例】

患者，男，31 岁。咽干、咽部异物感 3 年。患者自幼体弱，曾反复感冒，伴咽部不适、咽干、咽部异物感。时有痛痒感、灼热感。查：声带充血，咽部充血，淋巴滤泡成片增生。初步诊断：慢性咽炎。该患者进行护理评估时应注意什么？健康教育的要点有哪些？

慢性咽炎（chronic pharyngitis）为咽部黏膜、黏膜下组织及淋巴组织的慢性弥漫性炎症。常为上呼吸道慢性炎症的一部分，多见于成年人。本病病因复杂，病程长，症状顽固，不易治愈。根据病理变化，本病分为慢性单纯性咽炎（chronic simple pharyngitis）和慢性肥厚性咽炎（chronic hypertrophic pharyngitis）。前者咽黏膜呈慢性充血，黏膜下结缔组织和淋巴组织增生，黏液腺肥大，分泌亢进。后者黏膜充血、肥厚，黏膜下有广泛的结缔组织和淋巴组织增生，咽后壁淋巴滤泡呈丘状隆起，咽侧索淋巴组织增生、肥厚，呈条索状。治疗上避免诱发因素刺激，结合局部治疗，谨慎使用抗生素。

（一）护理评估

1. 健康史

（1）局部因素 急性咽炎反复发作而转为慢性；鼻腔及鼻窦疾病致长期张口呼吸及鼻涕后流，经常刺激咽部，或受慢性扁桃体炎、牙周炎及龋齿等影响；烟酒过度、粉尘、有害气体及辛辣食物的刺激等均可引起本病。

（2）全身因素 贫血、消化不良、下呼吸道慢性炎症、内分泌功能紊乱、糖尿病、维生素缺乏及免疫功能低下等均可发生本病。

2. 身体状况 咽部可有各种不适感受，如异物感、干痒、灼热或微痛等。咽后壁常有黏稠分泌物附着。因分泌物的刺激，患者可出现刺激性咳嗽，当用力咳出分泌物时，常引起恶心、呕吐，此症状晨起尤为明显。

（1）慢性单纯性咽炎 检查可见咽黏膜血管弥漫性充血、扩张，咽后壁有少数散在的淋巴滤泡，常有少量黏稠分泌物附着在黏膜表面。

（2）慢性肥厚性咽炎 检查时可见咽黏膜肥厚，弥漫性充血、肿胀，咽后壁淋巴滤泡显著增生，呈丘状隆起或融合成块。咽侧索也充血、肥厚。

3. 心理社会资料 因咽部异物感导致患者恐癌心理而焦虑不安。护士应注意评估其心理状态，并了解其生活习惯、不良嗜好及职业、环境等，多关心、体贴患者，满足其对疾病的认知。

（二）护理应用/合作性问题

慢性疼痛 咽部轻微灼痛，因慢性咽炎所致。

焦虑 与长期不愈的咽部异物感有关。

知识缺乏 与缺乏咽部炎症防治常识有关。

（三）护理目标

（1）患者不适症状减轻或消失。

（2）焦虑心态缓解。

（3）对慢性咽炎的相关知识有一定了解。

（四）护理措施

1. 一般护理

（1）嘱患者进清淡饮食，补充所需维生素，避免烟、酒及辛辣食物刺激。

（2）经常漱口，清除咽部分泌物。

（3）帮助患者寻找病因，进行病因治疗。

2. 心理护理 耐心向患者介绍病情，告诉患者疾病的发生、发展以及转归过程，尽快解除患者的焦虑、烦躁或恐惧心理，以利于康复。

3. 治疗配合

（1）可含服碘喉片、薄荷喉片及中成药含片治疗。

（2）慢性肥厚性咽炎患者可用激光、冷冻或电凝等方法治疗。

（五）护理评价

（1）患者不适症状是否减轻或消失。

（2）焦虑心态是否缓解。

（3）对慢性咽炎的相关知识了解程度。

（六）健康教育

积极治疗全身和邻近局部慢性疾病，戒除烟、酒。改善生活和工作环境，保持室内空气清新。嘱患者养成良好的生活习惯，鼓励患者积极参加体育锻炼，增强体质，提高机体免疫力。

三、扁桃体炎

 小贴士

口咽为软腭游离缘平面至会厌上缘平面间部分，后壁黏膜上有散在的淋巴滤泡，前方借咽峡与口腔相通，向下通喉咽部（图4-7）。咽峡系悬雍垂和软腭的游离缘、两侧舌腭弓及咽腭弓、舌背所围成的环形部分。舌腭弓和咽腭弓间的深窝称扁桃体窝，内有腭扁桃体。咽峡的前下部为舌根，上有舌扁桃体。在咽腭弓的后方有纵行束状淋巴组织，称咽侧索。咽部有丰富的淋巴组织，腭扁桃体和腺样体在6岁左右体积最大，是这一时期主要的免疫器官，对通过血液、淋巴等入侵体内的有害物质有重要的防御功能。青春期后逐渐萎缩。

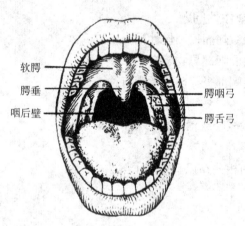

图4-7 口咽示意图

【引导案例】

患者，女，13岁。主诉：咽痛反复发作2年余，加重1日。患者于2年前受凉后出现咽痛、咽部异物感，无咳嗽。2年来病情反复发作，有时伴发热，予抗炎治疗后症状好转，但不能根除。日前出现咽痛剧烈，吞咽困难，急诊入院。查：体温39℃，咽部充血，双侧扁桃体Ⅲ度肿大，片状化脓灶。初步诊断：慢性扁桃体炎急性发作。对该患者的护理中应注意哪些问题？

扁桃体炎（tonsillitis）为腭扁桃体的非特异性炎症，本病是一种极为常见的咽部疾病，好发于儿童及青少年。临床上可分为急性扁桃体炎（cute tonsillitis）和慢性扁桃体炎（chronic tonsillitis）。当机体抵抗力降低（如受凉、劳累及烟酒过度等）时，存在于咽部和扁桃体隐窝内的某些病原体便大量繁殖，而引发扁桃体炎症。若急性扁桃体炎反复发作或迁延不愈，即可形成慢性扁桃体炎。近年来多数学者认为，自身变态反应是引起慢性扁桃体炎的重要因素之一。急性扁桃体炎以抗感染和对症治疗为主，局部脓肿形成需及时切开引流。慢性扁桃体炎以预防为主，酌情局部及全身用药；对于反复发作的患者或者成为引起全身疾病的病灶时，应及时进行扁桃体切除术。

（一）护理评估

1. 健康史　主要致病原为乙型溶血性链球菌，葡萄球菌、肺炎双球菌及腺病毒等也可引起本病。

2. 身体状况

（1）急性扁桃体炎　根据病理变化和临床表现可分为两种类型。

①急性卡他性扁桃体炎（acute catarrhal tonsillitis）：多为病毒感染所致。炎症仅局限于扁桃体黏膜，扁桃体隐窝与实质多无明显炎症改变。症状有咽痛、低热和其他轻度全身症状。检查可见扁桃体及腭舌弓黏膜充血、肿胀，扁桃体实质无显著肿大，表面一般无脓性分泌物。

②急性化脓性扁桃体炎（acute suppurative tonsillitis）：炎症始于隐窝，继而进入扁桃体实质。起病较急，局部和全身症状较重，咽痛剧烈，吞咽困难。全身症状有高热、恶寒、关节酸痛及全身不适。小儿病情严重，可出现抽搐及呼吸困难等。检查可见扁桃体充血、肿大，隐窝口有黄白色脓点，并可融合成片状假膜，易于擦去。可有下颌角淋巴结肿大。

急性扁桃体炎可引起扁桃体周围脓肿、急性中耳炎、咽后壁脓肿等并发症。

（2）慢性扁桃体炎　多由急性扁桃体炎反复发作或扁桃体隐窝引流不畅，隐窝内致病菌滋生聚集，引起感染或变态反应而发展为慢性炎症。链球菌和葡萄球菌为本病的主要致病菌。

患者多有反复急性发作史。平时可有咽干、发痒、异物感、刺激性咳嗽及口臭等。如扁桃体过度肥大，可出现呼吸不畅、睡眠打鼾、言语及吞咽障碍。检查可见扁桃体慢性充血，用压舌板挤压腭舌弓时，隐窝口可见黄白色干酪样分泌物溢出，扁桃体大小不定。

慢性扁桃体炎是常见的全身感染"病灶"之一，机体可能受扁桃体隐窝内病原微生物的影响而发生变态反应，产生各种并发症，如风湿性关节炎、风湿热、风湿性心脏病、肾炎和低热等。

3. 辅助检查　急性扁桃体炎时，血常规检查白细胞总数和中性粒细胞常增多。细菌培养和药敏试验有助于查明病原微生物和选用抗生素。当慢性扁桃体炎成为引起其他全身疾病的病灶时，有必要辅以相关的实验室检查，如血沉、抗链球菌溶血素O等。

4. 心理社会资料　急性扁桃体炎起病急，症状明显，多能得到及时治疗。评估中注意患者职业、文化程度及对疾病的认知。

（二）护理应用/合作性问题

体温过高　高热寒战，因扁桃体急性炎症引起。

潜在并发症　扁桃体周围脓肿、风湿热、急性肾炎等。

知识缺乏　缺乏扁桃体炎的预防和自我护理知识。

（三）护理目标

（1）患者体温恢复正常。

（2）未发生并发症。

（3）了解扁桃体炎的预防和自我护理知识。

（四）护理措施

1. 一般护理

（1）注意休息，多饮水，通大便。进易消化、富含营养的半流质饮食。

（2）对高热患者给予冰袋冷敷、酒精擦浴等物理降温。

2. 心理护理　耐心地向患者介绍病情、疾病的治疗恢复过程及注意事项，消除其焦虑或恐惧心理。

3. 治疗配合

（1）遵医嘱应用抗生素为主要治疗原则。首选青霉素，病情重者可酌情使用糖皮质激素，并予对症治疗。

（2）可选用复方硼砂溶液或1∶5000呋喃西林溶液漱口，遵医嘱选用有效的中、西药含片。慢性扁桃体炎患者可以冲洗或吸引扁桃体隐窝，清除隐窝内积存物，减少细菌繁殖的机会。

（3）指导患者使用超声雾化吸入法治疗。

（4）慢性扁桃体炎患者可以应用有脱敏作用的细菌制剂（如用链球菌变应原和疫苗）进行脱敏，必要时可使用各种免疫增强剂（如注射胎盘球蛋白、转移因子等）。

（5）手术护理　扁桃体炎反复发生，特别是有并发症的患者，可行扁桃体切除术。但急性扁桃体炎应待炎症消退1个月后施行手术。

术前护理：①详细询问病史，并进行体格检查，做胸部透视。②做血、尿常规及出、凝血时间检查，注意有无出血倾向。③术前6h禁食，手术前夜给予适量镇静剂，使患者安睡。④术前半h给适量阿托品和苯巴比妥肌内注射。⑤局灶性扁桃体炎患者术前数日应给予抗生素治疗；

术后护理：①局麻患者术后取仰卧位，全麻者应取右侧俯卧位，头部稍低，颈部可用冰袋冷敷。②嘱患者将口内分泌物吐出，不要咽下。唾液中混有少许血丝属正常现象。如持续口吐鲜血，则提示创面有活动性出血，应立即检查伤口，采取适当的止血措施。全麻儿童如不断做吞咽动作，提示有将血液咽下的可能，应检查伤口，予以止血。③术后第2日开始应用复方硼砂液漱口，以保持局部清洁。④术后6h伤口即有白膜形成，术后24h扁桃体窝已完全覆以白膜，此为正常现象，对创面具有保护作用。白膜于术后10日内逐渐脱落。如伤口感染较重，可无白膜形成。⑤术后4h如无出血可进流食，术后第2～3日可进半流质饮食。⑥如为局灶性扁桃体炎患者，术后继续使用抗生素。

（五）护理评价

（1）患者体温是否恢复正常。

（2）是否发生并发症。

（3）患者对扁桃体炎的预防和自我护理知识的了解程度。

（六）健康教育

锻炼身体，提高机体抵抗力，避免劳累，预防感冒，戒除烟酒，避免进食辛辣食物，生活规律，保持口腔清洁。

四、咽后脓肿

咽后脓肿（retropharyngeal abscess）为咽后间隙的化脓性炎症。因其发病机制不同，可分为急性和慢性两种。急性咽后脓肿以抗感染治疗为主，必要时切开排脓，防止脓肿突然破裂而窒息。慢性咽后脓肿多伴有结核病的全身表现，应抗结核治疗为主，脓肿形成后可穿刺抽脓，脓腔内注入链霉素，但应避免咽部切开引流，以免形成不易愈合的瘘管。

（一）护理评估

1. 健康史

（1）急性型　最常见为咽后隙化脓性淋巴结炎，多见于3岁以下的婴、幼儿。由于病变位于上呼吸道和上消化道的入口处，因此，随着脓肿逐渐增大会严重影响呼吸和吞咽功能，甚至引起喉梗阻而危及生命。

因婴、幼儿咽后隙两侧分别有3~8个淋巴结，引流鼻咽、口咽、扁桃体和咽鼓管等处的淋巴，故急性咽后脓肿常因以上各部的感染，引发咽后淋巴结炎，进而化脓，脓液积聚在咽后隙而形成。如有营养不良、慢性疾病或全身免疫功能低下者则更易诱发此病。咽后壁外伤也可引起咽后间隙的感染。咽后脓肿由全身脓毒血症引起者极少见。本病致病菌以链球菌和葡萄球菌为常见。

（2）慢性型　多由咽后隙淋巴结结核或颈椎结核引起，故又称结核性咽后脓肿，常见于青壮年。

2. 身体状况

（1）急性咽后脓肿　起病急，常有畏寒、发热、咽痛、流涎、拒食、喂奶时吐奶或乳汁反流入鼻腔，患儿常显烦躁不安，讲话含糊不清，似口中含物。脓肿增大时可出现睡眠打鼾、吸气性呼吸困难，如脓肿压迫喉入口处或并发喉部炎症，则吸气性呼吸困难更为明显。患者为减轻疼痛与呼吸困难，常表现为颈部僵直，头偏向患侧。检查可见：患者呈急性病容，咽后壁一侧充血、隆起，触之有波动感。患侧或双侧颈淋巴结肿大、压痛。

（2）慢性咽后脓肿　多为颈椎结核引起，常有低热、盗汗及消瘦等结核病的全身症状。起病缓慢，病程较长。局部有咽部不适、吞咽阻挡感及言语含糊不清等，重者有喉阻塞的表现。检查可见：咽后壁隆起，黏膜苍白、肿胀。

3. 辅助检查

（1）颈侧位 X 线摄片　急性咽后脓肿时，咽后软组织明显增厚，有时可出现液平面或向前突出的弧形软组织阴影。慢性咽后脓肿时常可显示颈椎骨质破坏征象。

（2）实验室检查　急性脓肿者白细胞数量增多，切开排脓后即可下降至正常。脓肿穿刺可同时达到诊断和治疗两个目的。急性脓肿时脓液较稠，慢性型者脓液稀薄如淘米水。穿刺抽吸脓液应送细菌培养和做药敏试验。

（二）护理应用/合作性问题

体温过高　因咽后间隙急性化脓感染引起。

吞咽障碍　为咽痛和咽后脓肿增大阻塞咽腔所致。

知识缺乏　缺乏咽后脓肿的防治知识。

（三）护理目标

（1）患者体温恢复正常。

（2）能够正常进行吞咽活动。

（3）了解疾病相关知识。

（四）护理措施

1. 急性咽后脓肿的护理措施

（1）一般护理

①患儿取仰卧头侧位，需保持安静，必要时可应用镇静剂，以免哭闹时脓肿破裂脓液吸入而造成窒息。

②咽后脓肿破溃而发生脓液误吸时，患者应取头低脚高位，以防止发生急性窒息。

③对于脓肿较小，一般状况较好者，可考虑进流质饮食。脓肿较大，一般状况差的应暂禁食，给予静脉输液，补充机体所需能量，以防脱水。同时，密切观察患儿的呼吸隋况，必要时给予吸氧。

（2）治疗配合

①急性咽后脓肿应尽早施行切开排脓术。对于巨大或张力较大的脓肿，切开前需穿刺减压。切开后应及时吸出口腔中的分泌物，还需每日扩张切口，确保引流通畅，方可痊愈。床边应备有直接喉镜、吸引器和气管切开包，以备紧急抢救之需。

②及时准确地按医嘱给予抗生素，并密切观察其不良反应及有无并发症发生。

2. 慢性咽后脓肿的护理措施

（1）一般护理　①嘱患者卧床休息，减少颈椎活动。②给予富含营养的饮食，改善全身营养状况，提高免疫力。

（2）治疗配合　①协助医生反复多次施行穿刺抽脓、冲洗以及局部注入药物治疗。②及时准确地按医嘱给予抗结核药物，并观察药物的不良反应。

（五）护理评价

（1）患者体温是否恢复正常。

（2）能否正常进行吞咽活动。

（3）了解患者对疾病相关知识掌握程度。

五、鼻咽癌

小贴士

鼻咽在鼻腔的后方，颅底至软腭游离缘水平面间的咽部称鼻咽。在其顶壁与后壁交界处的淋巴组织称增殖体，也称腺样体或咽扁桃体。若腺样体肥大，可影响鼻呼吸，或阻塞咽鼓管咽口引起听力减退。鼻咽前方与后鼻孔及鼻中隔后缘相连。鼻咽的左、右两侧距下鼻甲后端约1cm处有一喇叭形开口，为咽鼓管咽口，此口的前缘、上缘和后缘隆起，称咽鼓管圆枕。在咽鼓管圆枕后上方有一凹陷，称咽隐窝，是鼻咽癌好发部位。其上邻近颅底破裂孔，故鼻咽恶性肿瘤常可循此进入颅内（图4-8）。

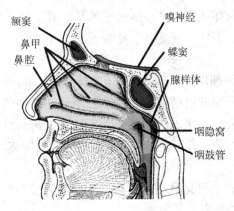

图4-8 鼻咽示意图

【引导案例】

患者，男，54岁。因"反复回吸涕血2个月"入院。2个月前无明显诱因反复右鼻出血，每次量不多，可自止，近几日吸鼻有涕中带血。查体：鼻咽部顶后壁可见结节状肿物，覆有较多脓性分泌物。颈部淋巴结触及肿大。行鼻内镜下鼻咽肿物活检术，病理报告提示鼻咽未分化型角化性癌。初步诊断：鼻咽癌。对此患者的护理应注意哪些方面？

鼻咽癌（carcinoma of nasopharynx，NPC）为我国高发恶性肿瘤之一，发病率以广东省最高，其次为广西、湖南、福建等省（区）。在我国头颈部恶性肿瘤中，鼻咽癌发病率占首位。而在某些高发地区，则发病率已居全身恶性肿瘤之冠。40～60岁为高发年龄组，男性发病率为女性的2～3倍。鼻咽癌患者以放射治疗为主，对于肿瘤转移范围较广者，可采取结合化学药物或手术治疗等综合治疗措施。

（一）护理评估

1. 健康史 目前认为本病与遗传、病毒及环境因素等有关。

（1）**遗传因素** 鼻咽癌有种族易感性和家庭聚集现象。

（2）**病毒因素** 主要为EB病毒。从鼻咽癌患者的血清中检测出EB病毒抗体，并且抗体滴度随病情发展而升高。从鼻咽癌活组织培养的淋巴母细胞中也分离出 EB 病毒。目前，EB 病毒的研究已成为探索鼻咽癌病因学中一个重要方面。

（3）环境因素　研究发现微量元素镍在鼻咽癌高发区的水和食物中含量较高，动物实验证明镍可以促进亚硝胺诱发鼻咽癌。

2. 身体状况

（1）症状

①出血：鼻出血是本病的早期症状，患者常出现回吸鼻涕后痰中带血或擤出血性涕。晚期肿瘤破坏大血管时可出现大量出血。

②鼻部和耳部症状：肿瘤增大，阻塞后鼻孔引起单侧鼻塞；瘤体若继续增大，则出现双侧鼻塞。肿瘤阻塞或压迫咽鼓管咽口，可引起耳鸣、耳闷塞感、中耳腔积液及听力减退。

③头痛：肿瘤向上破坏颅底，可相继出现第Ⅴ、Ⅵ、Ⅳ、Ⅲ、Ⅱ脑神经损害症状，表现为头痛、面部麻木、眼球外展受限、复视及上睑下垂等，尤其是顽固性头痛使患者难以忍受。

（2）体征　鼻咽癌早期即可出现颈部淋巴结转移，颈部淋巴结肿大是本病重要临床特征之一。常发生在颈深淋巴结上群。颈淋巴结转移灶多位于同侧乳突尖部的前下方，质硬、界限不清、表面不平、活动度差、无压痛及进行性增大为其主要特征。晚期癌肿可转移至双侧淋巴结，并可向肺、肝和骨骼等远处转移。

3. 辅助检查

（1）电子鼻咽镜检查　可见鼻咽顶后壁或咽隐窝处呈结节状、溃疡状、菜花状或肉芽肿样改变，表面粗糙不平，易出血。

（2）病理学活组织检查（活检）　发现可疑病变，应尽可能做鼻咽部原发灶的活检。一次活检阴性不能否定鼻咽癌的存在，少数病例需多次活检才能明确诊断。必要时可施行颈部转移淋巴结的穿刺抽吸活检。

（3）细胞学检查　用长棉签擦取鼻咽病变处分泌物做涂片检查，可发现脱落的癌细胞，有助于诊断。

（4）影像学检查　咽侧位和颅底 X 线摄片、CT 扫描及 MRI 检查可了解肿瘤大小、范围、颅底破坏及颈淋巴结转移等情况。

（5）EB 病毒抗体测定　EB 病毒壳抗原 – 免疫球蛋白 A（EBVCA – IgA）抗体测定已成为鼻咽癌诊断、普查和随访监视的重要手段。

4. 心理社会资料　鼻咽癌初期表现不典型，易漏诊。当出现典型症状时，疾病已达晚期，患者常感到绝望。护士应注意评估其文化层次、对疾病的认知及家庭的支持。

（二）护理应用/合作性问题

慢性疼痛　由肿瘤组织侵犯神经所致。

恐惧　由恐癌心理和鼻咽癌引起的剧烈头痛所致。

知识缺乏　缺乏鼻咽癌的防治知识。

（三）护理目标

（1）患者疼痛能够有效控制。

（2）通过心理护理缓解患者恐惧心理。

（3）了解鼻咽癌的相关知识。

（四）护理措施

1. 一般护理　给予营养丰富、高热量且易消化的软质饮食。改变不良的饮食习惯，改善营养状态，增强全身免疫功能和抵抗力。对不能进食者，可行鼻饲或从静脉给营养液。

2. 心理护理　对鼻咽癌患者的心理护理至关重要。向患者解释鼻咽癌放疗效果较好，使其保持平稳的心态，树立战胜疾病的决心。

3. 治疗配合

（1）观察放疗或化疗的不良反应，并对症处理，使其尽可能完成正规疗程。放疗区域皮肤不要用化学物品刺激，温水清洗即可。

（2）对大出血患者应采取相应的止血措施，如应用止血剂、施行鼻腔填塞或血管结扎等。失血严重者需做好输血准备。

（3）对头痛严重者可应用镇静、止痛剂。

（五）护理评价

（1）患者疼痛是否控制。

（2）恐惧心理是否缓解。

（3）患者对疾病相关知识了解程度。

（六）健康教育

（1）通过各种途径普及医疗、护理常识，使患者了解鼻咽癌的有关知识。

（2）对有家族史者，应定期进行有关鼻咽癌的筛查。

（3）注意营养，进食高热量、高维生素饮食，多吃水果。

（4）指导患者坚持张口训练，避免辛辣刺激性食物，饭前、后及睡前漱口。

（5）加强身体锻炼，戒除吸烟、酗酒等不良习惯，定期随访。

六、阻塞性睡眠呼吸暂停低通气综合征

阻塞性睡眠呼吸暂停低通气综合征（obstructive sleep apnea - hypopnea syndrome，OSAHS）为一种睡眠障碍性疾病。一般指成人在夜间 7h 的睡眠中，经鼻或经口的呼吸气流发生周期性中断 30 次以上，每次气流中断时间为 1s 以上，并伴有血氧饱和度下降等一系列病理生理改变。本病治疗包括非手术治疗和手术治疗两种方法。非手术疗法包括调整睡眠姿势、全身治疗、减肥、避免饮酒和服用安眠药等。手术治疗包括悬雍垂腭咽成形术、激光辅助悬雍垂软腭成形术、舌骨悬吊术和颌面畸形矫正术等。

（一）护理评估

1. 健康史　引起 OSAHS 的常见因素有：①上呼吸道狭窄或阻塞，如鼻中隔偏曲、鼻息肉、鼻甲肥大、鼻腔肿瘤、扁桃体Ⅲ度肥大及悬雍垂过长等，是引起鼻、鼻咽和口咽部阻塞的主要因素。②肥胖者舌体肥厚，咽部脂肪沉积过多而堵塞气道，组织肥厚拥挤还可使肺的体积明显减少，从而产生肥胖性换气不足综合征。③内分泌紊乱，如肢端肥大症引起舌体肥大，甲状腺功能减退可出现黏液性水肿等。④老年期组织松弛，肌张力减弱，致使咽壁松弛、塌陷内移引起鼾症或 OSAHS。

2. 身体状况

（1）打鼾　不论白昼黑夜，患者睡眠时都有高调鼾声，响度常超过 60dB，严重影响同室他人休息。而打鼾、停止呼吸等症状，患者醒后不能自觉。

（2）憋气　即呼吸暂停。在睡眠时频繁发生，每次持续数十秒，憋醒后患者奋力呼吸，胸、腹部隆起，肢体不自主活动。憋气与睡眠姿势有一定关系，早期病例憋气常发生于仰卧位，侧卧位时减轻或消失。

（3）白昼嗜睡　本病患者总感觉睡眠不足，在阅读、看电视或听报告等场合，特别在安静的环境中很容易入睡。常伴有晨起头痛、精神不振、记忆力减退、注意力不集中及工作效率低下等症状。

（4）心血管症状　长期发作的患者可并发高血压、心律失常及心肺功能衰竭等。

（5）肥胖　患者大多食欲较好，喜欢油腻食物，加之白天嗜睡及活动量小，70%的患者属肥胖体型。

3. 辅助检查

（1）声级计和频谱仪　对鼾声做客观的声学监测，有助于治疗前后的对比。

（2）内镜检查　如用纤维喉镜、鼻内镜等器械检查，有助于明确病变性质、原因及部位。

（3）影像学检查　为进一步明确上呼吸道阻塞部位，可做头颅 X 线、CT 扫描或 MRI 检查。

（4）多导睡眠描记仪（polysomnography instrument，PSG）　可对 OSAHS 患者进行整夜连续的睡眠观察和监测，包括脑电图、眼动电图、肌电图、心电图、口腔气流测定、鼻腔气流测定、测定胸腹运动及动脉血氧饱和度等多项复合检查。

4. 心理社会资料　重点评估患者的睡眠情况、情绪状况及对疾病的认知程度。

（二）护理应用/合作性问题

睡眠型态紊乱　打鼾、憋气等，与上呼吸道受阻有关。

潜在并发症　高血压、心律失常、心绞痛、心肺功能衰竭等，与憋气及缺氧有关。

知识缺乏　患者及家属不了解本病的严重性，缺乏疾病的防治知识，为科普教育不够所致。

（三）护理目标

（1）患者睡眠状态改善。

（2）未发生并发症。

（3）掌握疾病相关知识。

（四）护理措施

1. 一般护理

（1）应安排患者住单人病房，以免鼾声影响其他患者睡眠及休息。

（2）建议患者改变饮食习惯，减少糖和脂肪的摄入量，帮助其制订减肥计划和减肥食谱。嘱患者适当增加体力活动。

（3）禁忌饮酒。酒精中的乙醇可使肌肉松弛和肌张力降低，从而使睡眠呼吸暂停加重。切忌随意应用中枢神经抑制药，以免加重病情。

2. 病情观察　定期测量血压，密切观察呼吸暂停情况，尤其于凌晨时要加强巡视。

如果患者憋气时间过长，应将其推醒。

3. 心理护理　对患者进行有关 OSAHS 的医疗常识教育，使其了解治疗本病的重要性，消除患者对手术治疗的紧张和恐惧心理。

4. 治疗配合

（1）调整睡眠姿势　嘱患者尽量取侧卧位或半坐卧位，可减少舌根后坠，减轻睡眠呼吸暂停和鼾声。

（2）采用舌保护器　症状较重的患者，睡前可将舌保护器置于口中，使舌保持轻度前置位，增加咽腔前后径距离，从而减轻上呼吸道阻塞症状。

（五）护理评价

（1）患者睡眠状态是否改善。

（2）是否发生并发症。

（3）掌握疾病相关知识的程度。

（六）健康教育

（1）指导患者控制饮食，戒除烟酒，多做健身运动。

（2）术后 4 周内不要进食干硬、辛辣及刺激性食物，注意口腔卫生，进食后漱口。

（3）定期随访，检测心脏功能、血压等，防止并发症。

（4）患者不宜从事驾驶、高空作业等潜在危险的工作，以免发生意外。

第四节　喉部疾病患者的护理

 小贴士

喉（larynx）居颈前正中，上通喉咽，下接气管，为呼吸与发音的重要器官，是由一组软骨、韧带、喉肌及黏膜构成的锥形管腔状器官（图 4 - 9）。喉腔上起自喉入口，下达环状软骨下缘，由声带分隔成声门上区、声门区和声门下区（图 4 - 10）。

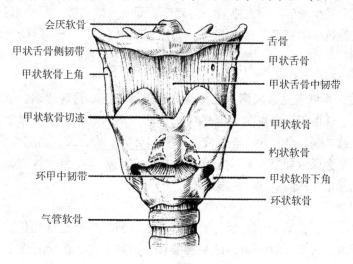

会厌软骨
甲状舌骨侧韧带
甲状软骨上角
甲状软骨切迹
环甲中韧带
气管软骨

舌骨
甲状舌骨
甲状舌骨中韧带
甲状软骨
杓状软骨
甲状软骨下角
环状软骨

图 4 - 9　喉解剖示意图

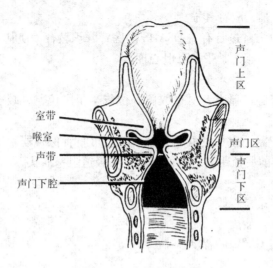

图 4 - 10　声门分区意图

一、急性会厌炎

【引导案例】

患者，男，24 岁，咽喉痛、发热伴呼吸困难 4h。4h 前无明显诱因出现咽喉痛，呈渐进性加重，吞咽时疼痛更甚，2h 前喉痛加剧，伴咽部阻塞感，讲话含糊不清，呼吸困难。查体：急性病容，体温 38.7℃，呼吸急促，吸气性呼吸困难。间接喉镜下见会厌明显充血，肿胀呈球型，黏膜表面可见黄白色脓点。检查过程中，患者突然呼吸困难加重，口唇青紫，出现窒息。立即行环甲膜穿刺，急送手术室行气管切开术，呼吸困难缓解。初步诊断：急性会厌炎、会厌脓肿。对此患者的护理中应注意哪些问题？

急性会厌炎（acute epiglotitis）是一种以声门上区会厌为主的急性炎症，又称声门上喉炎（supraglotitis）。本病好发于成人，且男性多于女性，具有起病急、进展快、易致喉阻塞甚至危及生命等特点。本病一旦确诊，即需住院治疗，尽快进行抗感染治疗，静脉内使用足量抗生素和糖皮质激素等。如出现喉阻塞较严重，则按照喉阻塞的治疗原则进行处理。

（一）护理评估

1. 健康史　本病常见致病菌为乙型流行性感冒杆菌、葡萄球菌、链球菌、肺炎双球菌、奈瑟卡他球菌等，也可为混合感染或合并病毒感染。外伤或邻近器官急性炎症的蔓延也可导致本病，全身性变态反应亦可引起会厌、杓会厌襞高度水肿，继发感染。病理改变主要是会厌舌面黏膜高度充血、水肿，会厌可增厚至球状。严重病例炎症可波及喉的其他部位，从而引起急性喉阻塞。

2. 身体状况

（1）发热　多数患者起病急骤，有畏寒、乏力和高热等全身症状。儿童及老年患者病情更为严重，进展迅速，可出现精神萎靡、四肢发冷、面色苍白及血压下降，甚至晕厥或休克等。

（2）喉痛 多数患者喉痛剧烈，且在吞咽时加重，致咽下困难，语声含混不清。

（3）呼吸困难 若治疗不及时可出现不同程度的吸气性呼吸困难，严重者可发生窒息。患者虽有呼吸困难，但很少出现声音嘶哑。

3. 辅助检查

（1）电子喉镜检查 会厌高度充血、水肿，或有脓肿形成。

（2）喉部侧位 X 线摄片 可见肿胀的会厌，界限清楚，对小儿急性会厌炎有一定的诊断价值。

（3）咽拭子培养及药敏试验 以明确致病菌，有助于选用敏感抗生素。

4. 心理社会资料 疾病发生时咽喉部疼痛剧烈，患者及家属可能出现焦急情绪。护士应注意评估其对疾病的认知程度，使其理解并配合治疗。

（二）护理应用/合作性问题

体温过高 因急性会厌感染所致。

急性疼痛 剧烈咽痛，与会厌充血、肿胀有关。

知识缺乏 缺乏对疾病的正确认识及防治知识。

（三）护理目标

（1）患者体温恢复正常。

（2）疼痛缓解或消失。

（3）了解疾病相关的知识。

（四）护理措施

1. 一般护理

（1）卧床休息，保持口腔清洁，可用 Dobell 液（复方硼砂溶液）或生理盐水漱口。

（2）对于严重病例应做好气管切开术的准备。行气管切开术者，则按气管切开术后护理。

2. 病情观察 监测血氧饱和度，密切观察呼吸型态及有无呼吸困难，必要时吸氧，并告知患者不得随意离开病房。

3. 治疗配合

（1）按医嘱及时通过静脉给予足量、有效的抗生素和激素是治疗本病的主要措施。

（2）超声雾化吸入给药。

（3）体温过高者应采用物理降温措施，尽量增加水的摄入量。

（五）护理评价

（1）患者体温是否恢复正常。

（2）患者疼痛是否缓解或消失。

（3）对疾病相关的知识了解程度。

（六）健康教育

（1）向患者及家属宣传此病的危害及预防措施，使患者配合治疗。

（2）避免与过敏原接触，生活规律，避免过度疲劳，戒除烟酒。

（3）积极治疗邻近器官的疾病，如发生异常应及时到医院就诊。

二、急性喉炎

【引导案例】

患儿，女，7个月，以"发热、声嘶伴呼吸困难2日"入院。查体：T 37.1℃，P 140次/分，R 40次/分。面色青灰，口周轻度发绀，犬吠样咳嗽，Ⅱ度吸气性呼吸困难，失声，三凹征（+）。直接喉镜检查：喉黏膜充血、肿胀，声门下黏膜显著肿胀。初步诊断：急性喉炎。对此患者，应做何紧急处理？护理中应注意什么？

急性喉炎（acute laryngitis）为喉黏膜的急性炎症，为常见的呼吸道急性感染性疾病之一，多发于冬、春两季。由于小儿免疫功能较低下，喉软骨柔软，喉腔狭小，喉黏膜较为松弛，喉黏膜淋巴管丰富，发生感染后极易因组织肿胀而导致喉阻塞。同时小儿喉部神经敏感性强，受刺激后易引起喉痉挛。又因其咳嗽功能差，喉及气管内分泌物不易排出，更易加剧呼吸困难，故儿童患者的病情远较成人为重。如不及时治疗，可并发喉阻塞而危及生命。本病治疗应采取严格禁声，应用抗生素与激素进行治疗，结合中药、物理疗法等综合治疗。必要时行气管切开术。

（一）护理评估

1. 健康史 本病多继发于急性鼻炎、急性咽炎和上呼吸道感染。受凉和疲劳致机体抵抗力下降为内在诱因。一般认为，先有病毒入侵，再继发细菌感染。常见致病菌有乙型流行性感冒杆菌、金黄色葡萄球菌、溶血性链球菌、肺炎双球菌和奈瑟卡他球菌等。吸入生产性粉尘和有害气体、发声不当或使用声带过度、烟酒过度与喉部外伤等均可诱发本病。儿童患者可能是流感、百日咳、麻疹或猩红热等急性传染病的并发症。

2. 身体状况

（1）发热 早期即可出现。儿童患者畏寒、发热等全身症状较成人患者为重。

（2）声音嘶哑 初期声嘶多不严重，但很快声嘶加重，甚至可失音。声音嘶哑为急性喉炎的主要症状，成人更为显著。

（3）咳嗽 早期仅为干咳无痰，晚期则有稠厚的黏脓痰咳出。在小儿患者炎症累及声门下区时，呈"空、空"样咳嗽，且夜间加重，为小儿急性喉炎的重要特征之一。

（4）吸气性呼吸困难 在小儿急性喉炎患者最为明显。初期哭闹时喘息，较重者可有吸气性喉喘鸣，并出现胸骨上窝、锁骨上窝、肋间及上腹部软组织吸气期内陷等喉阻塞症状。严重者面色苍白、呼吸无力甚至窒息、死亡。

3. 辅助检查 成人患者在间接喉镜下见喉黏膜弥漫性充血、肿胀，声带呈红色，边缘肿胀变厚，附有少许黏稠分泌物，发声时双侧声带运动对称，但关闭不全。小儿患者行直接喉镜检查时见喉黏膜充血、肿胀，还可见声门下黏膜显著肿胀，向中间突出而形成一狭窄腔隙。同时应对小儿患者排除喉白喉、喉部异物等疾病，并做喉分泌物细菌培养。

4. 心理社会资料 患儿病情凶险，家长多处于紧张和恐惧中。护士应注意评估患儿的心理状况及家长对疾病的认知程度、家庭支持系统等。

（二）护理应用/合作性问题

语言沟通障碍 声音嘶哑或失音，由喉部炎症所引起。

体温过高 与喉部感染有关。

有窒息的危险 因小儿急性喉阻塞所致。

（三）护理目标

（1）患者恢复语言沟通能力。

（2）体温下降或恢复正常。

（3）防止窒息出现。

（四）护理措施

1. 一般护理

（1）充分卧床休息，小儿应由家长陪护，尽可能减少小儿患者哭闹，以免加重声带水肿和呼吸困难。尽量控制发声，使患者保持安静，促进声带恢复。

（2）禁烟酒，避免进刺激性饮食。

2. 心理护理 体贴关心患儿，护理时动作轻柔，态度和蔼，以消除恐惧心理。

3. 病情观察 密切注意呼吸困难变化情况，及时向医生报告，必要时吸氧，做好气管切开术的准备。

4. 治疗配合

（1）及时、准确地按医嘱给予抗生素及激素治疗。

（2）应用超声雾化吸入抗生素及糖皮质激素。

（五）护理评价

（1）患者是否恢复语言沟通能力。

（2）体温是否下降或恢复正常。

（3）有无呼吸困难或窒息的出现。

（六）健康教育

（1）嘱患者注意保护嗓音，注意正确的发音方法，避免长时间用嗓。

（2）戒除烟酒。

（3）注意锻炼身体，增强抵抗力。预防并积极治疗上呼吸道感染。

（4）平时多饮水，多食水果，保证维生素的摄入。

三、喉阻塞

喉阻塞（laryngeal obstruction）亦称喉梗阻，是因喉部或其邻近组织的病变使喉腔变窄或发生阻塞而引起严重的呼吸困难。本病多发生于小儿，如不及时治疗可引起严重后果。本病的治疗原则为迅速解除呼吸困难，防止窒息。一度和二度喉阻塞，应明确病因，积极进行病因治疗，如由炎症引起的应用足量抗生素和激素；若为异物所致，则应迅速取出异物；如为肿瘤、喉外伤等病因一时不能祛除，则考虑做气管切开。三度喉阻塞，若为炎症引起喉阻塞时间较短，可先行药物治疗，同时密切观察呼吸，并做好气管切开准备；若药物治疗未见好转，或全身情况较差，或为喉肿瘤患者，应及早气管切开。四度喉阻塞，应分秒必争立即行气管切开，防止窒息、死亡。紧急情况下应先行环甲膜切开或气管插管术，再行气管切开术。

（一）护理评估

1. 健康史　常见病因有：①急性炎症：如小儿急性喉炎、急性喉气管、支气管炎、急性会厌炎、喉白喉及咽后脓肿等。②外伤：如喉部挫伤、烧灼伤、切割伤、火器伤、气管插管或气管镜检查引起的损伤等。③肿瘤：如喉癌、多发性喉乳头状瘤、喉咽部肿瘤或喉部肿瘤合并感染及出血时可引起急性喉阻塞。④异物：可引起喉腔机械性阻塞并导致喉痉挛。⑤喉水肿：如血管神经性水肿、药物过敏反应及心、肾疾病引起的喉水肿。⑥声带麻痹：两侧声带外展性瘫痪，多由外伤所致，或为甲状腺手术的并发症。⑦畸形：如喉蹼、先天性喉喘鸣、喉软骨畸形或喉瘢痕狭窄等。

2. 身体状况　由于喉梗阻为多种病因所引起的一组具有共同表现的临床症状，所以对于病史和病因的询问非常重要，对于小儿患者，尤其要重视异物史的询问。

（1）**吸气期呼吸困难**　为喉梗阻的主要特征。表现为吸气运动加强，时间延长，吸气深而慢；而呼气时间缩短。其发生机制与喉的解剖生理和空气动力学有关。

（2）**吸气期喉喘鸣**　由于吸入气流通过狭窄的声门裂，产生空气涡流反击声带，使之颤动而产生的一种尖锐的喘鸣声。一般来说，喉阻塞越重，喉喘鸣越响。

（3）**吸气期软组织凹陷**　由于吸气困难，胸腔内负压增加，将胸壁及其周围的软组织吸入，遂出现胸骨上窝、锁骨上窝、肋间隙、剑突下和上腹部吸气期凹陷，称为"四凹征"。

（4）**声嘶**　若病变累及声带，则常有声音嘶哑。

（5）**发绀**　因缺氧而导致面色青紫、面容焦虑、脉搏快速及烦躁不安等则是喉阻塞的晚期症状。

为利于观察病情和拟定治疗方案，临床上根据呼吸困难的程度将喉阻塞分为四度，见表4－3。

表4－3　喉阻塞分度

程度	呼吸状态及病变表现
一度	安静时无呼吸困难，吸气期喉喘鸣和软组织凹陷
二度	安静时也出现吸气期呼吸困难，吸气期喉喘鸣和软组织凹陷，活动时加重，不影响睡眠和进食。无烦躁不安，脉搏尚正常
三度	吸气期呼吸困难，喉喘鸣和软组织凹陷明显，出现烦躁不安、脉搏加快、血压升高、不易入睡和不愿进食等症状
四度	呼吸极为困难。坐卧不安，手足乱动，面色苍白或发绀，出冷汗，定向力丧失，心律不齐，脉搏细弱，血压下降，大、小便失禁等

3. 心理社会资料　喉阻塞常急诊就医，因呼吸困难患者感到恐惧，但对气管切开术缺乏认识，容易延误治疗。护士应注意评估患者及家属的心理状况和对疾病的认知程度。

（二）护理应用/合作性问题

有窒息的危险　由喉阻塞引起。

低效性呼吸型态　因吸气性呼吸困难所致。

知识缺乏　缺乏喉阻塞的防治知识。

（三）护理目标

（1）患者未发生窒息或窒息缓解。

（2）低效性呼吸型态改善。

（3）患者和患儿家长了解疾病的相关知识。

（四）护理措施

1. 一般护理　患者保持安静，绝对卧床休息。限制探视人数，减少刺激因素。

2. 心理护理　向患者解释呼吸困难产生的原因、治疗方法和疗效，使其尽量放松，避免不良刺激，减轻恐惧心理。

3. 病情观察　密切观察患者的神志、脉搏、呼吸、血压及缺氧的变化，必要时吸氧或超声雾化吸入。

4. 治疗配合

（1）对于小儿急性喉炎、急性会厌炎、喉水肿、气管插管或气管镜检查等所引起的急性喉阻塞，只要及时地加用激素治疗，多数患者可能免做气管切开术。

（2）重症喉阻塞患者床边备气管切开包，以备急需。

（3）对于有手术指征的患者要积极完善术前准备。

（五）护理评价

（1）患者是否发生窒息。

（2）低效性呼吸型态是否改善。

（3）患者和患儿家长对疾病的相关知识了解程度。

（六）健康教育

（1）应通过各种途径向患者和家属宣传喉阻塞的原因、后果以及如何预防喉阻塞的发生，包括增强免疫力，防止上呼吸道感染等。

（2）养成良好的进食习惯，进食时不大声谈笑。

（3）家长应尽量不给小儿喂食豆类、花生、瓜子及果冻等食物，防止异物吸入。

（4）有药物过敏史者应避免与过敏原接触。

（5）避免喉外伤，若发生应及时到医院就诊治疗。

四、喉癌

【引导案例】

患者，男，60岁。因"反复咽喉部有异物感，咽喉疼痛，声音嘶哑半年"就诊。患者半年前自觉咽喉部异物感，吞咽时咽喉疼痛，3个月前反复声音嘶哑，尤以说话多的时候为甚，同时伴有咳嗽、咳痰，痰中偶尔带有血丝。患者有20年吸烟史。查体：喉体大小正常，耳后可触及肿大淋巴结。间接喉镜可见会厌喉面有菜花状肿物。初步诊断：喉癌。对于此患者，还应做什么进一步检查？护理中应注意什么？

喉癌（carcinoma of larynx）是喉部最常见的恶性肿瘤，其发病率有明显增多的趋势。喉癌高发年龄为50~70岁，男性发病率显著高于女性，城市高于农村。在喉部恶性肿瘤中，鳞状细胞癌占95%～98%，腺癌占2%，未分化癌、淋巴肉瘤和纤维肉瘤少见。根据发生部位，喉癌大致可分为三种类型：①声门上型：约占喉癌的30%，包括原发于声带以上部位的恶性肿瘤，细胞分化差，病程发展快，多发生于会厌基底部或室带部。由于该区淋巴管丰富，常发生早期颈淋巴结转移。②声门型：最为多见，约占60%。多发生于声带的前、中1/3交界处，细胞分化好，病程发展缓慢，早期很少发生颈淋巴结转移。③声门下型：即位于声带以下、环状软骨下缘以上部位的癌肿，较为少见。喉癌的扩散转移与肿瘤的原发部位、肿瘤细胞的分化程度、癌肿的大小及患者对肿瘤的免疫力等密切相关，其转移途径有直接扩散、淋巴转移和血行转移等方式。喉癌的治疗主要包括手术、放疗、化疗和免疫疗法等方法。根据病变部位、范围、扩散情况以及全身情况选择合适的治疗方案或综合治疗。

（一）护理评估

1. 健康史 喉癌的病因迄今尚未明确，可能与以下因素有关：①烟酒刺激：临床上90%以上的喉癌患者有长期吸烟史。因烟草燃烧时所产生的苯并芘具有强烈的致癌作用，能够使黏膜上皮化生和恶变。酒可能与声门上喉癌和下咽癌的发生有关，但对喉的致癌作用远逊于烟。②空气污染：长期接触生产性粉尘和废气，如二氧化碳、砷、铬、石棉、芥子气及木材粉尘的人群中，喉癌发生率高。③病毒感染：人乳头状瘤病毒可引起喉乳头状瘤，后者可自发或诱发恶变。也有研究表明，喉癌的发生与单纯疱疹病毒感染有关。④癌前期病变：如喉角化病和喉白斑病，为声带黏膜上皮角化不良的病变。在长期吸烟、炎症或接触有害气体刺激后可发生恶变。此外，喉癌的发病因素尚与体内微量元素如锌、镁的缺乏、免疫功能障碍及性激素代谢紊乱等因素有关。

2. 身体状况

（1）声音嘶哑 为喉癌的主要症状，常为进行性加重，重者甚至失音。声门型喉癌早期即出现声嘶，而在声门上型和声门下型喉癌，声嘶则为其晚期症状。

（2）疼痛 声门上型如会厌癌常出现喉痛，甚至可经迷走神经反射至耳部，吞咽时疼痛加重。

（3）吞咽困难 声门上型喉癌早期出现喉部不适和异物感，晚期侵犯舌根，可引起吞咽困难；当累及喉咽部或声门下型喉癌向后侵及食管时，也可出现吞咽障碍。

（4）咳嗽和咳血 多为喉癌的中、晚期表现。咳血则可见于各种类型喉癌的晚期。

（5）喉阻塞 随着肿瘤的增大，喉腔或声门裂狭窄，可出现吸气性呼吸困难，并呈进行性加重，伴吸气期喉喘鸣。若喉癌继发出血、水肿和感染等，则可致急性喉阻塞，常需急诊处理。

（6）颈部转移性肿块 多见于声门上型和声门下型喉癌，晚期声门型喉癌亦可发生。肿块可一个或多个不等，单侧或双侧，质较硬，晚期时则活动度差。

3. 辅助检查

（1）喉镜检查 可通过间接喉镜、直接喉镜或纤维喉镜检查以确定肿瘤的部位、形态、范围及其对声带的影响。喉癌的形态可为菜花状或溃疡状，也可为包块状，表面常较污秽。

（2）影像学检查、活组织检查及喉动态镜检查等有助于喉癌的早期发现。

4. 心理社会资料　喉癌及其手术对患者及家属的心理影响巨大，可能出现悲观、绝望情绪。护士应注意评估其文化层次、职业、对疾病的认知程度和家庭支持等，做好心理疏导。

（二）护理应用/合作性问题

语言沟通障碍　声音嘶哑或失音，与喉部恶性肿瘤侵犯声带有关。

焦虑　因患喉癌并对其预后的怀疑所引起。

有窒息的危险　因喉癌逐渐增大或并发感染、出血引起喉阻塞所致。

（三）护理目标

（1）通过治疗和康复训练，恢复语言沟通能力。

（2）缓解患者的焦虑心理。

（3）防止窒息发生。

（四）护理措施

1. 一般护理　限制活动范围，可取半卧位等。避免剧烈运动，防止呼吸道感染。

2. 心理护理　正确判断患者的心理承受能力，多关心患者，倾听其诉说，对患者的心情和感觉表示理解和认可，使患者得到安慰。帮助患者了解疾病的相关知识、治疗方法和预后的信息，以及手术后如何保证生活质量的知识，帮助患者树立战胜疾病的信心。鼓励患者家属多陪伴患者，给予感情支持。

3. 病情观察　在术后 1~2 日内，伤口有发生出血的可能，气管内分泌物也较多，存在潜在感染的危险。因此需密切观察血压、脉搏、体温和呼吸，发现情况变化，立即告知医生，及时处理。

4. 术前指导　教会患者所有全麻术前的准备工作，使患者能够根据自己的情况进行掌控，做好充分的准备。做好口腔清洁及其准备，教会患者放松技巧，使患者能够配合手术及护理的顺利进行。

5. 术后护理

（1）体位　床头抬高 30°~40°，有利于术后患者呼吸和减轻水肿，同时可使颈部轻度前倾，以减轻颈部皮肤切口缝合的张力。

（2）饮食　多为术中置入鼻饲管。术后 24~48h 内鼻饲管用于胃肠减压，患者则依靠静脉供给营养。胃肠功能恢复正常后可经鼻饲管注入营养。指导患者及家属了解合理的饮食搭配及每日需要量。多采用混合流食，加温后少量、多次注入胃内。注意观察鼻饲后反应，预防发生呕吐和消化不良。每次鼻饲前应首先确认胃饲管下端是否位于胃内及有无堵塞，每次鼻饲后应注入少量水冲洗管腔。注意固定鼻饲管，防止滑脱。如伤口愈合良好，术后 10 日可拔除鼻饲管，恢复经口进食。若发生咽瘘，鼻饲应保留至咽瘘愈合。

（3）负压引流　保持负压引流管通畅，并计算每日流量。如 24h 引流量不到 10ml，可考虑拔除引流管。

（4）口腔护理　保持口腔清洁。嘱患者于术后 10 日内勿做吞咽动作，应将口中血性分泌物吸出或吐出。

（5）气管套管护理　需妥善保持气管造口的清洁，及时清除套管内分泌物，每日及时清洁内管，以防止结痂并保护气道通畅。也可做雾化吸入。气管套管可于术后 2 ~ 6 个月后拔除。

6. 失语护理 对患者因失去喉而不能进行语言表达和交流所致的痛苦表示理解和同情。耐心领会患者用形体语言或文字表达的感情和要求。帮助患者建立新的交流方式。出院后嘱患者尽快学会食管发音或学习应用人工喉发音等。

7. 放疗后护理 放疗后患者颈部皮肤有红肿、糜烂等反应，清洁后应涂布抗生素油膏加以保护。

（五）护理评价

（1）通过治疗和康复训练，患者语言能力恢复程度。

（2）患者的焦虑心理是否缓解。

（3）有无窒息发生。

（六）健康教育

（1）指导患者掌握消毒和更换气管套管的方法。

（2）不到人群密集的地方，防止呼吸道感染。

（3）保持呼吸道湿润，鼓励患者多饮水，必要时可对室内空气加湿，可向气管内滴入湿化剂稀释痰液。

（4）进行恢复头、颈和肩功能的锻炼。

（5）注意观察病情变换，定期复诊随访。

附：气管切开术的护理

气管切开术是一种抢救危重患者的急救手术，它指将颈段气管前壁切开并插入气管套管，通过套管患者可以直接呼吸、排痰等。

【适应证】

1. 喉阻塞 任何原因引起的三、四度喉阻塞，尤其是病因短时间内不能解除者。

2. 下呼吸道分泌物阻塞 如昏迷、颅脑病变、多发性神经炎和呼吸道烧伤等引起的喉肌麻痹、喉反射消失，以致下呼吸道分泌物潴留或呕吐物进入气管不能咳出时。

3. 某些手术的术前准备 如颌面部、口腔和咽喉部手术时，为了防止血液流入下呼吸道或手术后局部肿胀，阻碍呼吸时可行预防性气管切开术。

【术前护理】

1. 严密观察患者呼吸困难及喉阻塞的程度，床旁备好氧气、吸引器、吸痰管、床头灯、气管切开包、适当型号的气管套管（表4-4）及抢救物品等。

表4-4 金属气管套管型号的选用

型号	00	0	1	2	3	4	5	6
内径（mm）	4.0	4.5	5.5	6.0	7.0	8.0	9.0	10.0
长度（mm）	40	45	55	60	65	70	75	80
适用年龄	1~5月	1岁	2岁	3~5岁	6~12岁	13~18岁	成年女性	成年男性

2. 向患者说明手术目的和必要性，尤其可能出现的不适感以及如何配合，告知术后康复过程中的注意事项，解除患者及家属的紧张和恐惧感。

3. 术前如病情许可，要检查血、尿常规及出、凝血时间等常规化验是否齐全，必要时做心电图、胸片等检查。喉阻塞患者如需做特殊检查，应有医务人员陪同；并告知患者不可随意离开病房，以防发生意外。

4. 手术前禁止饮水，防止患者呕吐造成误吸。

5. 如病情允许应为患者更换宽松的病号服，情况紧急时须争分夺秒，立即行紧急气管切开缓解窒息，再进入手术室进行置管。

【术后护理】

1. 保持呼吸道通畅 是术后护理的关键。应将气管套管的内芯放在床旁柜抽屉内随手可取之处，以备急需。保证气管内套管通畅，成人一般 4 ~ 6h 清洗消毒套管内管 1 次，清洗消毒后立即放回。内套管不宜离开外套管时间过久，以防止外套管被堵塞；若分泌物较多或小儿气管切开患者，要增加清洗次数。及时吸除气管内分泌物，若分泌物黏稠可用雾化吸入或蒸气吸入稀释；定时通过气管套管滴入抗生素液体；室内保持适宜的温度和湿度，温度一般宜在 20℃ ~ 25℃，湿度在 60% ~ 70%；患者取平卧或半卧位，鼓励患者多饮水及有效咳嗽、咳痰。

2. 防止伤口感染 保持颈部伤口的清洁，每日更换套管垫时注意无菌操作；进食营养丰富的半流质饮食，增加蛋白质、维生素的摄入；按医嘱应用抗生素；密切观察体温、切口渗出、敷料渗透情况以及气管内分泌物的量及性质。

3. 预防脱管 气管套管系带应打三个外科结，松紧度以能容纳一根手指为度；经常检查系带松紧度和牢固性，告知患者及家属不能随意解开或调整；注意调整系带松紧，手术后 1 ~ 2 日可能有皮下气肿，消退后系带变松，必须重新系紧；吸痰动作要轻，告知患者不要用力咳嗽。

4. 满足患者的交流需求 为患者准备纸、笔，鼓励患者通过笔谈或手语表达自己的要求与情感；通过仔细观察患者的表情及动作，认真领会患者所表达的意思，满足其需要。

5. 拔管 经治疗和护理，喉阻塞及下呼吸道阻塞症状解除、呼吸恢复正常，可以考虑拔管。拔管前先要堵管 24 ~ 48h，如活动及睡眠时呼吸平稳，方可拔管。若堵管过程中患者出现呼吸困难，则应立即拔除塞子。拔管后 1 ~ 2 日内严密观察呼吸，告知患者不要随意离开病房，并在患者床旁准备好紧急气管切开用品，以备患者再次发生呼吸困难时使用。

6. 健康指导 向患者及家属宣传喉阻塞的原因、后果以及预防措施。对于住院期间未能拔管而需要戴管出院者，应教会患者及家属注意事项：不可随意拔除外套管；学会消毒内套管、更换气管垫的方法，保持伤口干燥、清洁；洗澡时防止污水流入气管套管内；外出时注意遮盖套管口，防止异物落入；定期到医院复查，根据病情恢复情况决定拔管时间。若发生气管外套管脱出或再次呼吸困难应立即到医院就诊。

五、喉及气管异物

喉异物

喉异物（foreign body of larynx）是耳鼻咽喉科急症，好发于 5 岁以下幼儿，临床较少见。因声门裂为呼吸道最狭窄处，一旦误吸入异物，极易引起喉梗阻，甚至窒息死亡，非常危险。一经确诊应立即取出。

（一）护理评估

1. 健康史 多因儿童口含小玩具玩耍或进食时，突然受到惊吓、跌倒或大声哭笑而将异物吸入喉部所致。异物种类很多，其中以花生米、黄豆等植物性异物最常见，其次为果核、骨片、针、钉等。

2. 身体状况 异物一旦进入喉腔，立即引起剧烈咳嗽，伴呼吸困难、口唇青紫。若异物较大，患者可在几 min 内窒息死亡。较小异物不完全阻塞喉腔时，表现为阵发性咳嗽、声嘶、喉喘鸣及喉痛等，异物刺激可引起反射性喉痉挛，从而导致严重的呼吸困难。

3. 辅助检查

（1）喉镜检查可见喉腔有异物。

（2）金属类异物行 X 线喉正、侧位拍片可明确异物的部位、形状及嵌顿情况。

4. 心理社会资料 患儿因剧烈咳嗽、憋气甚至窒息，家长十分担心、焦虑。应注意评估患儿及家属的情绪和对疾病的认知程度。

（二）护理应用/合作性问题

有窒息的危险 由于异物阻塞所致。

恐惧 由于呼吸困难影响。

知识缺乏 对疾病预防知识不了解。

（三）护理目标

（1）解除或缓解窒息。

（2）消除患者恐惧心理。

（3）了解疾病预防的相关知识。

（四）护理措施

1. 一般护理 婴、幼儿不予拍背、摇晃等，避免采血、测体温等刺激，不过早进入手术室，以免患儿哭闹。

2. 心理护理 安抚患者及家属，给予适当安慰，耐心讲解疾病有关的治疗方法及预后情况，使其情绪稳定，并积极配合诊疗活动。

3. 病情观察 严密观察患者呼吸情况，持续监控血氧饱和度变化，准备好气管切开包、吸引器、氧气等急救物品。

4. 治疗配合

（1）协助医生及早在间接喉镜或直接喉镜下取出异物。成人在黏膜表面麻醉下即可手术，而小儿多不合作，须采取全身麻醉。

（2）若患者呼吸困难明显，估计异物难以在直接喉镜下取出时，应先行气管切开术，待呼吸困难缓解后，再于喉镜下取出。

（五）护理评价

（1）窒息是否解除或缓解。

（2）患者恐惧心理是否消除。

（3）对疾病预防的相关知识了解程度。

（六）健康教育

喉异物非常危险，应重视预防。教育儿童不可将针、钉等小物品含入口中玩耍；尽量少吃坚果类食物；进食时避免哭笑；食物中的鱼刺、碎骨等应全部挑出，以免误吸入呼吸道。

气管、支气管异物

气管、支气管异物（foreign bodies in the trachea and bronchi）是耳鼻咽喉科常见急诊之一，治疗不及时可危及生命。好发于儿童，尤其是3岁以下幼儿，偶见于成人。气管上端与环状软骨下缘相连，下至气管隆突处分出左、右主支气管。右主支气管较粗短，且与气管纵轴夹角小，故异物易进入右主支气管。异物有内源性和外源性两类，前者指呕吐物、脓液、痂皮及伪膜等；后者指一切经口、鼻误吸入的外界物质，临床上的气管、支气管异物多属此类。外源性异物根据性质不同可分以下四类：植物性异物如瓜子、花生和豆类等；动物性异物如鱼刺、骨片等；矿物性异物如铁钉、小钢球、大头针和石子等；化学性异物如塑料笔帽、假牙等。其中植物性异物最常见，约占呼吸道异物的80%。异物停留的部位与异物的性质、大小、形状及解剖因素等有关。除少数尖锐不规则异物易嵌顿于声门下区外，绝大多数异物进入气管或支气管。轻而光滑的异物在气管内易随呼吸而上、下活动，且易变位。较细小的异物往往落入支气管。气管、支气管异物可继发感染，引起支气管炎或肺炎；阻塞性肺气肿较明显或剧烈咳嗽时，可并发气胸、纵隔气肿或皮下气肿；异物阻塞气道致机体缺氧，肺循环阻力增加，心脏负担加重而并发心力衰竭。气管、支气管异物病情危重，应及时诊断，尽早取出异物，以保持呼吸道通畅，防止并发症发生。

（一）护理评估

1. 健康史

（1）幼儿牙齿发育不全，咀嚼功能不完善，在进食瓜子、花生或豆类时，不易将其嚼碎，加之喉的保护性反射功能也不健全，若突然跌倒、哭笑或嬉戏时，易将异物吸入呼吸道，是临床最常见的原因。

（2）儿童口含塑料笔帽、螺丝钉等小物品玩耍，或成人口含针、钉等作业时，因哭闹、嬉笑或突然说话，不慎吸入异物。

（3）全麻或昏迷患者吞咽功能不全，若护理不当，易将口腔内食物、呕吐物或松脱的义齿吸入气道。

（4）鼻腔异物钳取不当，易向后落入下呼吸道。

2. 身体状况

（1）气管异物　异物一旦进入气管，立即引起剧烈呛咳、憋气、呼吸困难及面色青紫等。异物较大时可窒息死亡；异物较小并贴附于气管壁时，症状可暂时缓解；轻而光滑的异物常随呼吸气流在气管内上下活动，引起阵发性咳嗽，在咳嗽或呼气末，异物撞击声门下区产生异物拍击音，用听诊器置于颈部气管前即可闻及，局部触诊可有撞击感。肺部听诊双侧呼吸音相近，可有哮鸣音。

（2）支气管异物　早期症状类似气管异物。异物进入支气管后，刺激减少，咳嗽减轻。异物尚能活动者，可有痉挛性高声呛咳。若为植物性异物，多引起明显的支气管炎症，表现咳嗽、多痰和发热等症状。单侧支气管异物一般无呼吸困难，而双侧支气管异物多有严重的呼吸困难。胸部叩诊患侧呈过清音或浊音，肺部听诊患侧呼吸音减弱或消失。

3. 辅助检查

（1）X线检查　对气管、支气管异物的诊断具有辅助作用。不透光异物经透视或拍片后可直接诊断；透光异物则根据其阻塞程度不同而出现肺气肿或肺不张征象。阻塞性肺气肿：胸部透视见患侧肺部透亮度增高，横隔下降，并出现纵隔摆动；阻塞性肺不张：患侧肺部密度增高，体积缩小，横隔上抬，心脏和纵隔向患侧移位，呼吸时位置保持不变。

（2）支气管镜检查　可以明确X线检查无法确诊的情况，同时可取出异物。

4. 心理社会资料　患儿因剧烈咳嗽、憋气甚至窒息，家长十分担心、焦虑。应注意评估患儿及家属的情绪和对疾病的认知程度。

（二）护理应用/合作性问题

有窒息的危险　由于异物阻塞所致。

恐惧　与呼吸困难有关。

潜在并发症　肺炎、肺不张、肺气肿、气胸和心力衰竭等。

（三）护理目标

（1）防止或缓解窒息。

（2）消除患者的恐惧心理。

（3）未发生并发症。

（四）护理措施

1. 一般护理　配合医生做好麻醉和物品的准备，尽早取出异物，以恢复呼吸道通畅，防止并发症发生。婴、幼儿不予拍背、摇晃等，避免采血、测体温等刺激，不过早进入手术室，以免患儿哭闹。

2. 心理护理　安抚患者及家属，给予适当安慰，耐心讲解疾病有关的治疗方法及预后情况，使其情绪稳定，并积极配合诊疗活动。

3. 治疗配合

（1）合并支气管肺炎致体温升高、体质虚弱而呼吸困难不明显者，遵医嘱先抗炎、对症和支持治疗，待体温下降，一般情况改善后再行异物取出术。

（2）若呼吸极度困难，应先行气管切开术，以免窒息发生。

（3）已有气胸、纵隔气肿者，应先治疗气胸、纵隔气肿。

（4）术后酌情给予抗生素及类固醇激素，以控制感染，防止喉水肿发生。

（五）护理评价

（1）是否防止或缓解窒息。

（2）是否有效消除患者的恐惧心理。

（3）是否发生并发症。

（六）健康教育

气管、支气管异物是一种完全可以预防的疾病，应加强宣传教育，掌握预防知识。

（1）避免给5岁以下幼儿吃花生、瓜子、豆类及果冻等食物。

（2）教育小儿勿将小物品含于口中玩耍，若发现后应婉言劝说，让其自行吐出。成人应改掉口中含物作业的不良习惯。

（3）小儿进食时不要嬉笑、哭闹或打骂。

（4）加强对全麻或昏迷患者的护理，头偏向一侧，防止将呕吐物吸入下呼吸道。有活动的牙齿或假牙应及时取出。

思考题

一、选择题

1. 急性分泌性中耳炎可存在以下何种表现（　　）

　　A. 鼓膜穿孔　　　　B. 鼓膜外隆　　　　C. 耳流脓　　　　D. 自声增强现象

2. 梅尼埃病的护理措施正确的是（　　）

　　A. 适当运动，普通饮食　　　　　　　B. 需防止患者摔伤

　　C. 卧床休息，大量喝水　　　　　　　D. 遵医嘱给予抗生素治疗

3. 急性化脓性中耳炎治疗错误的是（　　）

　　A. 鼓膜穿孔前可用2%酚甘油滴耳

　　B. 鼓膜穿孔后可用抗生素滴耳液滴耳

　　C. 鼓膜穿孔后可用抗生素粉剂

　　D. 及早应用足量抗生素控制感染

4. 慢性化脓性中耳炎的常见分型是（　　）

　　A. 骨疡型、坏死型和胆脂瘤型

　　B. 骨疡型、坏死型和肉芽型

　　C. 单纯型、骨疡型和胆脂瘤型

　　D. 单纯型、坏死型和胆脂瘤型

5. 慢性单纯性鼻炎的症状中错误的是（　　）

　　A. 分泌物呈黏液性　　　　　　　　　B. 间歇性、交替性鼻塞

　　C. 常有轻度头痛　　　　　　　　　　D. 流清涕、打喷嚏

6. 常有间歇性或交替性鼻塞时，应考虑是（　　）

　　A. 急性鼻炎　　　　　　　　　　　　B. 慢性单纯性鼻炎

　　C. 慢性肥厚性鼻炎　　　　　　　　　D. 变应性鼻炎

7. 鼻出血常发生部位是（　　）

　　A. 各个鼻甲　　　　　　　　　　　　B. 鼻中隔前下方

　　C. 鼻窦口　　　　　　　　　　　　　D. 各鼻道

8. 前鼻孔填塞时鼻腔填塞物一般留置（　　）

　　A. 1~12h　　　　　　　　　　　　　B. 12~24h

　　C. 24~48h　　　　　　　　　　　　　D. 48~72h

9. 患者有咽异物感，检查咽黏膜呈暗红色，咽后壁淋巴滤泡增生，应考虑为（　）

    A. 慢性扁桃体炎　　　　　　　　B. 急性咽炎

    C. 慢性咽炎　　　　　　　　　　D. 喉炎

10. 下列哪一项不是扁桃体炎的护理应用（　）

    A. 急性疼痛　　　B. 体温过高　　　C. 声音嘶哑　　　D. 潜在并发症

11. 鼻咽癌好发部位是（　）

    A. 鼻中隔后缘　　　　　　　　　B. 鼻咽前壁

    C. 咽隐窝　　　　　　　　　　　D. 咽鼓管咽口

12. 鼻咽癌的早期症状是（　）

    A. 头痛　　　　　　　　　　　　B. 眼球外展受限

    C. 鼻塞　　　　　　　　　　　　D. 回吸涕中带血

13. 急性会厌炎最常见的病因是（　）

    A. 变态反应　　　　　　　　　　B. 异物创伤

    C. 感染　　　　　　　　　　　　D. 吸入有害气体

14. 有关急性会厌炎的叙述，错误的是（　）

    A. 会厌舌面高度肿胀

    B. 患者咽喉痛剧烈，吞咽时加重

    C. 多数患者伴声嘶

    D. 严重时可引起喉阻塞症状

15. 喉阻塞患者安静时无呼吸困难，活动时有轻度吸气性呼吸困难，其阻塞程度是（　）

    A.1 度　　　　　　B.2 度　　　　　　C.3 度　　　　　　D.4 度

16. 患者，28 岁，急性会厌炎，2 度喉阻塞，全身情况良好，此时的治疗原则为（　）

    A. 立即气管切开

    B. 观察呼吸、吸氧

    C. 使用足量抗生素和糖皮质激素，严密观察呼吸

    D. 备好床旁气切，必要时气管切开

17. 喉癌最常见的病理类型是（　）

    A. 未分化癌　　　B. 鳞状细胞癌　　　C. 腺癌　　　　　D. 纤维肉瘤

二、简答题

1. 简述梅尼埃病患者的健康指导。

2. 简述慢性鼻炎的临床表现和护理措施。

3. 简述鼻出血的病因及治疗原则。

4. 简述慢性咽炎的护理评估。

5. OSAHS 的概念是什么？常见病因有哪些？

6. 简述喉阻塞的护理应用及护理措施。

7. 简述喉癌患者的术后护理措施。

口腔科护理概述

1. 熟悉口腔科门诊及病房的护理管理。
2. 了解口腔护士的素质要求。
3. 熟悉口腔科常用手术前、后的护理管理。
4. 掌握口腔常用检查方法、常用材料使用方法以及护理操作技术。

第一节 口腔科护理管理

一、口腔科护士的素质要求

1. 口腔科护士应具备良好的职业道德及服务态度 口腔科护理工作贯穿于患者就诊的全过程即导诊、分诊、助疗、健康指导以及整个诊疗过程中的交叉感染控制，必须对工作热忱，有同情心，了解口腔科患者的需要，对患者尤其是儿童和老年患者要有爱心、耐心和责任心。

2. 口腔科护士应具备敏锐的观察能力及护理评估能力 口腔科护士可通过身体评估，正确判断患者口腔健康问题，确定是否需要医生的治疗。在提供各种护理服务的过程中，敏锐的观察能力及熟练的身心评估能力是非常重要的，它能使护士及时了解口腔患者的身心状况，以提供所需的护理服务。

3. 口腔科护士应掌握扎实的口腔专业基础知识和熟练的护理操作技能 口腔疾患位于头颈、颌面及口腔内，其邻近解剖结构复杂，颌面部损伤及口腔疾患易导致呼吸道梗阻、窒息，危及患者生命。口腔门诊诊疗工作需借助多种口腔设备、器械，使用不同种类的口腔材料，因此，护士除需掌握普通的基础护理知识和技能外，还需掌握口腔专科基础理论和口腔专科护理技能，才能与医生协作，服务患者。

4. 口腔科护士应做好口腔护理工作中的物流管理 口腔治疗所需的卫生耗材品种繁多，使用的仪器、材料价格高，需要常规和特殊保养，保证卫生耗材的齐备、到位及设备、器械的性能工作状态良好，这是确保完成口腔治疗与保证质量的前提。所以口腔科护士应做好护理工作中的物流管理，为医院成本及效益分析提供科学依据。

二、口腔科门诊的管理

1. 口腔科门诊的特点

（1）口腔科患者复诊多，流动性大，对治疗护理要求比较高。不但要求解除痛苦，恢复功能，还要满足美学的需要，同时在整个治疗的过程中要求得到舒适、愉快的情感体验。

（2）由于口腔诊疗工作的特殊性，大量的治疗工作都是医生、护士在患者充满唾液、血液和多种微生物的口腔内用手操作完成，若处理不当，极易造成交叉感染，影响患者和医护人员的安全。因此，院内感染预防与控制工作贯穿于门诊护理工作的全过程。

（3）门诊护士与医生的配合十分紧密，护士不但要熟练配合治疗的全过程，而且材料调拌技术要求高，其调拌质量直接关系到治疗的成败。

（4）口腔治疗工作中所需的卫生耗材品种多，性质、形状各异，材料、器械精细、贵重，需要特殊保养与维护。

（5）除了熟悉病史的采集技巧外，还应掌握身体各系统体格检查的方法，确保准确的第一手资料，以发现患者在生理、心理和社会等方面现存的或潜在的健康问题，为护理应用、护理计划及护理措施的制订提供完整、可靠的资料。

2. 门诊的管理

（1）保持诊室整齐、清洁、舒适、安静、空气清新并且采光良好，设备运转正常，处于备用状态。洗手池旁备好洗手液、擦手纸巾等。

（2）所需器械、材料和药品齐全，摆放位置固定。

（3）对患者初步问诊后合理分诊，优先安排急、重症、年老体弱及残疾人就诊。维护好诊室秩序，保持诊室安静。

（4）热情安排患者就诊。调整好治疗椅位置，调节头靠让患者取舒适位，常规协助患者漱口。

（5）要求护士掌握病情和治疗过程，按需传递药品和调拌好的材料。

（6）在治疗过程中随时观察患者的反应，重视患者的意见、问题，并适时解答。

（7）及时按规范整理和处置诊疗器械，避免二次污染。

（8）做好门诊患者的口腔卫生健康指导工作。

（9）保证牙用手机的灭菌、养护与保管，做好小器械的消毒灭菌工作。

（10）做好诊室常用治疗器械、设备的维护与保养。

（11）下班前应将牙椅回位，关闭水电、门窗等。

三、颌面外科病房的管理

1. 颌面外科患者的特点

（1）口腔颌面部血流丰富，上接颅脑，下连颈部，为呼吸道和消化道的起端；同时，颌面部及窦腔较多，牙附着于颌骨内，口内有舌，行使着表情、语言、咀嚼、吞咽及呼吸等功能。

（2）口腔颌面部暴露在外，易遭受损伤。颌面部创伤伤情复杂，损伤广泛，常以出血、肿胀为特点。若伴有颌骨骨折则可出现张口受限，通常合并有颅脑损伤、休克及呼吸道梗阻等。

（3）颌面部血管吻合支多、缺乏静脉瓣，所以损伤后易引起大量出血、组织内血肿或间隙感染，导致面部肿胀。但面部丰富的血运，使组织的抗感染能力和愈合能力增强，同时也有利于创伤治疗。

（4）口腔颌面部解剖关系复杂，其窦腔内有多种微生物存在，创口一旦与窦腔相通，异物的污染和细菌的存在均可导致与加重感染；同时颌面部组织种类繁多，又有神经、唾液腺及导管、颞下颌关节等，一旦损伤或骨折，易引起咀嚼、语言、呼吸、吞咽及表情等功能障碍和颌面部畸形，给患者的生活和精神造成极大的伤害。

（5）口腔颌面外科全麻手术结束时，全身麻醉虽然已停止，但患者仍然处于麻醉药物作用之下，或刚从麻醉状态下逐渐苏醒，可能遇到一些危急并发症，如误吸、舌后坠、喉痉挛、喉声门下水肿、支气管痉挛、呼吸道梗阻以及低氧血症等。因此术后的严密观察和呼吸管理至关重要。

（6）颌面外科手术创口大多在口内，而口腔由于其特殊的解剖生理关系，使得口腔内微生态环境相当复杂，因此，术后的口腔清洁十分重要，其口腔护理具有特殊的专科要求。

2. 病房管理

（1）保持病室整洁、安静、舒适及美观，为患者营造一个有利于诊治与休息的人性化环境。

（2）与患者家属建立良好的人际沟通，适时向其进行健康宣教，提高患者自护能力，维护患者良好的治疗、护理依从性。

（3）保证病室空气流通，采光良好，光线柔和，避免光污染影响患者休息。

（4）重视患者的心理反应，针对性地及时解决患者存在的心理问题。

（5）监护室设备、多功能监护仪以及抢救车等急救物资应专人管理，保证状态良好。

（6）加强专科口腔护理，保持口腔清洁，预防口腔感染等并发症的发生。

（7）患者入院时认真进行护理评估，并作好记录。

（8）患者出院时应全面做好护理评价，针对性地进行健康指导。

（9）床单位行终末处置，床以及床褥进行深层次消毒。

第二节　口腔科患者的检查及护理配合

一、口腔一般检查

（一）常用检查器械

口腔检查常用器械为口镜、镊子和探针（图 5-1）。

（1）口镜通过镜面反光和映像作用检查直视不到的部位，如牙齿的远中面、舌腭面；还可牵拉口角、唇、颊等软组织及推压舌体，口镜柄还可用于叩诊牙齿。

（2）镊子是口腔科专用镊子。用来夹持药物及敷料、腐败组织及小块异物；也可夹持牙齿，测量其松动度；镊柄也可用于叩诊牙齿。

（3）探针头尖细，一端呈弧形，另端呈尖角形。用以检查牙各面的沟裂、点隙、缺陷、龋洞以及敏感区部位；探测牙周袋的深度和是否有龈下牙石；检查充填物及修复体的密合程度、皮肤或黏膜的感觉功能。另外，还有一种钝头、圆柱形并有刻度（以毫米计）的专用于检查牙周袋深度的探针。

（4）除了上述的三种最基本器械外，挖匙也是检查口腔和牙齿时常用的器械。口腔用的挖匙较小，两端呈弯角，头部呈匙状，用来挖除龋洞内异物及腐质，以便于观察龋洞的深浅。

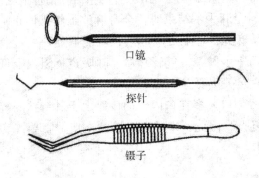

图 5 - 1　口腔检查常用器械

（二）检查方法

1. 口腔前庭检查　依次检查唇、颊、牙龈黏膜、唇颊沟及唇颊系带的情况。观察口腔黏膜有无颜色异常、质地改变，有无瘘管、新生物及溃疡，腮腺导管乳头有无红肿、溢脓、瘘管等。检查唇颊沟时，应注意有无肿胀、压痛或糜烂，有无角化异常。注意唇颊系带的数目、形状、位置及其附着情况。

2. 牙齿及咬合检查

（1）牙的检查采用探诊和叩诊结合的方式明确牙体硬组织、牙周和根尖周等情况。如有无龋坏、探痛、缺损、牙齿松动及叩痛等。

（2）咬合关系检查　应区别正常殆、错殆，着重检查咬合关系是否正常，以确定其有无骨折、颌骨肿瘤和颞下颌关节病变。

3. 固有口腔的检查　检查舌、腭、口咽和口底等部位的颜色、质地、形态和大小，并注意有无溃疡、新生物畸形和缺损情况。观察舌、软腭、腭垂（悬雍垂）、舌腭弓及咽腭弓的运动情况，并应特别注意系带附着是否正常。检查口底时，应注意颌下腺导管及其开口情况，对口底占位性病变主要借助扪诊或口内、外双手合诊进行检查。

4. 牙齿检查　牙齿的检查方法主要有问诊、视诊、探诊、叩诊、扪诊及牙齿松动度检查。

（1）问诊　主要是针对患者的主诉、现病史、既往史和家族史等进行询问，全面了解疾病的发生、发展、病因、诊治经过、效果及与本次疾病有关的病史。

（2）视诊　通过眼睛观察获取与疾病有关的信息。观察患者的表情、神态、发育、营养、颜色、性质、形状、质地和功能性活动等。首先要观察主诉部位的情况，再依次检查其他部位。

（3）探诊 利用探针检查和确定病变部位、范围、程度以及疼痛反应等。探诊可确定龋洞部位、深浅、牙髓暴露情况、充填物边缘密合程度及有无继发龋，还可用钝头刻度探针检查牙周袋深度和瘘管方向。

（4）叩诊 利用口镜柄、牙用镊子柄在牙齿殆面或切缘轻轻垂直叩打，应先叩正常牙作为对照。叩诊的主要目的为检查牙周膜的炎症反应，叩痛的程度用（＋）、（＋＋）、（＋＋＋）表示。有时牙周病变在一侧，也可采用侧方叩诊。正常牙齿叩诊呈清脆音，当根尖有较大病变或牙周膜普遍破坏时，叩诊音则呈浊音。

（5）扪诊 是用手指或器械按压或触摸检查部位，用来观察病变部位、范围、大小、形状、硬度、压痛及波动等。

（6）牙齿松动度检查 牙齿松动度是以牙齿向唇（颊）舌（腭）侧移动幅度的总和而定。记录方法如下。

Ⅰ度松动：仅有唇（颊）舌向松动，松动幅度 <1mm。

Ⅱ度松动：唇（颊）舌向近、远及中向均有松动，松动幅度 1～2mm。

Ⅲ度松动：（颊）舌（腭）向近、远、中向及垂直向均有松动，松动幅度 >2mm。

二、颌面部一般检查

1. 颞下颌关节检查 对颞下颌关节的检查应包括下述内容：观察对比面部左、右两侧发育状况、协调性、对称性、颏部中点是否正中位。检查髁状突的活动度、有无弹响及摩擦音、有无压痛等。还要检查有无过早接触，正中关系位与正中殆位是否协调，正中接触是否平衡。检查前伸及侧向运动有无障碍，充填体、冠桥和活动牙是否合适、牙齿的磨损程度等。

2. 颌面部检查 颌面部检查主要用视诊和触诊。视诊时首先注意观察颜面表情与意识状态，颜面部外形与色泽，即颜面部外形与轮廓的对称性、丰满度，颜面皮肤的色泽、皱纹和弹性等。对颜面部的畸形、缺损、肿块、瘘管及肿胀，应结合触诊进一步检查病变范围、大小、形态、深度、硬度、温度、能否移动、有无触痛、波动感等以及皮肤和深层组织的关系。

3. 涎腺检查 涎腺检查主要是对腮腺、舌下腺和颌下腺这三对大涎腺的检查。

（1）视诊两侧对比了解形态变化，注意导管口有无分泌物等。

（2）腮腺的触诊以示指、中指和无名指三指平触为宜，颌下腺及舌下腺的触诊常用双合诊法检查。触诊导管时，了解导管的质地，排除导管结石。用手轻轻按摩和推压腺体，观察导管排出物的性质和量，必要时双侧进行对比。

（3）探诊用钝头探针探测涎腺导管或注入造影剂及药物。探时动作要轻柔、准确，态度认真、耐心，以免损伤导管乳头或将药液注入软组织中。在未触及结石时，方可进行探诊，以避免将结石推向腺体。

4. 张口度检查

张口度检查是用卡尺测量上、下切牙切缘间距离，或用手指宽度表示。临床上如有张口度异常时可参照以下标准（表5－1）。

表5－1　张口度异常分度

程度	上、下切牙切缘间距离
轻度张口受限	可置入两横指，约2～3cm
中度张口受限	可置入一横指，约1～2cm
重度张口受限	不足一横指，不足1cm
完全性张口受限（牙关紧闭）	完全不能张口

5. 辅助检查

（1）牙髓活力测试　冷试法可用冷水、冷气、氯乙烷、无水乙醇或冰棒等。临床上简便易行的方法是用冷水，即用水枪喷试；热试法可用50～60℃热水喷注患牙或用热牙胶置于受检牙上，测试时应以对侧同名牙或相邻牙作为对照；电流检查用电牙髓检测器（亦名电牙髓活力计）来进行测试。电流检查时同样要以对侧同名牙或相邻牙作为测试对照。

（2）X线检查　分口内牙片、口外摄片及造影等，主要用于牙体、牙周、关节、涎腺和颌骨等疾病，以了解其病变部位、范围及程度。此外还有全景X线片检查及CT等方法。

（3）局部麻醉检查　牙髓炎时难以确定患牙位置，有时会将上、下颌牙误诊。此时可用2%普鲁卡因或2%利多卡因做上颌神经或下牙槽神经阻滞麻醉，以确定患牙是上颌还是下颌，然后再根据各种体征确定患牙部位（普鲁卡因应做皮试）。

（4）化验检查　通过临床检验、生化检验和微生物检验等对口腔颌面外科疾病的诊断、治疗及全身情况监测具有参考价值；手术前准备常需进行生化和血液学检查。

（5）穿刺检查　对于触诊有波动感或非实质性含液体的肿块，可选用适宜的注射针作穿刺检查。通过穿刺、抽吸肿块内容物进行病理检查，以协助诊断。

此外，尚有活体组织检查、关节内镜、涂片、磁共振成像、放射性核素、手术探查等方法。

第三节　口腔科常用材料及诊疗技术的护理配合

一、口腔四手操作技术

口腔四手操作技术是在牙科设备、器械不断改进的前提下，为保护口腔医生、护士的自身劳动力及健康，逐步完善和发展起来的标准化牙科操作模式。口腔四手操作技术是指在口腔治疗的全过程中，医生、护士采取舒适的坐位，患者采取放松的平卧位，护士根据治疗需要平稳而迅速地传递各种器械、药品及调制材料给医生，辅助医生进行口腔疾病的治疗。医、护各有分工，密切配合，共同完成口腔内各种操作。

（一）四手操作技术对设备的要求

口腔诊疗过程是一个极精细的操作过程，操作中要保证医生的正确操作姿势，设备配置合理。

1. 综合治疗台　牙科综合治疗台是口腔诊治工作的基本设备，随着口腔医学的发展，新型的牙科综合治疗台的设计更符合人机工程学原理和四手操作技术要求。

人体最稳定和自然的体位是平卧位，因此，综合治疗台的长与宽应根据人体的身高与宽度决定。在人体体重的支点部位，设置有软垫。椅座面、背靠面的机械曲度与人体生理性弯曲尽可能一致，使患者的背部、臀部及四肢都有比较完全的支托，身体各部分的肌肉和关节均处于自然松弛的状态。整个综合治疗台牙椅椅面的软硬应适度，头靠、背靠和椅面的调节要求灵活；椅头应具有旋转性，有利于拍片或某些治疗；牙椅助手侧应设有吸引器、吸唾器和三用喷枪；医生侧应设有可移动的器械放置台面、高低速涡轮机、三用喷枪、洁牙机和可调式手术灯。

2. 座椅　座椅是保持医生和护士正常操作姿势与体位的重要保证。基本要求是椅位能上、下调节，有适当厚度的软垫，坐垫柔软适当，可使医生臀部完全得到支持，小腿和足有一定的空间，有利于医生更换体位。座椅的高度以使医生大腿与地面平行，下肢自然下垂为宜。护士座椅与医生座椅基本相同，但椅位较医生高 10～15cm，底盘宽大稳定，带有可放脚的基底，椅背有一可旋转的放前臂的扶手。

3. 固定柜　主要用于储存不常用的器具，台面用于放置医生的工作电脑、调拌机等，并设有洗手池。

4. 活动器械柜　四手操作技术所必须具备的设备。可滑动的顶部为操作台，其上可放置治疗中常用的器械和材料，而下面柜内存放治疗必备的各种小器械、材料和口腔常用药物。

（二）四手操作技术中医生、护士和患者的位置关系

在实施四手操作技术时，医生、护士有其各自互不干扰的工作区域，以保证通畅的工作线路和密切的相互配合。如将医生、护士与患者的位置关系假想成一个钟面，可将仰卧位的患者周围分为四个时钟区（图 5－2）。

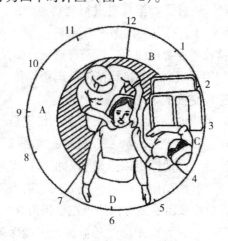

图 5－2　四手操作法的位置关系

1. 医生工作区　位于 7～12 点，此区不能放置物品，以免影响医生操作。上颌操作多选 12 点，下颌操作多选 7～9 点。医生通常位于 11 点操作。

2. 静态区　位于 12 ~ 2 点，此区可放置治疗车或活动柜。

3. 护士工作区　位于 2 ~ 4 点，护士通常保持在 3 点的位置，这样既可接近传递区，又可通往治疗车的静态区。

4. 传递区　位于 4 ~ 7 点，是医生和护士传递器械和材料的区域。

（三）四手操作技术对护士的要求

口腔四手操作技术要求护士熟悉现代口腔医疗设备、器械和材料的性能、操作步骤、注意事项、维护和保养等；对患者要有高度的责任感和同情心；熟悉本专业常见病、多发病的病因、诊断治疗和预防知识；学习各种疾病治疗的规范化操作程序，才能保证诊疗护理的顺利进行。

1. 治疗前

（1）保持治疗区域的整洁，将常用的器械按规定摆放整齐，随时准备接待患者。

（2）患者进入诊室后，护士应协助患者处于舒适体位，调节合适光源，戴好护目镜，指导患者口腔含漱，为其系好胸巾，防止患者衣物污染。

2. 治疗中

（1）为保持诊疗部位清晰，应及时用吸唾器吸去患者口腔内的唾液、冲洗液、碎屑和粉末等。使用吸唾器时应将其放置在手术牙的邻近部位。吸引时动作应轻柔，切勿将吸引头接触患者咽部，以免引起患者不适。

（2）协助医生牵拉患者口腔软组织，以保持手术区域清晰、视野清楚。

（3）了解医生治疗的操作程序，保证治疗顺利实施。在治疗过程中，医生、护士始终以轻松、自然的体位进行操作。

3. 治疗后

（1）向患者交代注意事项，预约下次复诊时间。

（2）治疗所使用的一次性医疗用品按照一次性卫生材料处理原则进行处理。如一次性口腔治疗盘、吸引器、注射器等按规定进行焚烧或统一毁形处理，对所用的可复用口腔专科器械，按物品性质进行分类消毒灭菌处理。

（3）使用过的治疗椅及治疗台可使用含氯消毒剂进行擦拭。

（4）手机使用后，应用手机润滑剂进行清洗及润滑保养，手机应一人一用一灭菌。

（四）口腔器械传递及交换的要求

（1）护士传递器械时要求时间准确，位置恰当，传递器械无误。临床上使用的器械传递的方法有：握笔式直接传递法、掌－拇握式传递法以及掌式握持传递法。最常用的方法为握笔式直接传递法，即医生以拇指和示指握住器械工作端的 2/3 部分，中指置于器械下面作为支持。器械在传递区的位置方向与患者额部平行，肘部平行传递于医生手中。医生从患者口中取出器械时，护士左手保持在传递区，正确地接过器械。传递过程中应注意：①禁止在患者头面部传递器械，以确保患者治疗安全。②传递器械要准确无误，防止器械污染。③器械的传递尽可能靠近患者口腔部位。

（2）正确的器械交换是缩短患者治疗时间，保证医疗质量的前提。在器械交换过程中应注意：①护士应提前了解病情及治疗程序，及时、准确地交换医生所需器械。

②器械交换过程中，使用器械和待用器械始终保持平衡，以保证器械交换无污染、无碰撞。

（3）吸唾器的正确使用可保持手术视野的清晰，及时吸净口腔内的水、雾、粉末碎屑及唾液。护士在进行操作时，应以不影响医生的视线以及保持治疗区域清楚、明晰为原则。

（五）四手操作技术的优点

四手操作技术是一种现代化的牙科操作和治理系统，具有许多优点：①提高工作效率和医疗质量。②减少医生、护士精神压力和体力上的疲劳。③良好的医、护配合可使患者减少紧张情绪，增加舒适感。④缩短了患者的诊疗时间。⑤促进医、护与患之间的沟通。

二、常用材料的调制和使用方法

磷酸锌粘固剂调制法

（一）用途

用于充填治疗时的窝洞垫底、暂封及修复体粘固。

（二）物品

磷酸锌粘固剂（粉、液）、调拌用的玻璃板、调拌刀和治疗巾。

（三）操作步骤

（1）粘固材料使用前，配合医生对窝洞、牙面和修复体进行清洁、消毒及干燥处理，切不可被唾液污染。

（2）将玻璃板和调拌刀平放于治疗巾上，根据治疗需要取适量的粉剂置于玻璃板的上端，液体滴于玻璃板的下端，两者相距约 1～2cm。粉液比例为(1.2～1.5g)：0.5ml（根据不同产品要求比例调整）。

（3）用调拌刀将粉剂分成数份。调和时左手固定玻璃板，右手持调拌刀，将粉剂逐份加入液体中，用旋转推开法将粉液充分混合，直至调成所需性状后，用折叠法将材料收集在一起，递给医生使用。用于窝洞垫底时调和成面团状；用作暂时封洞时调和成稀糊状；而用于修复体粘固时，则调和成拉丝状，即调和完成的粘固剂用调拌刀从玻璃板上拉起时成丝状，流动性好。调拌时间为1min左右。

（4）粘固剂使用后及时用清水清洗调拌用具，消毒备用。

（四）注意事项

（1）材料调拌的环境宜在23℃左右。调拌时只能将粉剂逐次加入液体中，而不能加液体于粉剂中。

（2）应根据用途将材料调制到最适宜的稠度，如粉末过多，调得太干，其抗压强度和粘性降低，断面成渣样，此状态不能使用，应重新调制；若粉剂少，调得太稀，抗压强度也会降低，用于修复体粘固时将影响修复质量。

（3）合理掌握调拌时间，操作时间过长或过短都将影响材料的性能。

（4）粘固剂取用后要立即拧紧瓶盖，以免材料受潮。

氧化锌丁香油粘固剂调制法

（一）用途

用于充填治疗时的窝洞暂封、深龋垫底和根管充填等。

（二）物品

氧化锌粉剂、丁香油、玻璃板、调拌刀、75%酒精棉球和治疗巾。

（三）操作步骤

（1）取适量的氧化锌粉和丁香油放在玻璃板上，粉剂与液体放置要求同磷酸锌粘固剂。粉液比例为 $1.5 \sim 1.8g : 0.5ml$。

（2）用调拌刀将粉末分为三等份，首份为 1/2，第二份为 1/4，第三份为剩余的1/4。

（3）调拌时将粉剂逐次加入丁香油中，向同一方向旋转调和，调匀后再加入第二份，使粉液充分调匀至所需稠度。调拌时间约 1min 左右。

（4）根据治疗需要配合医生完成操作。

（5）材料使用后用 75% 酒精棉球清洁调拌用具。

（四）注意事项

丁香油为油剂，不溶于水，因此氧化锌丁香油粘固剂使用后不可用清水清洗，必须用酒精擦拭。

玻璃离子粘固剂调制法

（一）用途

用于Ⅲ、Ⅴ类窝洞及乳牙各类窝洞的充填。

（二）物品

玻璃离子粘固剂（粉、液）、塑料调拌刀、调拌纸和 75% 酒精棉球。

（三）操作步骤

（1）用配套的塑料小匙取适量的粉剂置于调拌纸的一端，按比例滴适量的液体于调拌纸的另一端。粉液重量比为 2.5 : 1；体积比为 1 匙粉 : 1 滴液。

（2）左手固定调拌纸，右手持调拌刀，将粉剂分次加入液体中，用旋转推开法将粉液充分混匀，调拌成糊状或面团状，调拌时间为 1min 左右。

（3）将调拌完成的材料递给医生使用后，弃去用过的调拌纸，用密封袋将调拌纸包装保存，以防污染。

（4）操作完毕用酒精棉球擦拭塑料调拌刀，消毒备用。

根管充填糊剂调制法（以碘仿氧化锌糊剂为例）

（一）用途

用于根管治疗的充填。

（二）物品

碘仿、氧化锌粉、丁香油、用治疗巾包裹消毒的玻璃板及金属调拌刀。

（三）操作步骤

（1）打开治疗巾，将玻璃板和调拌刀平放于上，取适量的碘仿、氧化锌粉和丁香油放在玻璃板上，氧化锌、碘仿与丁香油的体积比为3∶1∶3，或遵医嘱视病情而调整碘仿与氧化锌的比例。

（2）将氧化锌粉和碘仿混合后分为三等份，逐次加入丁香油中，以同一方向旋转调拌，使粉液充分调匀成稀糊状，调拌时间为1min。

（3）将调拌完成的根充材料递与医生，用根管扩大针或填充器将材料填入根管内。

（4）材料使用后用75%酒精棉球清洁调拌用具。

（四）注意事项

（1）材料应按粉液比例调拌，如调制太稠，糊剂不易进入根管内；若太稀则流动性大，不利于有效凝固，均会影响根管充填的效果。

（2）操作过程应严格遵守无菌操作原则。

三、龋齿充填术

（一）目的

用具有一定强度的修复材料填入预备的窝洞内，恢复牙体外形和功能。

（二）物品

1. 器械及用物

检查盘、粘固粉充填器、双头挖器、银汞充填器、各型车针、成形片及成型片夹、咬合纸、橡皮轮、纱团和小棉球。

2. 修复、垫底材料

复合树脂、玻璃离子黏固剂、磷酸锌黏固剂、氧化锌丁香油黏固剂及氢氧化钙黏固剂。

3. 药品

25%麝香草酚酊、50%酚甘油、75%乙醇、樟脑酚合剂和丁香油。

（三）操作步骤

1. 准备 安排患者根据治疗的需要调节椅位及光源。

2. 制备洞型 医生制备洞型时，协助牵拉口角，用吸唾器及时吸净冷却液，保持术野清晰。

3. 隔湿 消毒充填时，如洞壁有唾液或冲洗液，均可影响充填材料的性能，使充填失败，故在消毒前协助医生用棉条隔湿，准备窝洞消毒的小棉球。消毒药物根据龋洞情况及医嘱选用。

4. 垫底及充填材料 浅龋不需垫底；为保护牙髓，中龋可选用磷酸锌黏固剂或玻璃离子黏固剂单层垫底；深龋则需用氧化锌丁香油黏固剂及磷酸锌黏固剂双层垫底。遵医嘱调拌所需垫底材料，再选用永久性充填材料充填。

5. 术后整理 充填完成后清理用物，将所用车针、器械及手机消毒后备用。

（四）注意事项

如患者采用银汞合金充填，充填完成后告知患者银汞合金需24h后才能完全固化稳定，在这段时间之内不能用充填牙齿咀嚼硬食物，以免充填物脱落。深龋充填后如有疼痛，需及时到医院复诊。

四、根管治疗术

根管治疗术（root canal therapy）是治疗牙髓病及根尖周病首选的方法。

（一）目的

彻底消除髓腔内特别是根管内的感染源，用根管充填剂严密充填根管，促进根尖病变愈合。

（二）物品

除龋齿充填术所需器械外，另备各种规格的根管扩挫针、拔髓针、光滑髓针、根管挫、根管充填器、根充材料、消毒棉捻或纸捻等。

（三）操作步骤

1. 根管预备

（1）开髓与拔髓　如牙髓坏死，术前不必麻醉或失活。医生用牙钻揭开髓室顶后，暴露根管口，用拔髓针拔除牙髓，备3%过氧化氢液供医生冲洗根管。

（2）预备根管　包括机械预备根管和化学洗涤根管。医生先用根管扩挫针从细到粗反复扩挫管壁，去除管壁感染物质和软化牙本质，然后用2%氯亚明液和3%过氧化氢液交替冲洗，最后再用生理盐水冲净余液。护士配合用注射器依次抽吸以上溶液，并用吸唾器及时吸净冲洗液，保持术区清晰。

2. 根管消毒　根管经预备后，用棉捻蘸取消毒药液供医生置于根管内，调拌氧化锌丁香油糊剂暂封窝洞。待自觉症状消失、复诊检查时，根管内取出的棉捻无分泌物、不臭且无叩痛，即可进行根管充填。

3. 根管充填　根管治疗的最后一个步骤，其意义在于消除手术后遗留下的死腔，杜绝再感染。根管充填常用的充填材料有氧化锌丁香油糊剂、碘仿糊剂及根管充填糊剂。其方法是：先将根管充填材料调成稀糊状送入根管内，再将消毒后的牙胶尖插入根管，直达根尖孔，以填满根管为度，用加热后的充填器去除多余牙胶，最后作永久充填。根管充填过程中，口腔内要严格消毒隔湿，防止唾液污染，调拌用具应一用一更换。整个过程在无菌操作下进行。

五、窝沟封闭术

窝沟封闭术（pit and fissure sealing）是利用封闭剂的屏障作用，使窝沟与口腔环境隔绝，阻止细菌、食物残渣及其酸性产物等致病因子进入窝沟，能有效地预防窝沟龋。

（一）目的

减少窝沟龋的发生，阻止已存在的早期龋的发展。

（二）物品

治疗盘、漱口杯、棉卷、锥形小平刷、毛刷、吸唾管、光固化灯、37%磷酸、窝沟封闭剂、清洗膏等。

（三）操作步骤

1. 准备　安排患者就坐于牙椅上，系上胸巾，调节椅位及光源，告知治疗有关事宜，取得患者配合。

2. 清洁牙面 用低速手机装上锥形小平刷，取适量清洁膏涂于牙面上进行清刷。刷洗后协助用高压水枪冲净清洗液和残留物，并及时吸去冲洗液。

3. 酸蚀牙面 备棉卷隔湿，吹干牙面，用毛刷蘸取酸蚀剂，供医生涂抹在牙齿颌面上。涂抹范围应宽于窝沟封闭剂涂面，一般为牙尖斜面2/3，恒牙酸蚀20～30s，乳牙酸蚀60s。酸蚀剂用量不宜过多，以避免损伤口腔软组织。

4. 冲洗和干燥 用清水冲净酸蚀剂后，吹干牙面，防止唾液污染酸蚀面。酸蚀后的牙面呈白垩色，如未形成白垩色或被唾液污染应重新酸蚀。

5. 涂布封闭剂 用毛刷蘸取封闭剂，供医生沿沟裂从远中向近中方向涂布。涂布时避免产生气泡，须将封闭剂深入窝沟内，在不影响咬合情况下尽量涂厚，涂布范围应小于酸蚀面。涂布完成后，用光固化灯照射1～2min，使其固化。如用化学固化封闭剂，则取同等量的A组份和B组份封闭剂（分别含有引发剂和促进剂）混合调拌10～15s后涂布于牙面上，45s内完成全部操作。

6. 固化后检查

用探针检查固化情况，注意有无涂漏、有无气泡、与牙面的结合情况等。

（四）注意事项

操作完成后，告知患者及家属每半年或一年需到医院复查一次，检查有无龋病发生。教会患儿家长观察封闭剂的保留情况。

六、龈上洁治术和龈下刮治术

（一）目的

清洁牙齿，预防牙周疾病的发生。

（二）物品

洁治器械或超声波洁牙机。龈上洁治器包括镰形器、锄形器。龈下刮治器包括锄形器、匙形器和挫形器。另备磨光用具，包括电机、低速手机、橡皮磨光杯、磨光粉或脱敏糊剂。

（三）操作步骤

1. 术前准备

（1）向患者说明手术目的及操作方法，取得患者的配合。

（2）根据患者情况，必要时作血液检查，如血常规、出、凝血时间等，如有血液疾病如血小板减少性紫癜、局部急性炎症，均不宜手术。

（3）准备好消毒的物品。

（4）嘱患者用0.1%氯己定含漱1min。

2. 术中配合

（1）调节治疗上颌牙时，使患者𬌗平面与地面呈45°角；治疗下颌牙时𬌗平面与地面平行，便于医生操作。

（2）嘱咐患者用3%过氧化氢或0.1%氯己定含漱1min，用0.5%碘伏消毒手术区。

（3）根据洁治术的牙位及医生使用器械的习惯，摆放好所需的洁治器。

（4）术中协助牵拉口角，吸净冲洗液，若出血较多用肾上腺素棉球止血。

（5）牙石去净后，备橡皮杯蘸磨光粉或脱敏糊剂打磨牙面，龈下刮治则用挫形器磨光根面。

（6）用纱团及小棉球拭干手术区，用镊子夹持碘甘油置于龈沟内。全口洁治应分区进行，以免遗漏。

七、拔牙术

拔牙术是口腔外科门诊最常见的基本手术。它同一般外科手术一样，可引起创口出血、疼痛及肿胀等局部并发症，严重者可出现全身反应，甚至危及生命。

（一）适应证

（1）牙周病等造成牙体、牙周组织严重破坏而无法治疗修复者。

（2）阻生牙反复引起冠周炎或颌面部间隙感染或造成邻牙龋坏者。

（3）因外伤劈裂或折断至牙颈部以下或根折断不能治疗或修复者。

（4）错位牙及多生牙造成牙列畸形，妨碍咀嚼功能，影响美观，根据正畸治疗需要确定拔除者。

（5）乳牙滞留影响恒牙萌出者。

（6）放射治疗前恶性肿瘤病灶区的患牙或颌骨骨髓炎、上颌窦炎等病源牙。

（7）因对颌牙缺失、丧失功能或影响义齿修复者。

（8）可疑为某些全身性疾病的病灶牙（如风湿病、虹膜睫状体炎等），如坏疽性牙髓炎、慢性根尖周炎等，通过治疗不能将病灶彻底清除者。

（二）禁忌证

（1）重症高血压、心力衰竭、心肌梗死及心绞痛发作频繁者应禁忌拔牙。

（2）患有血友病、血小板减少性紫癜、急、慢性白血病、恶性贫血及坏血病等血液病患者，拔牙后可能出现出血不止及引起败血症等严重并发症，应避免拔牙。

（3）口腔恶性肿瘤患者常因肿瘤区牙齿松动疼痛而要求拔牙，但拔牙可刺激肿瘤生长，造成医源性扩散使病情恶化，因此不宜拔牙。

（4）患有糖尿病血糖未经控制，并伴有中毒症状者应暂缓拔牙。

（5）患有急性炎症（如冠周炎、蜂窝织炎、牙槽脓肿扩散期或高热、体弱或过敏性体质等）不宜拔牙。此种情况拔除患牙可促使炎症扩散，加重病情。

（6）疲劳过度、饥饿、紧张恐惧及妇女月经期宜暂缓拔牙。

（7）易流产或易早产的孕妇在妊娠期前3个月或后3个月最好不拔牙。

（8）严重慢性疾病如肝、肾功能损害者、活动性肺结核及重症的甲状腺功能亢进等患者不宜拔牙。

（三）操作前准备

1. 询问病史　了解患者有无手术适应证、禁忌证及药物过敏史，必要时作药物过敏试验。

2. 患者思想准备　向患者耐心解释，消除顾虑，减轻畏惧情绪。

3. 器械准备 主要器械有：拔牙钳、牙挺和牙龈分离器；辅助器械常用：手术刀、刮匙、骨凿、骨锤、缝针和缝线等。以上器械均应高温灭菌。

4. 术区准备 0.05%氯己定液嘱患者漱口，术区及麻醉区用0.5%碘伏消毒，复杂牙拔除应进行口腔洁治，并予口周消毒、铺巾。

（四）操作过程

（1）拔牙前再次和患者核对要拔的牙齿，仔细观察患者的反应。麻醉显效后，医生按以下操作程序拔除患牙。

①分离牙龈：用牙龈分离器分离紧密附着于牙颈部的牙龈，使之与牙面分开。

②挺松牙体：以牙槽嵴为支点，用牙挺将牙挺松，然后换用牙钳。

③安放牙钳：选择正确的拔牙钳，张开钳喙，紧贴牙面，再次核对牙位，确定钳喙在运动时不伤及邻牙。

④拔除患牙：牙钳夹紧后，采用摇动、扭转和牵引的方法用力拔除患牙。

⑤检查患处：查有无断根并处理牙槽窝，用刮匙去除碎骨片、肉芽组织及其他异物，使血凝块充盈牙槽窝。

（2）拔牙过程中配合医生保持术野清晰，随时传递医生所需器械。拔除复杂牙时，协助用骨锤劈牙。劈牙时注意掌握技巧和力量，用一手托住患者下颌，以免颞颌关节受损或移位。

（3）密切观察患者的反应，如呼吸、脉搏情况。患者如出现晕厥时及时调整椅位，让其平卧，解开衣领，协助医生急救处理。

（五）操作后护理

（1）拔牙当天嘱患者勿漱口和刷牙，避免冲掉血凝块，影响伤口愈合。告知患者拔牙后24h内有少许渗血属正常现象。

（2）嘱患者咬纱卷30min后吐出，若出血较多可延长至1h，但不能留置时间过长，以免腐臭，引起感染或出血。

（3）拔牙后不要用舌舔吸伤口，2h后可进流质饮食，不可食用过热食物，更不要用患侧咀嚼，以免造成出血。

（4）拔牙后若有明显的大出血、疼痛、肿胀、发热及张口受限等症状时应及时复诊。伤口缝线5~7日后拆除。

（5）若病情需要服用消炎药、止痛药，应做好用药指导。

八、口腔器械消毒法

（一）口腔设备器械的特殊性

现代化口腔设备器械的特点是种类繁多、精密度高、价格昂贵、形态大小不一且材质各异。如拔牙钳有喙、关节和柄之分；根管扩大器细、尖而软，且有螺纹，尖端如绣花针一般尖细；机头形状特殊，金属结构一层套一层，相互之间锯齿连接，质地耐药、不耐锈；钻针短小，前端为多层次锯齿状，不易清洁干净，且价格昂贵；口腔设备器械使用频繁，被血液、唾液、残屑及炎性坏死组织等污染的机会多，必须进行严格消毒。如果稍有疏忽，消毒不彻底，极易造成医院交叉感染。因此口腔设备器械的消毒、灭菌多年来是口腔医务人员的棘手问题。近年来，一次性口腔检查治疗盘（内含口镜、探针、镊子、盘子和隔湿巾）及一次性吸唾器、一次性漱口杯的临床应用，对预防医院内感染起到了积极的作用。但一次性物品使用后若管理不善，对环境所造成的污染及有限卫生资源的浪费，也应引起医务界的高度重视。目前，对价格昂贵的一些口腔特殊器械的消毒、灭菌仍是口腔专业医护人员值得探讨的课题。

（二）口腔特殊器械、材料消毒灭菌管理

1. 特殊器械、材料的消毒灭菌原则　一般情况下，不穿透人体或不与黏膜组织接触的器械、材料可做消毒处理；任何能穿透人体并伸入到口腔组织和黏膜以及灭菌区域的器械、材料应做到绝对灭菌处理；高危人群和患者所使用过的器械都应采用灭菌处理。

2. 口腔特殊器械、材料的消毒灭菌

（1）口腔印模的消毒　口腔印模表面有患者唾液、血液的污染，如果不很好地进行消毒处理，极有可能导致院内交叉感染。印模的消毒方法有多种，如喷雾及短时间浸泡、紫外线照射和气体熏蒸消毒。建议选择的消毒液有戊二醛、碘伏、次氯化物及合成酚类。消毒方法：①首先用流动自来水冲洗印模。②选择合适的消毒液和浸泡时间进行浸泡消毒。③再次冲洗。④灌注石膏。

（2）口腔修复体及矫正器的消毒　修复体在技工室完成后需要试戴而往返于临床与技工室之间，如果不能对其进行消毒处理，有可能成为感染的来源。消毒方法：①从患者口中取出修复体，彻底用自来水刷洗或超声清洗。②将修复体浸泡于适宜的消毒液中。③待消毒时间到后，取出用自来水冲洗。④树脂修复体冲洗后保存在稀释的漱口液中。

（3）咬合蜡、殆堤、模型及咬合记录的消毒　美国 ADA 建议使用碘伏，采用"喷－擦－喷"的方法进行殆堤及咬合蜡的消毒，并保持一定的湿度及达到杀灭结核菌的时间。咬合记录若使用 ZOE 或复合印模时，也可使用上述方法消毒印模。石膏模型可采用消毒剂消毒喷雾到足够湿度，也可用1∶10次氯酸钠或碘伏浸泡的方法。

（4）其他器械的消毒　其他一些耐高温的器械，如面弓、正畸钳、镊子、金属印模托盘、金属用刀、不锈钢碗、根管治疗器械以及磨光用的轮、杯、刷和钻等也应热力灭菌。对光固化机头不耐高温的器械，可采用保护薄膜覆盖加碘伏擦拭消毒处理。

第四节　口腔科手术前、后护理

1. 手术前护理

（1）皮肤准备时间一般在术前一日或手术当日进行。面部手术应行面部剃须，剃净患侧耳后 3~5cm 毛发，并剪去鼻毛。腭裂患者术前 3 日用呋喃西林、麻黄碱或其它抗生素滴鼻。涉及头皮或额瓣转移的手术需剃光头发。备皮范围应大于手术区5~10cm。

（2）术前 3 日开始用0.2%氯己定或1%艾力克（聚维酮碘）漱口。牙结石过多者应行牙洁治，去除口腔病灶。

（3）术前 1 日做抗生素的过敏试验并记录结果。

（4）全麻患者按全麻术前护理常规。

（5）手术当日详细检查病历资料及术前准备工作是否完善，除去患者身上的饰物、发夹、义齿、甲油及口红等，排空膀胱，更换手术衣，术前 30min 给予术前药物并观察。护送患者到手术室与手术室护士交接病情及物品，并对患者家属进行心理支持。

（6）教会患者有关手术后必须施行的活动，如深呼吸、咳嗽、翻身、肢体的活动及各种引流管道的保护等方法。

2. 手术后护理

（1）全麻术后护理常规。

（2）麻醉清醒后，保持患者半坐卧位，有利排痰；指导患者用合适的方法咳嗽：即在吸气末屏住呼吸 3~5s，然后用力从胸部咳出，进行两次短促有力的咳嗽。

（3）观察伤口肿胀及敷料渗出情况。保持引流管的通畅和单向闭式引流，并注意观察引流物的量、色和性状，做好记录（一般术后 12h 引流量不超过 250ml），密切监测患者生命体征的变化。

（4）加强术后营养对术后患者的恢复非常重要。可分为流食、半流食、软食和普食。应根据手术不同情况和医嘱，决定饮食类型及进食方法，如自食、管喂、匙喂或鼻饲等。全麻清醒 6h 后无呕吐者，可给少量温开水或流质饮食。

（5）对语言沟通障碍的患者鼓励其用文字或手势表达和交流。

（6）对术后疼痛的患者应认真评估部位、性质和程度。伤口引起的疼痛可采取松弛法、注意力转移法等护理措施，或遵医嘱给予镇痛剂。

（7）加强口腔护理，防止切口感染。按医嘱使用抗生素。

第五节　口腔卫生保健

口腔既是慢性疾病危险因素的进入渠道，又是传染病的传播途径。口腔疾病引起的病理改变、口腔的不健康、不卫生状况对人类整个健康造成的危害与影响很大，已越来越多地受到关注。

一、口腔卫生

口腔卫生的重点在于控制菌斑、消除软垢和食物残渣，增强生理刺激，使口腔和牙颌系统有一个清洁、健康的良好环境，从而达到发挥其生理功能、增进口腔健康的目的。采取的主要措施有以下几个方面。

1. 刷牙　刷牙是每一个体常规的自我口腔保健措施，是机械性祛除菌斑和白垢最常用的有效方法。至少要做到早、晚各刷牙 1 次。最好能够做到每餐后刷牙，如果做不到，则应饭后漱口。特别强调晚间睡前刷牙，因睡后口腔内唾液分泌少，口腔内自洁作用差，如有食物残渣残留，口腔内微生物更易滋生繁殖，故睡前必须刷牙，保持较长时间的口腔清洁。同时要注意正确刷牙方法和刷牙质量，刷牙时间每次以 3min 为宜，因时间太短不足以清除菌斑，且一定要刷到三个牙面，即唇颊、腭舌及𬌗面。

竖刷法是一种比较方便、合理的刷牙方法。刷牙时先将牙刷头斜向牙龈，刷毛贴附在牙龈上，稍加压力，顺牙间隙刷向冠方。刷上牙时，从上往下刷；刷下牙时，从下往上刷；牙的唇、颊面及舌、腭面要分别刷到。在刷上、下颌前牙腭（舌）面时，可将牙刷竖起，上前牙由上向下拉动，下前牙由下向上提拉。刷上、下颌后牙𬌗面时，牙刷可压在𬌗面来回刷动。

横颤竖向移动刷牙法是在竖刷法的基础上加上短距离的水平向颤动，即进行竖刷法时，牙刷不单纯顺牙间隙刷动，同时还做短距离的水平方向颤动。这样既起到按摩牙龈的作用，又不损伤牙体硬组织，还能剔除牙间隙中的食物残渣。此法虽较竖刷法复杂些，但经过练习，并不难掌握。

刷牙虽然是维护口腔卫生的有效方法，但有报道称单纯的刷牙平均只能清除菌斑的50%左右，特别是难以消除邻面菌斑。因此，除了刷牙外，还需采用一些特殊的牙间清洁器具，如牙签、牙线等帮助祛除牙间隙的菌斑及白垢。

2. 牙线 牙线可用棉、麻、丝、尼龙或涤纶制成，不宜过粗或太细。有含蜡或不含蜡牙线，也有含香料或含氟牙线。含蜡牙线一般用来祛除牙间隙的食物残渣和白垢，但不易祛净菌斑。不含蜡牙线上有细小纤维与牙面接触，有利于祛除牙菌斑。

3. 牙签 在牙龈乳头退缩或牙周治疗后牙间隙增大时，可用牙签来清洁邻面和根分叉区。常用的有木质牙签和塑料牙签。

使用方法：将牙签以45°角进入牙间隙，牙签尖端指向𬌗面，侧面紧贴邻面牙颈部，向𬌗方剔起或做颊舌向穿刺动作，清除邻面菌斑和嵌塞的食物，并磨光牙面，然后漱口。

注意事项：①勿将牙签压入健康的牙龈乳头区，以免形成人为的牙间隙。②使用牙签时动作要轻，以防损伤龈乳头或刺伤龈沟底，破坏上皮附着。

4. 牙龈按摩 适当地按摩牙龈，可使上皮增厚、角化增强，还能加强牙龈组织的血液循环，改善营养及氧的供给，有利于组织的代谢和恢复，增进牙龈组织的健康。按摩可用手指或专门的牙间按摩器或清洁器进行。对未做牙周洁治术的牙龈炎和牙周炎患者，暂不宜做牙龈按摩。

5. 龈上洁治术 龈上洁治术是使用龈上洁治器械祛除龈上牙石和菌斑，并磨光牙面，防止菌斑和牙石再沉积，防治牙周病的措施。根据所使用的器械不同，龈上洁治术分为手用器械洁治法和超声波洁牙机洁治法。超声洁治不宜用于放置有心脏起搏器的患者，亦不宜用于肝炎、肺结核及艾滋病等传染性疾病患者。对牙龈炎患者，每6～12个月做1次洁治，可有效地维护牙周健康。

6. 漱口 漱口能清除食物碎片、部分软垢及口内易被含漱力冲落的污物，故漱口应着重在饭后进行。漱口时，一般用清水即可。为了预防口腔疾病的发生，也可根据不同目的，选用不同药物的漱口水漱口。

（1）含氟漱口液 使用含氟漱口液是一种局部用氟防龋的方法。含氟漱口液漱口是一种使用方便、容易掌握、价格低廉、实际可行且适用于低氟区及适氟区，预防学校儿童龋病的牙科公共卫生措施之一，适用于中等或高发龋病地区。对龋活跃性较高或易感患者、牙矫正期间戴固定矫治器的患者以及不能实行口腔自我健康护理的残疾患者，均推荐使用含氟漱口液漱口。

一般推荐使用中性或酸性氟化钠配方，0.2%氟化钠（900mg F⁻/kg）溶液每周1次，0.05%氟化钠（230mg F⁻/kg）溶液每日1次。5~6岁儿童每次用5ml，6岁以上每次用10ml，含漱1min后吐出，半h内不进食或漱口。

（2）氯己定　又称洗必泰，化学名称为双氯苯双胍己烷，系2价阳离子表面活性剂，常以葡萄糖酸洗必泰的形式使用。

氯己定主要用于含漱、涂擦和冲洗，它能较好地抑制龈上菌斑形成和控制龈炎。使用0.1%或0.2%氯己定液含漱，每日2次，每次10ml，每次1min。

（3）甲硝唑　又称灭滴灵，属抗厌氧菌感染药，对牙周病致病菌有明显的抑制和杀灭作用。每日含漱甲硝唑2~3次，对防治牙龈炎、牙龈出血、口臭、牙周炎均有良好效果，且对口腔黏膜无刺激反应。

二、口腔保健

口腔保健是整体健康保健的组成部分。对口腔健康所下的定义虽然各不相同，但不能缺少的内容至少有以下三方面，即：应具有良好的口腔卫生、健全的口腔功能以及没有口腔疾病。为了达到这一目的，人们需有预防为主的思想，创造有利于口腔预防保健的条件，纠正有碍口腔卫生的不良习惯，清除一切可能致病的因素，从而加强口腔防御能力，提高口腔健康水平。

1. 定期口腔健康检查　定期进行保健检查，了解被检查者的口腔卫生状况及口腔常见病流行情况，达到"有病早治，无病预防"的目的。检查时限可根据需要及客观条件决定。

对于口腔癌，定期检查是为了早期发现并提高早期治愈率，一般有较长的存活期和较好的生存质量。口腔癌前病损或口腔癌警告标志：①口腔内的溃疡，2周以上尚未愈合。②口腔黏膜有白色、红色或发暗的斑。③口腔与颈部有不正常的肿胀和淋巴结肿大。④口腔反复出血，出血原因不明。⑤面部、口腔、咽部和颈部有不明原因的麻木与疼痛。

2. 纠正不良习惯　口腔不良习惯亦为影响口腔健康的重要因素之一，主要是影响牙的正常排列和颌骨的正常发育，以及丧失生理性刺激。生理状态是舌向外推，唇与颊向内收，三者形成均势，牙与颌骨在这种均势条件下正常发育。如某种不良习惯破坏了这种均势，牙颌系统的发育就会出现异常。下列一些不良习惯危害较大，必须及早予以纠正。

（1）不当喂奶　长期偏一侧喂奶，可造成婴儿颌骨发育不均衡。

（2）单侧咀嚼　长期只用一侧牙咀嚼食物，由于两侧的生理刺激不均衡，可造成非咀嚼侧组织衰退，发育不良。且缺乏自洁作用，易堆积牙石，导致牙周疾病的发生。

（3）口呼吸　长期用口呼吸会造成上牙弓狭窄，腭部高拱，上前牙前突，唇肌松弛，上、下唇不能闭合，形成开唇露齿，导致口腔黏膜干燥和牙龈增生。

（4）吮唇及咬舌、咬颊　常吮下唇可形成深覆和；吮上唇可形成反𬌗；咬舌可形成开𬌗；咬颊可影响后牙牙位及上、下颌的颌间距离。所有这些都可导致错𬌗畸形。

（5）咬笔杆、咬筷子及吮指　这些不良习惯可使上前牙向唇侧移位，下前牙移向舌侧，造成牙位不正，这也是错殆畸形的病因。

（6）其他　如长期一侧性睡眠、硬物作枕，儿童睡前吃糖果、饼干等都可造成不良后果，应及早纠正。

3. 消除影响口腔卫生的不利因素　牙面的窝沟、点隙为龋病的好发部位，应及时涂布窝沟封闭剂，预防龋病发生。额外牙（又称多生牙）、阻生牙及错位牙等可造成错殆畸形及其他病变，应根据情况予以拔除或矫正。乳牙过早缺失所遗留的空隙，应及时做间隙保持器，以免引起邻牙移位及相对牙过度伸长，造成恒牙错位萌出或阻生。缺失牙应及时修复；口内残根、残冠应及时拔除，以免形成慢性不良刺激。

4. 合理营养　从保证口腔健康、预防口腔疾病的角度要求，应注意以下营养问题。

（1）加强牙颌系统生长发育期的营养　在胎儿期、婴、幼儿期、少儿期要特别注意钙、磷、维生素及微量元素的供应。

（2）注意食品的物理性质　应多吃一些较粗糙和有一定硬度的食品，以增加口腔自洁作用和对牙龈的按摩作用；同时强化通过咀嚼所产生的生理性刺激，以增强牙周组织的抗病能力。

（3）适当控制吃糖　精制的糖类是龋病发生必不可少的底物，多吃对防龋不利。教育儿童在两餐之间应少吃或不吃糖果、糕点，特别在睡前应禁吃甜食。

5. 改善劳动环境　对接触酸雾及铅、汞等有害物质的工人，必须为之改善劳动环境，如增添密封设备、定向通风、穿戴防毒隔离衣、防护面罩和手套等，以隔绝或减少有害物质与人体的接触，维护口腔及全身的健康。

思考题

一、选择题

1. 口腔探针的作用说法错误的是（　　）

    A. 检查牙面龋洞　　　　　　　　B. 探诊牙周袋

    C. 检查充填物密合度　　　　　　D. 用于牙齿叩诊

    E. 检查口腔黏膜感觉

2. 口腔检查基本器械包括（　　）

    A. 口镜、探针、挖匙　　　　　　B. 口镜、镊子、挖匙

    C. 镊子、探针、挖匙　　　　　　D. 口镜、探针、镊子

    E. 口镜、探针、牙胶棒

3. 牙齿检查的方法不包括（　　）

    A. 探诊　　　　　　　　　　　　B. 叩诊

    C. 视诊　　　　　　　　　　　　D. 扪诊

    E. 充填

4. 牙齿最常用的辅助检查方法是（　　）

    A. 牙髓活力测试　　　　　　　　B. 局麻

    C. 化验　　　　　　　　　　　　D. 穿刺

E. X 线

5. 四手操作时口腔医生的操作区一般位于（ ）

A. 7 ~12 点   B. 12 ~2 点

C. 2 ~4 点   D. 4 ~7 点

E. 7 ~9 点

6. 关于银汞合金的使用错误的是（ ）

A. 常用于后牙的充填

B. 根据窝洞大小选择合适型号的银汞胶囊

C. 用银汞调合器调拌

D. 剩余的银汞合金放入垃圾桶

E. 剩余的银汞合金放入盛有水的容器中以防污染

7. 关于龋齿充填说法错误的是（ ）

A. 医生制备洞型时，护士协助牵拉口角，用吸唾器及时吸净冷却液，保持术野清晰

B. 充填之前应隔湿

C. 银汞合金充填应在 12 h 后才能用患牙咀嚼

D. 术前护士应向患者说明注意事项，以免出现意外

E. 浅龋不需垫底

8. 根管治疗步骤不包括（ ）

A. 开髓、拔髓   B. 根管预备

C. 根管消毒   D. 根管充填

E. 治疗后修复

二、填空题

1. 口腔洁治包括_____和_____。

2. 拔牙的一般步骤为_____、_____、_____、_____。

3. 常用的消毒灭菌方法有_____和_____两类

4. 颌面部检查主要用_____和_____。

三、简答题

1. 张口受限如何分度？

2. 四手操作有哪些优点？

3. 拔牙的术后护理有哪些？

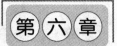

第六章

口腔科疾病患者的护理

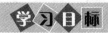

知识目标

1. 掌握口腔科常见疾病如龋病、牙髓病、牙周病的护理目标、护理措施。
2. 熟悉口腔科疾病如颌面部感染及肿瘤的护理评估、护理诊断。
3. 了解口腔科疾病如口腔黏膜病、颌面部损伤、牙缺损、先天性唇、腭裂的护理诊断及护理措施。

能力目标

1. 熟练掌握口腔科疾病治疗过程中的护理配合操作。
2. 掌握牙拔除术、口腔正畸的护理配合。
3. 学会与口腔疾病患者进行交流。

【引言】

本章对口腔科常见疾病的定义、病因、发病机制、临床表现及治疗做了简单介绍，并提出常见的护理应用及相应的护理措施。对口腔科主要疾病如龋病、牙髓病、牙周病等做了重点阐述，按护理程序进行评估，提出护理应用，并制订相应的护理措施。通过本章内容的学习，要求掌握口腔科患者护理的基本理论、基本知识，并能够运用整体护理程序做好口腔科患者的护理工作。

第一节　牙体硬组织疾病的护理

一、龋病

【引导案例】

患者，男，36 岁。右上后牙冷热刺激及进甜食敏感 2 个月。检查见患者右上颌第一磨牙𬌗面龋洞，探之达牙本质中层，无探痛及叩痛，冷热测敏感。初步诊断：右上颌第一磨牙中龋。护士应协助医生做好哪些方面的辅助检查以明确诊断？护士应做哪些治疗准备？该如何向患者宣教防治龋病的知识？

龋病（dental caries）是牙齿在以细菌为主的多种因素影响下，硬组织发生慢性进行性破坏和崩解的一种疾病。患龋病的牙齿称为龋齿。龋病是人类的常见病、多发病之一。

　　牙齿硬组织遭到破坏后，缺乏修复和自愈能力，而在发病初期不易引起主观症状。因此，一旦发现，往往已发展得比较严重。龋病再向纵深发展，则可引起牙髓炎、根尖周炎及牙槽脓肿等，影响全身健康。因此，早期检查、早期发现并早期治疗具有预防和保健的重要意义。

　　Keyes 根据 Miller 等学者的研究成果在 20 世纪 60 年代初期提出了龋病病因学说四联因素论，把龋瘤发生归结为微生物、食物、宿主与牙齿、时间共同作用的结果（图6-1）。

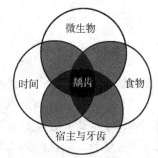

图6-1　龋病发病的四联因素论

　　1. 细菌　产生龋齿的主要细菌是乳酸杆菌、变形链球菌。变形链球菌必须在牙面有牙菌斑存在时才能产生龋病。牙菌斑是指黏附在牙齿表面或口腔其他软组织上的微生物群。它是由大量细菌、细胞间物质、少量白细胞、脱落上皮细胞和食物残屑等组成。由于菌斑深处缺氧，碳水化合物的代谢不完全，产生乳酸、乙酸、丙酸和其他低级脂肪酸，在这些酸的作用下，牙齿硬组织就发生脱矿，形成龋病。

　　2. 食物　食物可以在口腔中与釉质表面产生反应，同时还可作为致龋微生物的底物影响龋病过程。食物中与龋齿发生关系最密切的是糖类，尤以蔗糖及其他低分子量糖的作用最明显。

　　3. 宿主与牙齿　牙齿本身对龋病既有易感性又有抵抗力。牙齿的形态、结构、成分及位置与龋病发生均有关，窝、沟和邻面、牙颈部是龋的好发部位。凡有"滞留区"形成的部位则易造成龋病，牙弓形态不规则、拥挤和牙齿重叠均有助于龋病的发生。牙齿的理化性质、钙化程度和微量元素含量等因素也影响龋病的发生和发展。已证实氟与牙齿的羟磷灰石结合能提高牙齿抗酸溶解性能，因而可预防龋病。唾液的性质、成分及量与龋病发生也有关。

　　4. 时间　龋病发生的每一个过程都需要一定的时间才能完成。龋的主要变化是硬组织脱矿，脱矿后的有机物受各种酶的作用而分解，使牙齿原有结构破坏。随着咀嚼食物时撞击唾液的冲洗，最终组织崩解而成龋洞。这种破坏的过程是由表及里缓慢进行的。

　　（一）护理评估

　　1. 健康史　了解局部情况如口腔卫生状况及卫生习惯，同时注意全身情况如系统疾病、过敏史、女性月经史、全身一般情况和精神状态等。

　　2. 身体状况　龋病的病变是由牙釉质或牙骨质表面开始，由浅入深逐渐累及到牙本质，呈连续破坏过程。临床上根据龋损程度将龋病分为浅龋、中龋及深龋（图6-2）。

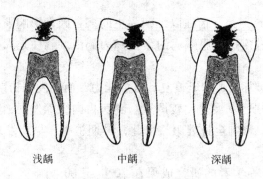

浅龋   中龋   深龋

图 6 – 2   龋病的三个阶段

（1）浅龋   龋蚀只限于牙釉质或牙骨质。初期在牙表面可有脱钙而失去固有色泽，呈白垩状。继之成黄褐色或黑色，无自觉症状。探诊有粗糙感或有浅层龋洞形成。

（2）中龋   当龋病进展到牙本质时，由于牙本质中所含无机物较釉质少，而有机物较多，在构造上有很多小管，有利于细菌入侵，因此龋病进展较快，容易形成龋洞，洞内可有变色、软化的牙本质和食物残渣，一般无症状。遇冷、热、酸或甜等刺激较为敏感。但外界刺激去除后，症状即可消失。

（3）深龋   龋蚀已进展到牙本质深层，龋洞较深，外观略有色泽改变，洞口很小而病变进展很深。对温度变化及化学刺激敏感，食物嵌入洞内压迫发生疼痛，探查龋洞时酸痛明显，说明龋蚀已接近牙髓组织。但无自发性痛。

3. 辅助检查

（1）X 线检查   邻面龋用探针不易探查，可借助 X 线进行检查。龋病在 X 线上显示透射影像。

（2）透照检查   用光导纤维装置进行透照检查，对检查前牙邻面龋洞甚为有效，能直接看到龋损部位及病变深度、范围。

4. 心理社会资料   评估患者对牙齿疾患治疗的心理状态；患者对患牙治疗的意义、治疗方法和预后的了解程度，对治疗效果的要求及经济状况。患者多对牙病不重视，加之龋病初期多无自觉症状，所以多数患者是在牙齿出现龋洞，食物嵌塞引起疼痛时才来就医。还有不少患者则认为"牙痛不是病"或患者对钻牙存在恐惧心理，便在牙痛时自行服药止痛，延误了治疗时机，以致于导致牙髓炎、根尖周炎、牙槽脓肿等严重的口腔疾患发生。

（二）护理应用/合作性问题

组织完整性受损   由龋坏造成牙体缺损所致。

潜在并发症   牙髓炎、根尖周炎等，与患者抵抗力下降、对龋病治疗不及时及机体的超敏反应有关。

知识缺乏   与对龋病的预防及早期治疗的认识不足，卫生宣教不够有关。

（三）护理目标

（1）受损牙体组织恢复完整性。

（2）患者了解治疗方法、治疗效果、愈后及治疗费用。

（3）患者掌握龋病的防治知识。

（四）护理措施

牙体组织被破坏所致组织缺损，即使经过治疗也不可能自行修复，必须用专用牙科充填材料填补替代缺损。在进行充填术的过程中，护士进行如下配合。

1. 一般护理　耐心解释病情，介绍治疗方法，提高患者的口腔保健意识，预防龋病的发生。

2. 心理护理　在安排患者就诊时，以和蔼、关心的态度接待每一位患者，让患者感受到医务人员的理解，减轻焦虑及恐惧心理。查看病历，了解病情及有关检查结果。

3. 病情观察　仔细询问患者的主观症状，密切观察患者在治疗过程中的反应，如有敏感、疼痛等症状，应立即告知医生。

4. 治疗配合

（1）协助患者取合适体位，做好患者的解释工作，消除对钻牙的恐惧心理。

（2）医生制备洞型时，协助牵拉口角，暴露术野，及时吸唾，保持术野清晰、干燥。

（3）遵医嘱选用消毒药物，并准备好棉条及窝洞消毒的小棉球。

（4）复合树脂充填护理：①递与医生护髓剂进行护髓。②隔湿，吸唾，酸蚀。③递给医生蘸有适量粘接剂的刷子涂布窝洞，递光固化灯进行固化。④递与医生适量复合树脂进行充填，固化。⑤递与医生咬合纸及钻针进行调𬌗和外形修整。⑥打磨抛光。

（5）术后整理物品，消毒备用。告知患者有些粘固剂充填24h才完全固化稳定，在这段时间之内勿用充填牙齿咀嚼食物。

小贴士

银汞合金也是龋病充填治疗所使用的一种合金材料，特点是有一定的硬度，耐磨，缺点是汞容易污染环境，所以在发达国家已经淘汰，但在我国经济相对落后的地区仍使用于临床。银汞合金充填护理配合：①隔湿，吹干窝洞；②调制银汞合金；③协助医生放置成形片夹及楔子；④先后将装有银汞合金的输送器和填充器递与医生进行充填；⑤递抛光器给医生进行调𬌗抛光；⑥清除银汞合金碎屑，清洁患者口腔。

（五）护理评价

（1）受损牙体组织是否恢复完整性。

（2）患者是否了解治疗方法、治疗效果、愈后及治疗费用。

（3）患者是否掌握龋病的防治知识。

（六）健康教育

1. 保持口腔卫生　养成饭后漱口、早晚刷牙的习惯。指导患者正确刷牙方法，避免横刷法导致的牙龈萎缩及楔状缺损。

2. 定期进行口腔检查　根据需要及客观条件而定时限，一般2~12岁半年一次，12岁以上每年一次，以便早期发现龋病，及时治疗。

3. 采取特殊的防护措施　如饮水、饮食中加氟防龋；使用含氟牙膏；以及点隙窝沟封闭防龋等，提高牙齿的抗龋能力。

4. 增强营养 限制蔗糖的摄入频率。特别是儿童和青少年要养成少吃零食、建立合理饮食的习惯。可使用蔗糖代用品，如木糖醇、甘露醇等，可以降低龋病的发生。

5. 保护牙齿 不要用牙咬坚硬、带壳的食物及开启啤酒瓶盖，防止牙损伤。

二、楔状缺损

楔状缺损（wedge shaped defect）是指牙唇、颊侧颈部硬组织发生缓慢消耗所致的缺损，常呈楔形而得名（图6-3）。

病因主要有：①刷牙：刷牙是主要的原因，特别是用力横刷。②牙颈部的结构：牙颈部牙釉质、牙骨质交界处结构比较薄弱，容易被磨损。③酸的作用：龈沟液偏酸性，易导致牙质缺损，龈缘下牙体硬组织的缺损常常与此有关。④牙体组织的疲劳：牙体的颊侧颈部是粭力应力集中区，长期的咀嚼力易导致应力集中区出现破坏。

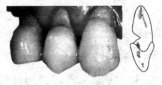

图6-3 楔状缺损

（一）护理评估

1. 健康史 同龋病。

2. 身体状况

（1）症状 好发于前磨牙，尤其是第一前磨牙，常伴牙龈退缩。缺损深及牙髓，可出现牙髓病、根尖周病症状，甚至牙横折。

（2）体征 典型的牙颈部楔状缺损，可伴有牙本质过敏，缺损深度与症状不一定成正相关系，与个体差异有关。一般年龄越大，发生楔状缺损越多，程度越严重。

3. 辅助检查 X线检查可以了解牙根、根尖周病变情况。

4. 心理社会资料 了解患者刷牙方式和习惯，以及患者的就医心理和社会支持状况。

（二）护理应用/合作性问题

疼痛 与牙齿感觉过敏或牙髓炎有关。

知识缺乏 缺乏正确刷牙方法等相关知识。

（三）护理目标

（1）患者的疼痛减轻或消除。

（2）患者掌握正确的刷牙方法。

（四）护理措施

1. 一般护理 耐心解释病情，介绍治疗方法，提高患者的口腔保健意识，预防楔状缺损的发生。

2. 心理护理 在安排就诊时，以和蔼、关心的态度接待每一位患者，让患者感受到医务人员的理解，减轻焦虑及恐惧心理。查看病历，了解病情及有关检查结果。

3. 病情观察 仔细询问患者的主观症状，密切观察患者在治疗过程中的反应，如有敏感、疼痛等症状，应立即告知医生。

4. 治疗配合 根据所采用的治疗方法行相应的护理配合。

（五）护理评价

（1）患者的疼痛是否减轻或消除。

（2）患者是否掌握正确的刷牙方法。

（六）健康教育

指导患者正确的刷牙方法，避免用力横刷，选用软毛牙刷及磨料较细的牙膏。牙本质过敏者避免进食过热、过冷或酸、甜食物。

第二节　牙髓病和根尖周病患者的护理

一、牙髓病

【引导案例】

患者，男，41 岁。右上后牙自发性疼痛 3 日，疼痛放射至右侧面部，冷、热刺激加剧，夜间较白日明显。检查见患者右上颌第一磨牙𬌗面深龋，探痛明显，叩痛不适。初步诊断：右上颌第一磨牙急性牙髓炎。护士应协助医生做好哪些方面的辅助检查以明确诊断？护士应做哪些治疗准备？该如何向患者宣教防治牙髓病的知识？

牙髓病（dental pulp disease）是一种感染性疾病，细菌是牙髓炎最主要的致病因素。感染主要来自深龋。龋洞内的细菌及毒素可通过牙本质小管侵入牙髓组织或经龋洞直接进入牙髓引起牙髓炎。其次是牙周组织疾病引起的逆行感染，这种途径远不如经牙体感染者多见。另外，外伤、化学药物及物理因素（如温度、电流刺激）亦可引起牙髓炎。由于牙髓组织处于四壁坚硬的髓腔中，当有炎症病变时，血管扩张、充血及渗出物积聚，使髓腔压力增大，压迫牙髓神经，常引起剧烈疼痛。又因根尖孔狭小，不利引流，容易导致牙髓坏死。

（一）护理评估

1. 健康史　了解患牙的状况、疼痛性质及患者的口腔卫生习惯、过敏史等。

2. 身体状况

（1）症状　①急性牙髓炎：主要特征是自发性、阵发性剧烈、尖锐疼痛，在未受到外界任何刺激的情况下突然发生；当牙髓化脓时对热刺激极为敏感，而遇冷刺激则能缓解疼痛；疼痛常不能定位，呈放射性痛，故患者不能准确指出患牙；疼痛常在夜间发作。患者可有急性面容、体温升高等。②慢性牙髓炎：一般无剧烈自发痛病史，有时有轻微的自发性钝痛，但有较长期的遇冷、热刺激痛史，去除刺激后疼痛要持续比较长的时间才逐渐消失。食物嵌入龋洞中可产生较剧烈的疼痛，患牙有轻度咬合痛或叩痛，一般均能明确指出患牙。

（2）体征　①急性牙髓炎：检查时常见患牙有深的龋洞，探痛明显。由于患者不能正确指出患牙部位，对可疑牙需借助温度试验或电活力测验来确定患牙部位。②慢性牙髓炎　检查可见穿髓孔或牙髓息肉，有轻微叩痛。

3. 辅助检查　X 线检查可以了解髓腔形态、根尖周病变情况以及根管治疗情况等。

4. 心理社会资料　牙髓炎多由深龋引起，疼痛症状不明显时，不为患者所重视。当急性牙髓炎发作，出现难以忍受的疼痛时，患者才认识到其严重性。疼痛使患者坐卧不安，饮食难进，心情极其烦躁，常以急诊就医。就医时迫切要求医生立即为其解除疼痛，求治心切，但又惧怕钻牙。要注意评估患者对牙髓炎的治疗意义、治疗方法、预后、合并症和治疗费用等的了解程度。

（二）护理应用/合作性问题

急性疼痛　牙痛，由牙髓感染引起。

焦虑　与疼痛反复发作有关。

知识缺乏　与患者不重视牙病，卫生宣传不够，对牙病早期治疗的重要性认识不足有关。

（三）护理目标

（1）牙痛缓解或消除。

（2）患者情绪稳定。

（3）患者掌握牙髓炎治疗后牙齿保健知识。

（四）护理措施

1. 一般护理　耐心解释病情，介绍治疗方法，提高患者的口腔保健意识，预防髓病的发生。

2. 心理护理　在安排就诊时，以和蔼、关心的态度接待每一位患者，让患者感受到医务人员的理解，减轻焦虑及恐惧心理。查看病历，了解病情及有关检查结果。

3. 病情观察　仔细询问患者的主观症状，密切观察患者在治疗过程中的反应，如有疼痛加重等症状，应告知医生并配合护理。

4. 治疗配合

（1）应急处理的护理　急性牙髓炎主要症状是难以忍受的疼痛，故应首先开髓引流、缓解疼痛。

①准备：准备治疗器械如开髓车针、高速手机等，并备1支局部麻醉剂。请患者坐上牙椅，系好胸巾，漱口清洁口腔，戴防护眼镜。开髓前，应对患者进行心理安慰，稳定情绪，向其说明钻牙的目的，消除恐惧心理，取得患者的合作。

②麻醉：配合医生对患牙行局部麻醉处理。

③开髓：医生开髓，护士应协助吸唾，保持术区清晰。

（2）牙髓切断术患者护理　牙髓切断术是指切除炎症牙髓组织，以盖髓剂覆盖牙髓断面，从而保留健康活髓。主要用于年轻恒牙，以维持根尖继续发育完全。

①准备：局部麻醉及窝洞预备护理。

②揭髓室顶：遵医嘱更换合适车针，及时吸唾。

③切除冠髓：递生理盐水冲洗窝洞、吹干，递锐利器械给医生切除冠髓，用小棉球止血。

④盖髓：用甲醛甲酚棉球消毒牙髓断面，将调拌好的盖髓剂放于牙髓断面。

⑤暂封以及充填：氧化锌丁香油糊剂暂封，观察1~2周，若无不适，可行永久性充填。

（3）干髓术患者的护理　干髓治疗是用失活剂使牙髓失去活力，除去冠部牙髓组织，再用干髓剂覆盖残留根髓断面，使根髓长期保持无菌干化状态，以达到保留患牙的目的。在进行干髓治疗时护士协助医生进行以下配合：术前备好器械及药物，按医嘱准备失活剂；向患者说明治疗目的和用药后可能出现疼痛等反应；术中医生将失活剂放入穿髓孔后，上置丁香油小棉球（不可加压，以免失活过程中引起剧烈疼痛），护士随即调制较稀的氧化锌丁香油糊剂封闭窝洞；术后预约患者复诊时间。

 小贴士

患者，女性，29 岁。3 日前出现左侧下颌后牙自发性痛，近日疼痛加剧，夜间明显，检查右下颌 6 深龋。此时最佳处理是

A. 嘱咐患者口服止痛药　　　　　B. 开髓引流

C. 窝洞预备　　　　　　　　　　D. 根管治疗

E. 拔除右下颌 6

答案：B

点评：这道题目考查牙髓炎的诊断及应急处理。根据患者症状及体征诊断为急性牙髓炎，而急性牙髓炎的应急处理是开髓引流。

（五）护理评价

（1）疼痛是否减轻或消除。

（2）患者情绪是否恢复正常。

（3）患者掌握牙髓治疗后牙齿保健知识程度。

（六）健康教育

利用患者治疗机会，向患者宣传牙髓炎的发病原因、治疗方法和目的，以及牙病早期治疗的重要性。让患者了解牙髓炎早期如能得到及时、正确的处理，活髓可能得到保存。如牙髓死亡之后，牙体失去代谢而变性，使其脆而易折，从而导致牙齿缺失。因此，预防龋病及牙髓病有着十分重要的意义。

二、根尖周围组织病

【引导案例】

患者，女，36 岁。右下后牙疼痛不适 1 年多，近 3 个月出现咬合疼痛。检查见患者右下颌第一磨牙骀面深龋，叩痛（＋＋）。初步诊断：右下颌第一磨牙慢性根尖周炎。护士应协助医生做好哪些方面的辅助检查以明确诊断？护士应做哪些治疗准备？该如何向患者宣教防治根尖周病的知识？

根尖周围组织病（disease of periapical tissue）是指牙齿根尖部及其周围组织，包括牙骨质、牙周膜和牙槽骨发生病变的总称。临床上分为急性根尖周炎和慢性根尖周炎，以慢性根尖周炎多见。急性根尖周炎多由感染的牙髓通过根尖孔和副根尖孔刺激根尖周组织引起的急性感染。其次，创伤或化学刺激也能引起根尖周组织炎症。慢性根尖周炎主要来自感染的牙髓，通过根尖孔长期刺激根尖周组织引起慢性病理改变，也可由急性根尖周炎或牙槽脓肿转化而致。慢性根尖周炎根据病变性质不同，表现出三种形式：根尖肉芽肿、根尖囊肿、慢性根尖脓肿。

（一）护理评估

1. 健康史 评估患者有无牙髓炎症等局部感染存在，或急性根尖周炎症未及时治疗等病史。

2. 身体状况

（1）症状 急性根尖周炎患牙有浮起感、咬合痛，患者能指出患牙，严重者并发颌面部蜂窝织炎。多由慢性根尖周炎急性发作所致，按其发展过程可分为浆液期与化脓期。慢性根尖周炎多无明显自觉症状，常有反复肿胀疼痛的病史。

（2）体征 急性根尖周炎：急性面容、体温升高，患牙叩痛（++）～（+++），松动Ⅱ～Ⅲ度，牙龈红肿、压痛，扪诊有波动感，伴有同侧颌下或颏下淋巴结肿大及压痛。慢性根尖周炎：患牙龋坏变色，牙髓坏死，无探痛但有轻微叩痛，根尖区牙龈可有瘘管。

3. 辅助检查 X射线片显示根尖区有稀疏阴影。

 小贴士

患者，男性，43岁。右下后牙根尖处牙龈反复出现脓包半年，并有咬合疼痛，检查示右下颌7残冠，根尖处牙龈瘘管，叩诊（+）。此时最有价值的辅助检查措施是

A. 牙周袋探诊   B. 实验性备洞

C. 选择性麻醉   D. X线片检查

E. 牙髓点活力测验

答案：D

点评：根据患者症状和体征诊断为慢性根尖周炎，而X线检查是慢性根尖周炎最主要的辅助检查。故本题正确答案为D。

4. 心理社会资料 急性根尖周炎患牙疼痛剧烈，其心理表现参见急性牙髓炎的有关部分。慢性根尖周炎患者自觉症状不明显，常被忽视，当患牙出现脓肿及瘘管时，才促使患者就诊。由于患者对治疗过程缺乏了解，总希望一次治疗便能解决问题，缺乏治疗耐心。

（二）护理应用/合作性问题

急性疼痛 牙痛、颌面部疼痛，与根尖周炎急性发作、牙槽脓肿未引流或引流不畅有关。

体温升高 与根尖周组织急性感染有关。

知识缺乏 与患者对疾病病因及治疗知识认识不足有关。

（三）护理目标

（1）疼痛缓解或消除。

（2）体温恢复正常。

（3）患者了解口腔保健常识、治疗方法、治疗效果、预后及治疗费用。

（四）护理措施

1. 一般护理 保持口腔清洁。服用抗生素、镇痛剂和维生素等药物，嘱患者注意

适当休息，高热患者多饮水、进食流质及半流质食物。

2. 心理护理　耐心地解释本病的发展过程及预后情况，简单介绍治疗方法，消除焦虑心理，树立治愈的信心，使其积极地配合治疗。

3. 病情观察　密切观察急性根尖周病患者的局部及全身症状，防止出现颌骨骨髓炎和败血症等并发症。

4. 治疗配合

（1）急性根尖周炎　首先缓解疼痛，然后进行根管治疗或牙髓塑化治疗。

开髓减压术的护理：开髓减压术是控制急性根尖周炎的首要措施。其方法是打开髓腔，拔除根髓，疏通根管，使根尖周渗出物通过根尖孔向根管引流，达到止痛、防止炎症扩散的目的。

①用物准备：口腔检查基本器械、开髓引流器械、局麻药物和冲洗药物（3%过氧化氢液及生理盐水）。②局麻护理：同前。③医生开放髓腔、拔除根髓后，护士抽吸3%过氧化氢液及生理盐水，供医生冲洗髓腔。④吸净冲洗液，吹干髓腔及吸干根管，备消毒酚棉球及短松棉捻供医生置入根管内及根管口，防止食物掉入。窝洞不封闭，以利引流。

脓肿切开术的护理：对急性根尖周炎骨膜下及黏膜下脓肿，除根管引流外，同时切开排脓，以有效控制炎症。

①用物准备：口腔检查基本器械、脓肿切开器械和局麻药物。②局麻护理：同前。③切开脓肿前，护士协助医生对术区进行清洁、消毒和隔湿准备。④按医嘱准备麻醉药物，黏膜下脓肿可用2%丁卡因表面麻醉，骨膜下脓肿多用阻滞麻醉。⑤医生切开脓肿时，夹棉捻协助擦干脓血，递橡皮引流条置切口内引流脓液。⑥嘱患者定期换药至伤口清洁、无渗出物。

全身治疗：按医嘱服用抗生素、镇痛剂和维生素等药物，嘱患者注意适当休息，高热患者多饮水、进食流质及半流质食物，注意口腔卫生。

（2）慢性根尖周炎

根管治疗的护理：根管治疗是治疗牙髓坏死及根尖周病的一种方法，通过清除根管内的坏死物质，进行适当消毒，充填根管，去除根管内感染物对根尖周围组织的不良刺激，防止发生根尖周病或促进根尖周病变的愈合。

①活髓牙应在麻醉或失活下拔除根髓，用生理盐水冲洗根管，消毒。②根管预备：感染根管除去牙髓后，协助医生用3%过氧化氢、生理盐水、2%氯亚明、2.5%次氯酸钠液交替冲洗，再用生理盐水冲净余液；用根管扩挫针反复扩挫管壁，根管预备完成后，用生理盐水冲洗拭干。③根管封药：制作蘸有消毒药液的棉捻递给医生置于根管内，用氧化锌丁香油糊剂暂封窝洞。嘱患者1周后复诊。④根管填充：待自觉症状消失、复诊检查时，根管内取出的棉捻无分泌物，不臭，无叩痛，即为医生准备好根管充填的器械和材料，并根据医生要求依次递给医生，协助医生完成根管充填术。⑤术后护理：协助医生填写X线检查申请单，嘱患者到放射科拍摄根充术后牙片，供医生判断根充效果是否满意。当X线平片显示患牙根充满意后，向患者解释近几日如有轻度疼痛不适感，是机体的正常反应，应避免用患牙咀嚼，若疼痛剧烈可随时就诊。如

无不适，1周后复诊即可行永久充填，需冠修复者，嘱其到修复科就诊。

塑化治疗的护理：塑化治疗常用于多根牙。治疗原理是将未聚合的液态塑化液注入根管内，使其与管内残存的牙髓组织及感染物质共同聚合，固定成为无害物质留于根管中，并严密封闭根管，使根尖周组织的慢性炎症逐渐消除，组织得以恢复。

护士术前备齐器械及塑化剂（常用酚醛树脂液）。术中协助医生去除暂封物、根管预备、配制塑化剂、隔湿、导入塑化剂并封闭根管。

（五）护理评价

（1）疼痛是否缓解或消失。

（2）体温是否恢复正常。

（3）患者是否了解口腔保健常识、治疗方法、治疗效果、预后及治疗费用。

（六）健康教育

（1）向患者宣传根尖周病的发病原因及危害，提高患者对牙病的预防意识。

（2）向患者讲明开髓减压及脓肿切开均是应急处理，当急性炎症消退后，必须继续采取根除病原的治疗方法，如根管治疗，才能达到根治的目的。

（3）进行各项治疗时，让患者了解治疗步骤及目的，取得患者的合作。嘱患者按医嘱准时复诊，保持治疗的连续性，以达到治疗的最佳效果。

第三节　牙周病患者的护理

牙周病（periodontal diseases）是指牙齿周围组织，包括牙龈、牙周膜、牙槽骨及牙骨质等牙齿支持组织发生的慢性、非特异性及感染性疾病。其中以牙龈炎和牙周炎最为常见。

一、牙龈炎

【引导案例】

患者，男，41岁。主诉晨起刷牙时出血2月余。检查见患者牙龈红肿，探诊出血，全口牙结石Ⅰ度。初步诊断：牙龈炎。护士应做哪些治疗准备？该如何向患者宣教防治牙龈炎的知识？

牙龈炎（gingivitis）是指炎症损害龈乳头和龈缘，严重时可累及附着龈。牙龈炎的病变是可逆的，一旦病因去除，炎症消退，牙龈便可恢复正常。但如果病因未去除，炎症未被控制，牙龈炎可进一步发展成为牙周炎。多由于口腔卫生不良，如牙菌斑、牙垢和牙石堆积，以及食物嵌塞；医源性因素（不良修复体、设计不良的局部义齿和正畸治疗等）；牙颈部龋的局部刺激以及不良习惯（磨牙症、咬粗硬物品、单侧咀嚼、不良刷牙习惯和张口呼吸等）所引起。

（一）护理评估

1. 健康史　评估患者局部口腔卫生状况及卫生习惯，有无修复牙齿的病史等。

2. 身体状况

（1）症状　一般无明显症状，偶有牙龈发痒、发胀感。患者往往因机械性刺激，如刷牙、咀嚼、说话或吸吮等引起出血而来就诊。

（2）体征 牙龈呈鲜红色或暗红色，组织肿胀，牙龈缘变厚，牙间乳头圆钝，点彩消失，质地变脆，缺乏弹性，探诊可有出血现象。

3. 辅助检查 X线片显示牙槽骨无吸收，以区别于牙周炎。

4. 心理社会资料 了解患者是否因牙龈慢性红肿、出血、口臭或牙齿松动、移位、脱落或戴义齿等产生压抑、自卑心理和孤僻性格。

（二）护理应用/合作性问题

口腔黏膜受损 与牙龈组织炎症有关。

自我认可紊乱 与牙齿松动、移位、脱落或戴义齿等有关。

知识缺乏 缺乏口腔卫生保健知识，与患者接受卫生教育的程度有关。

（三）护理目标

（1）患者牙龈组织恢复正常，口臭症状消失。

（2）患者掌握自我检查方法，能使用机械性控制菌斑的方法。

（3）患者了解疾病特点、治疗程序、治疗意义及预后，认识保持口腔卫生及定期复查的意义。

（四）护理措施

1. 一般护理 保持口腔清洁，用漱口液漱口等。

2. 心理护理 在安排就诊时，以和蔼、关心的态度接待每一位患者，让患者感受到医务人员的理解，减轻焦虑及恐惧心理。

3. 病情观察 观察患者在进行口腔洁治时的反应，若患者有明显敏感症状，应及时告知医生，并协助处理。

4. 治疗配合

（1）去除致病因素，口内有不良修复体者．协助医生取下，清除食物嵌塞。

（2）协助医生用3%过氧化氢液与生理盐水交替冲洗龈沟，涂布碘甘油，病情严重者，遵医嘱指导患者服用抗生素及维生素。

（3）龈上洁治术和龈下刮治术是去除牙结石和菌斑的基本治疗手段。其方法是使用特制的锐利器械或超声波洁牙机除去龈上、龈下牙石，消除结石和菌斑对牙龈的刺激，以利于牙龈愈合。

①调节椅位：治疗上颌时，患者𬌗平面与地面成45°角；治疗下颌时𬌗平面与地面平行。

②嘱患者用3%过氧化氢或0.2%氯己定含漱1min，用1%碘伏消毒术区。

③术中协助牵拉口角，及时吸唾。

④去净牙结石后，备橡皮杯蘸抛光膏或脱敏剂打磨牙面，龈下用挫形器平整跟面。

⑤龈沟内放置碘甘油。

（五）护理评价

（1）牙龈组织是否恢复正常，口臭症状是否消失。

（2）患者是否掌握自我检查方法，能否使用机械性控制菌斑的方法。

（3）患者是否已经了解疾病特点、治疗程序、治疗意义及预后，认识保持口腔卫生及定期复查的意义。

（六）健康教育

（1）指导患者采取正确的刷牙方法及其他保持口腔卫生的措施，如牙线及牙签的正确使用，并定期复查，以巩固治疗效果。

（2）让患者了解牙龈炎如不及时治疗，发展到牙周炎时给口腔健康带来的危害，增强患者防病意识。

（3）告知患者通过以上治疗后，牙龈炎将会很快消失，口臭症状也将随之消失，恢复患者社交信心。

 小贴士

牙龈炎的治疗方法不包括

A. 龈上洁治　　　　　　　　　B. 龈下刮治

C. 口服抗生素　　　　　　　　D. 漱口液漱口

E. 翻瓣术

答案：E

点评：这道题目考查牙龈炎护理措施中的治疗方法，翻瓣术是牙周炎的治疗方法，所以选 E。

二、牙周炎

【引导案例】

患者，男，56 岁。主诉牙齿松动、不能咀嚼半年。检查见患者牙龈红肿，探诊出血，全口牙结石Ⅱ度，牙松动Ⅰ～Ⅲ度。初步诊断：牙周炎。护士应协助医生做好哪些方面的辅助检查以明确诊断？护士应做哪些治疗准备？该如何向患者宣教防治牙周炎的知识？

牙周炎（periodontitis）是牙周组织皆受累的一种慢性破坏性疾病，即牙龈、牙周膜、牙骨质及牙槽骨均有改变。除有牙龈炎所表现的炎症外，牙周袋的形成是其主要临床特点。引起牙龈炎的主要原因也是牙周炎的重要原因，牙龈炎如未能及时治疗或者由于致病因素增强，机体抵抗力下降，则牙龈炎可能发展为牙周炎。局部因素与引起牙龈炎的局部机械刺激因素相同，尤其是龈下结石危害性最大。全身因素尚不明了，可能与营养代谢障碍、内分泌紊乱、精神因素及自主神经功能紊乱等有关。

（一）护理评估

1. 健康史　患者口腔卫生状况、有无口腔修复、营养代谢障碍、内分泌失调、精神因素及自主神经功能紊乱等情况。

2. 身体状况

（1）症状　牙龈红肿、出血及溢脓；牙齿松动，不能咀嚼。

（2）体征　龈色变红或暗红、点彩消失，探查易出血；牙周袋形成、牙周袋壁有炎性肉芽组织及溃疡形成；轻压牙周袋外壁有脓液溢出，并伴有口臭；牙周形成脓肿，表现为近龈缘处局部呈卵圆形突起，红肿疼痛，探有深牙周袋；牙齿不同程度的松动。如果出现多个脓肿，患者可出现全身不适，体温升高，区域性淋巴结肿大等症状。

3. 辅助检查 X射线检查可显示牙槽骨有破坏吸收，牙周间隙增宽现象。

4. 心理社会资料 患者因牙周脓肿、牙齿松动或脱落，严重影响咀嚼功能及面容而表现出十分焦虑及担忧。由于口臭较明显，常影响患者的社会交往，使其产生自卑心理。

（二）护理应用/合作性问题

口腔黏膜受损 由牙龈充血、水肿所致。

自我认可紊乱 与牙齿缺失、口臭影响正常的社会交往有关。

知识缺乏 与患者对牙周病的严重性及预防与治疗知识缺乏了解有关。

（三）护理目标

（1）患者掌握自我控制菌斑的方法。

（2）牙周炎症逐渐减轻或消失，口臭消失。

（3）患者能简述牙周病的预防及配合治疗的有关知识。

（四）护理措施

1. 一般护理 增强体质，调动机体抵抗力。指导患者加强营养，增加维生素A的摄入，以利于牙周组织的愈合。

2. 心理护理 热情接待患者，针对不同年龄的心理特点，耐心、细致地解释，解除思想负担。

3. 病情观察 对有心血管疾病、糖尿病、凝血机制异常等系统性疾病的患者，在治疗时要密切观察患者的全身状况，必要时行术前检查。

4. 治疗配合

（1）去除致病因素，行龈上洁治术和龈下刮治术（同牙龈炎），并遵医嘱口服甲硝唑。

（2）常用的牙周手术有翻瓣术、骨成形术、骨切除术、植骨术等。

①用物准备：牙周手术包1个，遵医嘱备特殊材料如人工骨等。

②术区消毒、铺孔巾。

③递手术刀给医生进行切口，牵拉口角，暴露术野。及时吸净血液及唾液，保持术野清晰。

④递骨膜分离器进行翻瓣，递刮治器刮除肉芽组织、牙石及病变牙骨质。

⑤协助医生用0.2%氯己定与生理盐水进行交替冲洗。

⑥协助医生龈瓣复位，缝合。

⑦嘱患者1周后复诊拆线，植骨术后10~14日拆线，6周复查观察牙周情况。

（3）松牙固定术的护理

①调解光源，及时吸唾，保持术野清晰。

②选择粗细合适的不锈钢丝传递给医生。

③及时传递器械给医生进行钢丝结扎固定。

④嘱患者加强口腔清洁，严格控制菌斑，不可用患牙咬硬物。

（五）护理评价

①患者是否掌握自我控制菌斑的方法。

②牙周炎症是否逐渐减轻或消失，口臭消失。

③患者能否简述牙周病的预防及配合治疗的有关知识。

（六）健康教育

（1）保持良好的口腔卫生习惯，每日早、晚两次彻底刷牙，每次3min。饭后漱口，少食糖类食物，不能口含食物睡觉。

（2）采用正确的刷牙方法；正确使用牙线去除牙间隙的食物残渣和软垢。

（3）定期到医院检查、治疗，及时清除菌斑，预防牙周病的发生。

（4）去除和控制与牙周炎关系密切的不良因素，如戒烟、创伤𬌗的调磨、预防和矫治错𬌗畸形、改善食物嵌塞等。

（5）治疗后定期复查，防治复发。

 小贴士

牙周病患者控制菌斑最有效的方法是

A. 正确的刷牙和牙线等机械方法

B. 化学药物

C. 由医务人员进行洁治

D. 提高机体防御能力

E. 每日刷牙两次

答案：A

点评：这道题目考查对牙周病患者的健康宣教，最有效的控制菌斑的方法是患者自己采用机械性方法如刷牙、使用牙线等。故本题正确答案为A。

第四节　口腔黏膜病患者的护理

口腔黏膜病（oral mucosal diseases）是指除肿瘤以外，发生或者反映在口腔黏膜和软组织上的所有疾病的总称。口腔黏膜病病种较多，病损多种多样，病因复杂，有些病与全身因素关系密切，在护理过程中要有整体观念。现将几种常见的口腔黏膜病介绍如下。

一、复发性阿弗他溃疡

【引导案例】

患者，女，41岁。主诉舌头破溃、疼痛，每个月发作一次，1周左右自愈，已持续3年多。检查见患者舌腹黏膜有3个直径小于0.5cm的椭圆形浅层溃疡。初步诊断：复发性阿弗他溃疡。护士应做哪些治疗准备？该如何向患者宣教防治复发性阿弗他溃疡的知识？

复发性阿弗他溃疡（recurrent aphthous ulcer）是口腔黏膜病中最常见的一种疾病，其特征为复发性、自限性的口腔黏膜疼痛性溃疡，又称复发性口疮（recurrent oral ulcer）。本病好发于女性，发病年龄多在 20 ~ 45 岁之间。多发生于口腔黏膜无角化或角化程度差的区域，如唇内侧、舌尖、舌缘、颊、软腭、前庭沟等处的黏膜。本病的病因和发病机制目前尚未完全明确，可能与免疫功能异常、遗传、胃肠功能紊乱、内分泌失调（有些妇女发病与月经周期有关）、精神因素、睡眠不足、某些维生素和微量元素缺乏、感染等有关。

（一）护理评估

1. 健康史　了解患者口腔卫生习惯、饮食习惯，评估患者营养状况，以及有无全身慢性疾病、神经衰弱，近期有无精神刺激、消化系统疾病、上呼吸道感染，女性患者是否处于月经期及有无遗传等因素。

2. 身体状况

（1）轻型口疮　此型在临床上最常见，好发唇、颊、舌和口底等非角化黏膜区，牙龈及硬腭少见。病损开始为小充血点，局部有烧灼感，随后病变扩大，形成表浅溃疡；典型溃疡为圆形或椭圆形，直径 2 ~ 5mm，中央凹陷，表面覆盖一层淡黄色假膜，周围黏膜充血呈红晕状；疼痛明显，说话、进食时疼痛加剧；故有"红、黄、凹、痛"四征。溃疡一般持续 7 ~ 10 日可自愈，称自限性。愈合后不留疤痕，但间隔一段时间又复发，称复发性口疮。两次发作期间称间歇期。间歇期长短不一，在不断复发过程中，间歇期逐渐缩短，甚至无间歇期，溃疡此起彼伏，连续不断。溃疡数目不多，约 1 ~ 5 个。

（2）重型口疮　该型又称复发坏死性黏膜腺周围炎或腺周口疮。此型较少见，常为单个溃疡，初起时为类似轻型口疮的小溃疡，逐渐扩大到 1 ~ 3cm，并向深层扩展到黏膜下层的黏液腺或腺周组织，由于溃疡深而大，故又名巨型口疮。溃疡边缘不规则，中央凹下，呈弹坑状，基底部微硬，周围红晕明显，疼痛较剧，并伴有发热、局部淋巴结肿大等全身症状。口腔黏膜各部均可发生，尤其多发于口腔后部、颊、软腭、扁桃体周围和咽旁等处。溃疡愈合慢，病程可长达数月或更久，但仍有自限性、复发性。

（3）疱疹性口炎　亦称疱疹样口疮。此型特点为溃疡数目多，可达数十甚至上百个，散在分布于口腔黏膜的任何部位，以舌腹、口底多见。溃疡较小，直径仅 1 ~ 2mm，临近溃疡可融合成片，周围黏膜充血发红，疼痛较重。唾液分泌增加，可伴有头痛、发热、全身不适及局部淋巴结肿大等症状。发作后不留瘢痕。

3. 辅助检查　对于长久不愈的溃疡应作活检明确诊断。

 小贴士

复发性口腔溃疡的临床特征不包括

A. 红　　　　　　　　　　　　B. 黄

C. 凹　　　　　　　　　　　　D. 痛

E. 经久不愈

答案：E

点评：复发性口腔溃疡的基本特征是"红、黄、凹、痛"，且有自愈性。故本题正确答案为 E。

4. 心理社会资料 本病因溃疡出现此起彼伏，新旧交替反复发作，发病时疼痛明显，进食时疼痛加剧。患者常心情烦躁，焦虑不安，十分痛苦，影响患者的身心健康。

（二）护理应用/合作性问题

急性疼痛 与口腔黏膜病损、进食刺激有关。

焦虑 与疼痛及口腔溃疡反复发作有关。

知识缺乏 缺乏对该病的防治知识。

（三）护理目标

（1）疼痛减轻或消失。

（2）焦虑减轻或消除。

（3）患者能够简述复发性口疮的防治知识。

（四）护理措施

1. 一般护理 告诉患者适当休息，进食流质、易消化且无刺激性食物，疼痛剧烈时，可在饭前用 1% 普鲁卡因含漱止痛。

2. 心理护理 向患者介绍本病的特点及治疗目的，了解本病有自限性，不经治疗，7~10 日溃疡也会自愈，稳定患者情绪，使其配合治疗。

3. 病情观察 观察患者的精神状态，注意其情绪的变化。

4. 治疗配合

（1）嘱患者用 0.2% 氯己定溶液或 2% 硼酸溶液漱口，保持口腔清洁。

（2）遵医嘱局部涂擦中药粉剂，如锡类散、冰硼散等。局部贴敷口腔溃疡药膜，如金霉素、螺旋霉素或诺氟沙星药膜等，有减轻疼痛，促进溃疡愈合的作用。也可用 1%~2% 龙胆紫或 2.5% 金霉素甘油涂擦。溃疡数目少，面积小且间歇期长者，可用 10% 硝酸银或 50% 三氯醋酸烧灼，烧灼时护士协助隔离唾液，压舌，防止药液超出溃疡面损伤周围正常黏膜。

（3）对于严重患者，可使用糖皮质激素并适当补充维生素 C 和复合维生素 B。

（五）护理评价

（1）疼痛是否减轻或消失。

（2）焦虑是否减轻或消除。

（3）患者了解复发性口疮的防治知识程度。

（六）健康教育

指导患者注意锻炼身体，合理饮食，加强营养及维生素补充。保持稳定情绪，保证充足的休息和睡眠，均衡饮食，少吃刺激性食物，避免诱发因素。

二、口腔单纯性疱疹

【引导案例】

患儿，女，8 个月。发热、哭闹 3 日，口内黏膜出现成簇小水泡。检查见患儿牙龈黏膜成簇小水泡，部分区域有 1～2mm 溃疡，下颌下淋巴结肿大。初步诊断：疱疹性口炎。护士应做哪些治疗准备？该如何向患儿家长宣教防治疱疹性口炎的知识？

口腔单纯性疱疹（herpes simplex）是由单纯疱疹病毒引起的皮肤和黏膜的感染性疾病。本病的特点是唇周皮肤和唇红缘与皮肤交界处，或者在口腔黏膜上发生小水泡，破损后形成溃疡。临床上可分为疱疹性口炎和唇疱疹两类。本病主要是由 I 型单纯疱疹病毒感染所致，近年发现也有 II 型病毒感染。

（一）护理评估

1. 健康史 询问患者有无该疾病接触史，有无上呼吸道感染、消化不良等诱发因素。

2. 身体状况

（1）疱疹性口炎 本病多见于 6 岁以下儿童，尤其是 6 个月至 2 岁，多为原发性。开始多有发热、头痛及全身不适等先驱症状，2～3 日后口腔开始出现改变，初起口腔黏膜呈片状充血，随后出现成簇的小水疱，水疱迅速破裂，形成表浅的小溃疡，直径约 1～2mm，溃疡可相互融合成边缘呈多环状的较大溃疡，上有黄白色假膜覆盖，周围充血发红，此时唾液显著增加，有剧烈疼痛，颌下淋巴结肿大。患儿因疼痛而哭闹，拒食，流涎，病程一般 1～2 周。病损波及牙龈，牙龈边缘红肿，易出血，甚至出现小溃疡，又称疱疹性龈口炎。

（2）唇疱疹 多见于成年人，一般无明显的全身症状。好发于口唇和口周皮肤，如唇红与皮肤交界、口角、鼻翼、鼻唇沟和颏部等处。开始皮肤发红、发痒伴烧灼感，随即出现水痘，疱小成簇，疱液清亮，以后混浊，最后结成黄色痂皮，不久痂皮脱落而愈合，局部留下暂时性色素沉着。病程 1～2 周，如合并感染，病程往往延长。

3. 辅助检查 非特异性疱疹病毒检查、特异性疱疹病毒检查。

4. 心理社会资料 患儿哭闹拒食，家属因此会出现烦躁及焦虑情绪。唇疱疹患者因影响面部美观，也会存在焦虑心理。

（二）护理应用/合作性问题

急性疼痛 与口腔黏膜病损，进食刺激有关。

焦虑 与反复发作、进食时疼痛有关。

知识缺乏 患者缺乏对该病的防治知识；家长缺乏婴幼儿的保健知识。

（三）护理目标

（1）疼痛减轻或消失。

（2）患者情绪稳定，能够配合治疗。

（3）患者及家属能够说出该病相关知识。

（四）护理措施

1. 一般护理 让患者充分休息，给高热量、清淡且易消化的流质饮食，餐后可用 0.2% 氯己定溶液或复方硼酸溶液漱口。进行必要的隔离，避免与他人接触。

2. 心理护理 向患者介绍本病的特点及治疗目的，安抚患者特别是患儿家长的情绪。

3. 病情观察 观察患儿体温变化，体温高时给物理或药物降温，注意水分补充，必要时静脉补充液体。

4. 治疗配合

（1）局部用药　局部可用2.5%金霉素甘油、2%四环素液或疱疹净涂布；成人可用各种消炎药膜。疼痛剧烈者，指导其饭前用1%普鲁卡因含漱，可减轻疼痛，利于进食。

（2）全身用药　应用阿昔洛韦、利巴韦林、聚肌胞等抗病毒药物，同时补充维生素 C 和复合维生素 B 等。

（五）护理评价

（1）疼痛是否减轻或消失。

（2）患者情绪是否稳定，能否配合治疗。

（3）患者及家属能否说出该病相关知识。

（六）健康教育

了解本病的发病原因、预防措施、治疗方法和遵医嘱用药的重要性。保持身心愉快，充分休息，均衡饮食，适量运动。

三、口腔白色念珠菌病

口腔白色念珠菌病（oral candidiasis）是由念珠菌属，主要是白色念珠菌感染所引起的口腔黏膜病，种类较多，最常见的一种类型为急性假膜型念珠菌性口炎。有传染性，好发于婴、幼儿或体弱的患者，典型损害为口腔黏膜出现白色凝乳状斑膜，散在或成片，严重时全口皆成白色，故又名雪口病或鹅口疮。

（一）护理评估

1. 健康史　询问病史，了解患者健康状况，是否有慢性消耗性疾病或长期使用广谱抗生素、免疫抑制剂，婴、幼儿应询问母亲的身体状况及健康哺乳情况。

2. 身体状况　本病多见于婴、幼儿，好发于唇、颊、舌和腭等部位。其特征是病区黏膜先有充血、水肿，随即出现许多白色小点，略高起，状似凝乳，可融合成白色绒毛状假膜，边界清楚，此膜不易拭去，勉强拭去时，可见出血，不久再度形成白色假膜。有烧灼、干燥及刺痛感，患儿表现为哭啼，烦躁不安，拒食等，无明显全身症状。成年患者舌背乳头萎缩，口腔黏膜可有白色凝乳状斑膜，口角湿白潮红、皲裂、糜烂、斑块及结节状增生。

3. 辅助检查　实验室检查包括涂片法、分离培养、组织病理学检查、免疫学和基因诊断等。

4. 心理社会资料　患儿哭闹、拒食，家属常有急躁、焦虑心理，求治心切。

（二）护理应用/合作性问题

口腔黏膜受损　与真菌感染有关。

知识缺乏　患儿家属缺乏婴、幼儿的保健知识和疾病预防知识。

（三）护理目标

（1）疼痛缓解或消失。

（2）患者按医嘱坚持用药，定期复查，能够配合治疗。

（3）患者掌握口腔卫生及局部护理方法。

（四）护理措施

1. 一般护理　去除或改善可能的诱发因素，如对长期应用广谱抗生素或免疫抑制剂的患者，应停药或调整用药，补充维生素C及核黄素。婴、幼儿应注意哺乳卫生。

2. 病情观察　对有慢性消耗性疾病患者，密切观察其全身状况。

3. 治疗配合

（1）指导家属用2%~4%碳酸氢钠溶液擦洗口腔，使口腔呈碱性环境，抑制白色念珠菌生长繁殖。或可用1%~2%龙胆紫或制霉菌素溶液涂擦局部。

（2）重症患者遵医嘱给抗真菌药物，临床上常用制霉菌素。婴、幼儿要注意防止脱水。

（五）护理评价

（1）疼痛是否缓解或消失。

（2）患者是否按医嘱坚持用药，定期复查，能够配合治疗。

（3）患者是否掌握口腔卫生及局部护理方法。

（六）健康教育

向患者及家属讲解疾病的发病原因及预防措施，哺乳期间注意卫生，指导家属用温开水清洗婴、幼儿口腔，哺乳用具应煮沸消毒并保持干燥，喂乳前最好用温开水清洗乳头。长期使用抗生素与免疫抑制剂者应警惕白色念珠菌感染的发生，必要时应停药。

四、口腔白斑病

【引导案例】

患者，男，56岁。偶尔发现右侧颊部有白色的斑块求诊。检查见患者右颊黏膜灰白色斑块，界清，略高出黏膜，表面平坦。询问患者有30多年吸烟史。初步诊断：颊黏膜白斑。护士应做哪些治疗准备？该如何向患者宣教防治口腔白斑的知识？

口腔白斑病（oralleukoplakia）是指发生在口腔黏膜上的角化性白色斑块，为一种慢性浅层病损，因组织学上有角化不良或不典型增生等改变，被认为是一种口腔黏膜的癌前病变。好发于唇、颊、舌及硬腭等处。多见于中年男性。少数白斑病例可发生癌变。确切病因不明。多数学者认为局部因素如吸烟、饮酒、辛辣或过热食物、口腔内不良修复体、错位牙、残根及残冠的锐利边缘等长期刺激可诱发白斑。其中吸烟是最常见的原因，白斑患者中有吸烟习惯的占80%~90%。全身因素如维生素A和B族维生素的缺乏、内分泌紊乱及霉菌感染等因素引起黏膜上皮过度角化，诱发口腔黏膜白斑的发生。

（一）护理评估

1. 健康史　了解患者生活习惯，有无吸烟史，以及吸烟时间、吸烟量；有无真菌感染，尤其是白色念珠菌感染；检查病变周围有无残根、残冠、不良修复物或错位牙等。

2. 身体状况　一般无自觉症状，如上皮角化程度重，可有粗糙、口干或进食乏味等症状。好发于颊、舌、唇和腭等处黏膜。病变呈乳白色斑块状，稍高出黏膜表面，界限清楚，不能被擦掉。初起色浅，表面光滑，以后逐渐扩大，变厚、变粗糙，并出现皲裂，失去正常黏膜的弹性和柔软度，称皱纸状白斑。如病变的某一部分显著变白，出现大小不等的刺状或绒毛状突起，形状不规则，触之较硬，容易发生皲裂及溃疡，称疣状白斑。在充血的黏膜上出现散在的乳白色小斑块，呈颗粒状，易发生糜烂或溃疡，疼痛明显，称颗粒状白斑。

口腔白斑的癌变率约为5%。若白斑迅速扩大，基底部变硬，表面突出或发生溃疡时应做活检，以排除癌变的可能。

3. 辅助检查 实验室检查包括涂片法、分离培养、组织病理学检查、免疫学和基因诊断等。

4. 心理社会资料 了解患者对自身疾病认知程度，当患者知道有癌变可能时心理状况如何，有无恐惧、焦虑情绪。家属对患者健康的期望程度以及家庭经济状况。

（二）护理应用/合作性问题

恐惧 与惧怕癌变有关。

口腔黏膜受损 与口腔黏膜变厚、变粗糙及溃疡形成有关。

知识缺乏 缺乏对疾病预防知识及口腔保健知识。

（三）护理目标

（1）患者情绪稳定，能配合治疗。

（2）口腔黏膜恢复正常。

（3）患者了解疾病发生的相关知识。

（四）护理措施

1. 一般护理 保护口腔，去除一切局部刺激因素，如戒烟酒，摘除不良修复体，拔除残根、残冠等。

2. 心理护理 给予患者积极的心理治疗，正确对待疾病，保持乐观精神，树立信心，配合治疗。

3. 病情观察 观察患者情绪变化，若有激动或者极度焦虑、恐惧表现时，应及时告知医生，并协助处理。

4. 治疗配合

（1）遵医嘱用药，局部用0.01%～0.3%维甲酸软膏或鱼肝油涂擦。口服维生素A、维生素E 1～2个月。

（2）经久不愈或治疗过程中有增生、硬结或溃疡形成者应及早手术切除或冷冻治疗。禁用腐蚀性药物治疗

（五）护理评价

（1）患者情绪是否稳定，能否配合治疗。

（2）口腔黏膜是否恢复正常。

（3）患者是否了解疾病的相关知识。

（六）健康教育

鼓励患者戒烟，讲解烟草中尼古丁对口腔黏膜的刺激及嚼槟榔可诱发本病。注意

口腔保健，合理饮食，注意补充维生素。对于已治愈的口腔白斑患者，需定期复查。

第五节　口腔颌面部感染患者的护理

　　口腔颌面部位于消化道和呼吸道的起端，正常情况下口腔、鼻腔及鼻窦的腔隙中有大量的微生物存在，而且颜面皮肤的毛囊、汗腺与皮脂腺也是细菌最常寄居的部位。当这些部位在遭受损伤、手术或全身抵抗力下降等因素影响下，均可导致正常微生物生态失调的内源性或外源性感染的发生。

一、智齿冠周炎

【引导案例】

　　患者，男，20 岁。右后牙疼痛 2 日，伴张口受限，进食不便。今晨起床后口内异味明显，疼痛及张口受限加重，体温 38.1℃。检查：右下颌轻微肿胀，颌下可触及肿大淋巴结，压痛明显。张口受限Ⅱ°，8 近中阻生，远中龈瓣红肿，探诊见盲袋内有脓液及食物残渣。初步诊断：智齿冠周炎。护士应协助医生做好哪些方面的辅助检查以明确诊断？护士应做哪些治疗准备？该如何向患者宣教防止冠周炎的知识？

　　冠周炎（pericoronitis）因常发生在下颌第三磨牙，故又称智齿冠周炎或下颌第三磨牙冠周炎，是指下颌第三磨牙牙冠萌出不全或阻生时牙冠周围软组织发生的炎症。多发生于 18～25 岁。

（一）护理评估

　　1. 健康史　人类种族发生和演化过程中，随着食物种类的变化，带来咀嚼器官的退化，造成下颌骨的长度与下颌牙列所需长度不相适应。又因为下颌第三磨牙萌出时间最晚，萌出位置不足，导致程度不同的阻生。智齿在萌出过程中远中牙龈瓣未能及时退缩，与覆盖下的牙冠间形成盲袋，食物和细菌极易嵌塞在盲袋内（图 6-4）。当机体抵抗力下降、局部细菌毒力

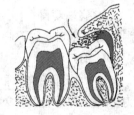

图 6-4　阻生牙与盲袋

增强时常引起冠周炎急性发作。最多见的是需氧菌和厌氧菌的混合感染。

　　2. 身体状况

　　（1）症状　常表现为急性炎症过程。初期全身无明显反应，仅感磨牙后区不适，偶有轻微疼痛。炎症加重时局部呈自发性跳痛或沿耳颞神经分布区放射性痛。炎症波及到咀嚼肌则出现不同程度的张口受限。炎症继续发展，全身症状逐渐明显，可出现

发热、畏寒、头痛及全身不适等症状。

（2）体征　下颌智齿萌出不全，冠周软组织红肿、糜烂及触痛。探针可探及阻生牙，并可见龈瓣下有食物残渣及脓性分泌物溢出。重者可形成脓肿或感染，向邻近组织扩散。患侧颌下淋巴结肿大、压痛。

3. 辅助检查

（1）X线摄片检查可帮助了解未全萌出或阻生牙的生长方向、位置、牙根的形态及牙周情况。

（2）白细胞计数增高、中性粒细胞比例上升。

4. 心理社会资料　智齿冠周炎发病初期仅有轻微的症状，常被患者忽视而延误及时治疗，致使炎症发展，当引起严重并发症时才急于就诊。阻生牙需拔除，使患者惧怕手术疼痛产生恐惧心理。

（二）护理应用/合作性问题

急性疼痛　口腔颌面部疼痛，与冠周炎症有关。

语言沟通障碍　与疼痛、张口受限及不愿交往有关。

潜在并发症　颌面部间隙感染、颌骨骨髓炎等。

（三）护理目标

（1）减轻患者疼痛。

（2）恢复患者语言沟通能力，解除患者张口受限、进食困难等功能障碍。

（3）潜在并发症不发生或发生后得到有效的治疗和护理。

（四）护理措施

1. 一般护理

（1）保持口腔清洁　用高渗温盐水或含漱剂漱口，每日数次。

（2）全身支持治疗　适当补充营养和体液，使用抗生素和抗厌氧菌药物，必要时给予镇痛药。患者要注意休息，避免过度劳累。

2. 心理护理　耐心地解释本病的发展过程及预后情况，简单介绍治疗方法，消除焦虑心理，树立治愈的信心，使其积极地配合治疗。

3. 病情观察　仔细询问自觉症状，密切观察患者局部及全身表现，如患者出现体温升高、张口受限、呼吸困难等情况，及时报告医生并协助护理。

4. 治疗配合

（1）局部冲洗　智齿冠周炎的治疗以局部清除龈袋内食物碎屑、坏死组织和脓液为主。协助医生用0.9%生理盐水、1%～3%过氧化氢液、0.1%氯己定液等反复冲洗龈袋，至溢出液清亮为止。拭干患部，将碘酚或碘甘油送入盲袋内，每日1～3次。

（2）手术护理

①切开引流：如龈瓣附近形成脓肿，应协助医生及时切开引流。

②龈瓣切除：当急性炎症消退，对有足够萌出位置且牙位正常的智牙，协助医生在局麻下切除智齿冠周龈瓣，以消除盲袋。

③下颌智齿的拔除：下颌智齿牙位不正；无足够萌出位置；相对的上颌第三磨牙位置不正或已拔除者，为避免冠周炎的复发，待炎症控制后，应协助医生尽早予以

拔除。

（五）护理评价

（1）患者疼痛是否减轻。

（2）患者是否恢复语言沟通能力，能否解除张口受限、进食困难等功能障碍。

（3）患者是否发生并发症。

（六）健康教育

因为冠周炎可能引起颌面部间隙感染和颌骨骨髓炎等并发症，也可能成为其他全身性疾病的病灶，所以应向患者宣传冠周炎的病因及早期治疗的重要性，对无保留价值的牙应拔除，防止反复发作。

二、颌面部间隙感染

【引导案例】

患者，女，67 岁。患者于半月前右侧牙痛明显，不能进食，后到当地诊所口腔科就诊，治疗后疼痛无缓解，且右侧面部逐渐肿胀，疼痛难忍，伴全身发热，乏力不适。检查：右侧面部高度肿胀，颊唇沟消失。皮肤红肿无弹性，压痛明显。重度张口受限，吞咽不适。下颌第一磨牙颊沟处黏膜红肿，有脓性渗出物。初步诊断：颌面部间隙感染。该患者有哪些护理应用？如何协助医生进行治疗和护理？

在正常的颌面部解剖结构中，有多个潜在的筋膜间隙，为疏松结缔组织所充满。一旦发生感染，炎症产物充满筋膜间隙，故此类炎症又称间隙感染。

（一）护理评估

1. 健康史

（1）病原体　感染多为需氧菌和厌氧菌引起的混合感染，也可为葡萄球菌、链球菌引起的化脓性感染，或厌氧菌等引起的腐败坏死性感染。

（2）感染途径　化脓性炎症种类最常见的为牙源性感染，如下颌第三磨牙冠周炎、根尖周炎等；其次是腺源性感染，多见于幼儿；损伤性及血源性感染少见。

2. 身体状况

（1）症状　感染区疼痛肿胀。局部反应轻微的炎症可无全身症状，局部反应较重时，可伴有畏寒、发热、头痛、全身不适及乏力等全身症状。

（2）体征　化脓性炎症的急性期，局部表现为红、肿、热、痛、功能障碍及引流区淋巴结肿痛。浅层间隙感染者炎症局限时可扪及波动感；深层间隙感染者则局部有凹陷性水肿及压痛点。感染的慢性期，局部可触及较硬的炎性浸润块，并可出现不同程度的功能障碍。有的脓肿形成未及时治疗而自行破溃，则形成长期排脓的窦（瘘）口。当机体抵抗力减弱或治疗不彻底时，慢性感染可再度急性发作。

 小贴士

颌面部间隙感染的一般局部表现为

A. 局部红、肿、热、痛及功能障碍

B. 局部软组织广泛性水肿

C. 局部产生皮下气肿，有捻发音

D. 局部剧烈疼痛，有脓肿形成

E. 张口受限，影响语言、咀嚼

答案：A

点评：这道题目考查颌面部感染的一般临床表现：局部红、肿、热、痛及功能障碍。故本题正确答案为 A。

3. 辅助检查

（1）穿刺法　适于深部脓肿，以确定有无脓肿或脓肿的部位。

（2）B 型超声或 CT　明确脓肿的部位及大小。

（3）脓液涂片和细菌培养　可确定细菌种类，必要时可做细菌敏感试验，以选择合适的抗菌药物。

（4）实验室检查　白细胞计数增加。

4. 心理社会资料　颌面部间隙感染的局部及全身症状严重，患者对疾病的预后十分担忧，感到紧张及焦虑，此时特别需要家人的安慰和关心。

（二）护理应用/合作性问题

慢性疼痛　与感染引起的局部肿胀有关。

体温过高　与感染引起的全身反应有关。

潜在并发症　颌骨骨髓炎、海绵窦血栓性静脉炎、败血症、窒息等。

（三）护理目标

（1）减轻患者疼痛，解除患者张口受限、进食困难等功能障碍。

（2）恢复正常体温。

（3）潜在并发症不发生或发生后得到有效的治疗和护理。

（四）护理措施

1. 一般护理　提供安静舒适的环境，让患者充分休息。给予高营养、易消化的流质饮食。注意保持局部清洁，减少局部活动度，避免不良刺激。

2. 心理护理　耐心向患者解释病情及治疗计划，减轻紧张情绪，消除顾虑。给予患者充分的同情及理解，鼓励患者说出心理感受，并有针对性地进行心理疏导。

3. 病情观察　密切观察患者生命体征、局部及全身变化，做好护理记录。特别是收缩压的变化是颅内感染的先兆，要早发现、早治疗。

4. 治疗配合

（1）局部治疗　①药物护理：急性期局部可外敷中成药六合丹、抑阳散或金黄散等，可起到散瘀、消肿、止痛或促进炎症局限的作用。②手术护理：炎性病灶已化脓并形成脓肿，或脓肿已自行破溃而引流不畅时，应协助医生进行切开引流。

（2）全身治疗　口腔颌面部感染并发全身中毒症状者，在处理局部炎症的同时，全身给予支持治疗，维持水、电解质平衡，以减轻中毒症状，并及时有针对性地给予抗菌药物。

5. 特殊护理　如炎症波及喉头、咽旁及口底等部位，局部肿胀严重引起呼吸困难者，遵医嘱备好气管切开术所必需的物品。

（五）护理评价

（1）疼痛是否消失，体温、呼吸和血压等生命体征是否平稳。

（2）患者体温是否恢复正常。

（3）患者有无并发症，或并发症能否得到控制。

（六）健康教育

（1）向患者介绍口腔颌面部解剖结构特点及重要性，使其认识到口腔颌面部感染的危害性。

（2）炎症好转后，嘱患者及时处理病灶牙，对不能保留的患牙应尽早拔除。

第六节　口腔颌面部损伤患者的护理

口腔颌面部是位于人体上端的暴露突出部分，平时可因工伤、交通事故和生活中的意外而致损伤。

一、口腔颌面部软组织损伤

【引导案例】

患者，男，21岁。在工地干活时不慎绊倒，造成左颊部贯通伤，出血较多。初步诊断：左颊部贯通伤。患者来急诊，护士应对其进行什么急救护理？该患者有哪些护理应用？如何制定护理计划与实施？

口腔颌面外科软组织伤可以单独发生，也可以与颌骨骨折同时发生。据统计资料，单纯颌面部软组织损伤的发病率约占颌面部损伤的65%。

（一）护理评估

1. 健康史　锋利器械（如刀、玻璃片等）割裂引起的切割伤和刺伤；机器、动物所导致的撕裂伤或撕脱伤；钝器撞击或摔倒所致的深层皮下组织钝挫伤；以及炸药、雷管、火器或枪炮等所致的盲管伤等。

2. 身体状况　颌面部软组织损伤可分为闭合性损伤与开放性损伤。前者以挫伤和血肿较常见，表现为皮肤变色及皮下瘀血、肿胀及疼痛等。后者常见有擦伤、刺伤、切割伤、撕裂或撕脱伤、咬伤及火器伤等。损伤部位有不同程度的疼痛、伤口出血和肿胀，甚至咀嚼功能障碍等。严重的头皮撕脱或撕裂伤引起出血过多，可出现休克表现。

3. 辅助检查　X线摄片检查可帮助了解损伤程度，有无伤及颌骨。

4. 心理社会资料　颌面部软组织损伤多因突如其来的外伤、暴力或交通事故所致，常给患者带来重大打击。由于受伤后常有不同程度的面部疤痕或畸形，加重了患者的心理负担。

（二）护理应用/合作性问题

有窒息危险　与软组织移位、水肿、血凝块和分泌物堵塞等有关。

体液不足　与损伤后血液丢失过多有关。

潜在并发症 休克、感染等。

（三）护理目标

（1）防止患者窒息，进行有效止血。

（2）补充体液，恢复机体有效灌注量。

（3）潜在并发症不发生或发生后得到有效的治疗和护理。

（四）护理措施

1. 一般护理

（1）保持口腔清洁，预防感染。口内无伤口的患者可用漱口液含漱，口内有伤口的患者可用棉签擦拭。

（2）患者正常进食困难，故科学、合理的膳食尤为重要。根据伤情遵医嘱给予流质、半流质或稀软食物。

2. 心理护理 耐心地安抚患者的情绪，鼓励患者积极治疗，消除恐惧和焦虑心理，树立治愈的信心，积极配合治疗。

3. 病情观察 观察生命体征，监测体温、脉搏、呼吸和血压，观察神志及瞳孔变化。严密观察伤口出血情况，预防出血性休克、颅脑损伤、窒息及感染等并发症。

4. 治疗配合

（1）局部治疗 ①改变患者体位，一般患者头部偏向一侧，昏迷患者采用俯卧位，额头垫高，利于口内唾液、血液及分泌物自然流出，防止窒息。②采用填塞、包扎、结扎及药物等方法对伤口进行止血。③经急救处理，伤员情况好转后，协助医生及早对局部伤口行清创术。

（2）全身治疗 ①抗休克治疗：抗休克治疗的目的在于恢复组织灌注量。创伤性休克的处理原则为安静、镇痛、止血和补液，可用药物协助恢复和维持血压。对失血性休克则以补充血容量为根本措施。②抗感染治疗：防止感染时急救中的重要问题。伤后应及早使用磺胺类药物或广谱抗生素预防感染。注射破伤风抗毒素，预防破伤风。

 小贴士

某患者面部外伤造成右侧上唇撕裂，伤口不甚干净，创面已不渗血。以下处理措施中，哪项是不必要的

A. 清创

B. 直接拉拢缝合

C. 采用下唇组织瓣转移修复上唇组织

D. 注射破伤风抗毒素

E. 应用抗生素

答案：C

点评：此题考查颌面部软组织损伤的护理知识，唇部组织无缺损，不需要组织瓣转移修补。

（五）护理评价

（1）患者有无窒息，是否进行有效止血。

（2）机体有效灌注量是否恢复。

（3）潜在并发症不发生或发生后是否得到有效的治疗和护理

（六）健康教育

宣传口腔颌面部软组织损伤对健康的危害，提高人们的预防保健意识。注意口腔卫生，保持口腔清洁，防止伤口感染。

二、颌骨骨折

【引导案例】

患者，男，26 岁。因车祸造成面部外伤，耳、鼻出血。检查：面部不对称，右侧下睑肿胀、淤血，右侧后牙早接触，并有脑脊液耳漏。作为护士，你认为应该从哪些方面对其进行护理评估？该患者有哪些护理应用？如何制定护理计划并实施？

颌骨骨折发病率约占颌面损伤的 35%。下颌骨占据面下 1/3 部分，位置突出，遭受损伤而导致骨折发生率高。上颌骨是面中最大的骨骼，占据面中 1/3，主要维持面中部的外形并邻近颅脑，骨折时常常影响容貌，严重时可并发颅脑损伤与颅底骨折。

（一）护理评估

1. 健康史　日常生活中造成损伤的主要原因是交通事故、工伤事故、跌打损伤及运动损伤，少部分可由于医源性损伤；其中交通事故引起的颌骨骨折比例逐年增高，成为颌骨骨折的主要原因。战时多由于弹片伤所致。

2. 身体状况　颌骨骨折包括上颌骨骨折、下颌骨骨折及上、下颌骨联合骨折等。最常见的是下颌骨骨折，骨折线易发生在解剖结构较薄弱的部位，如颏部、颏孔区、下颌角部及髁突等处。主要表现为局部疼痛、肿胀、骨断端异常动度或移位、牙齿咬合关系紊乱及张口受限等。

3. 辅助检查　X 线片和 CT 可显示骨折部位、骨折片移位情况。

4. 心理社会资料　颌骨骨折多因突如其来的外伤、暴力或交通事故所致，常给患者带来重大打击。由于受伤后常有不同程度的面部畸形，伤口愈合时间较长，饮食受到影响等原因，患者会出现不同程度的焦虑和恐惧。

（二）护理应用/合作性问题

口腔黏膜受损　与损伤、下颌制动致口腔护理障碍有关。

吞咽障碍　与咬合紊乱、咀嚼功能障碍及下颌制动有关。

营养失调　与张口受限、咀嚼及吞咽困难有关。

（三）护理目标

（1）恢复黏膜的完整性。

（2）解除患者吞咽困难，缓解伤口疼痛。

（3）补充营养及体液，有利于伤口愈合。

（四）护理措施

1. 一般护理

（1）饮食护理　可遵医嘱给予流质、半流质、软食或普食，注意营养搭配。特殊患者应由医生特殊制订。

（2）口腔护理　颌间固定的患者在每次进食后均应用冲洗器、棉签或小牙刷进行清理。

2. 心理护理　根据患者不同的心理问题及时加以疏导，鼓励患者说出使其不安及担忧的问题，给予耐心解释及安慰，使患者树立战胜伤痛的信心和勇气。

3. 病情观察

（1）观察生命体征，测量体温、脉搏、呼吸和血压，密切观察患者神志及瞳孔的变化。

（2）颌骨骨折用夹板或颌间栓结丝固定的患者应定期检查栓结丝有无松动、是否刺伤黏膜。

4. 治疗配合

（1）遵医嘱做皮试，如青霉素、普鲁卡因、破伤风抗毒素等皮肤试验，及时注射破伤风抗毒素。

（2）根据伤情准备急救用品，如氧气、吸引器、气管切开包、急救药品及输液架等。

（3）经急救处理，伤员情况好转后，对于保守治疗者，协助医生进行骨折复位及颌间牵引；需开放治疗者，协助医生进行手术开放复位坚强内固定治疗。

 小贴士

一患者因车祸致口腔颌面部多处裂伤伴下颌骨多发性骨折，出现神志不清、口唇紫绀及三凹征时的紧急处理应是

A. 吸氧　　　　　　　　　　　B. 清创缝合

C. 骨折复位　　　　　　　　　D. 口对口人工呼吸

E. 气管切开

答案：E

点评：这道题目考查颌骨骨折患者的护理措施。此患者出现了神志不清及三凹征，说明已发生窒息及缺氧，需进行气管切开。故本题正确答案为E。

（五）护理评价

（1）黏膜的完整性是否得到恢复。

（2）患者吞咽困难能否解除，伤口疼痛能否缓解。

（3）伤口愈合情况是否良好。

（六）健康教育

（1）鼓励全身状况良好的患者早期下床活动，及时进行功能训练，以改善局部和全身的血液循环；指导患者进行张口训练，促进咬合与咀嚼功能的恢复。

（2）宣传颌骨骨折对健康的危害，提高人们的预防保健意识，注意生产、生活安全，避免受伤。

第七节 口腔颌面部肿瘤患者的护理

肿瘤是严重威胁人类健康的常见病、多发病。口腔颌面部的肿瘤由于包括了囊肿、瘤样病变在内，一般良性肿瘤比恶性肿瘤多。

一、舌癌

【引导案例】

患者，男，58 岁。右侧舌缘溃疡 2 月余，疼痛明显，影响进食。检查：右侧舌缘可见弹坑样溃疡，大小约 1.0cm×1.0cm，基底呈鲜红色，表面覆盖黄白假膜，周围突起，触痛明显，右下 6 残冠。右侧颌下可触及肿大淋巴结，质硬，活动度差。作为护士，你认为应该从哪些方面对其进行护理评估？该患者有哪些护理应用？如何制定护理计划并实施？

舌癌（carcinoma of the tongue）是最常见的口腔癌，多发生于 40～60 岁的成人，男性多于女性，但近年来有女性增多及发病年龄年轻化的趋势。多数为鳞癌，常为溃疡型或浸润型。一般恶性程度高，生长快，浸润性较强，常波及舌肌而致舌运动受限，发生语言、进食及吞咽困难。舌癌常发生淋巴转移和血液转移，且转移率较高。舌癌远处转移一般多转移至肺部。

（一）护理评估

1. 健康史 舌体边缘常有残根、残冠、锐利的牙尖或边缘嵴对黏膜的长期机械刺激和慢性损伤，是舌癌发生的主要原因。另外，吸烟、饮酒、嚼槟榔等不良嗜好，与舌癌的发病有密切关系。

2. 身体状况 患病早期感觉到肿物、溃烂及烧灼不适，多发于舌缘，其次为舌尖、舌背。伴有轻度疼痛或语言、进食及吞咽不便。随着病情发展可出现舌运动受限、语言、进食及吞咽困难等。

3. 辅助检查

（1）活体组织检查 比较准确可靠，也是结论性诊断方法。

（2）影像学检查 胸部摄片检查肺部有无转移；B 超检查有无颈部淋巴结转移等。

4. 心理社会资料 舌癌患者除了面临生命威胁外，还要面对手术的痛苦和术后带来的损失，如面部畸形、吞咽及语言等功能障碍，他们承受着比一般癌症患者更大的心理压力。

（二）护理应用/合作性问题

恐惧 与预感到肿瘤会导致死亡有关。

有窒息的危险 与术后易发生舌后坠，引起呼吸道阻塞有关。

营养失调 来源低于机体需要量，与术后张口受限，咀嚼、吞咽困难有关。

（三）护理目标

（1）减轻焦虑和恐惧。

（2）防止窒息、感染等并发症发生。

（3）进食基本能满足身体需要。

（四）护理措施

1. 一般护理 保持口腔清洁，有牙周病的患者术前进行治疗。给予高蛋白、高热量及高维生素饮食，增强体质。

2. 心理护理 针对患者对疾病和手术的焦虑、恐惧心理，耐心做好患者的心理护理，鼓励患者树立战胜疾病的信心。对术后可能出现的并发症可先告知患者，使其有充分的心理准备。

3. 病情观察 术后密切观察患者生命体征，特别是呼吸情况，及时吸出口内血性渗出物，防止窒息。

4. 治疗配合 舌癌应以综合治疗为主。早期病例可选用放射治疗，待原发灶控制后再实施颈淋巴结清扫术。如放射治疗不敏感时，可行原发灶切除加颈淋巴结清扫术。

（1）术前护理 ①做青霉素皮肤过敏试验；测体温、脉搏、呼吸和血压等。患者病灶过大，需做邻近组织瓣转移或游离组织瓣整复者，用肥皂及热水清洁供皮区，然后用75%乙醇消毒后包扎备用。②术前1日备皮，一般剃去术侧耳廓后上方5cm范围毛发；术前6~8h禁食；术前半h肌内注射阿托品、苯巴比妥。③备好抢救物品，如氧气、吸引器和气管切开包等；做好输血准备。

（2）术后护理 ①全麻患者术后取去枕平卧头侧位，清醒后改平卧位，头部抬高15°~30°，给予心电监护，低流量氧气吸入，观察并记录生命体征。②注意伤口渗血情况，保持颈部负压引流通畅。③对舌癌切除行游离组织瓣整复者取平卧位，在术后48h内每1~2h观察一次口内皮瓣的颜色和温度，发现异常立即通知医生及时采取必要措施。④做好口腔护理。用生理盐水棉球轻轻将龈颊沟、舌下及齿缝隙及缝合处的食物残渣和分泌物擦净，以保持口腔清洁，防止伤口感染。⑤遵医嘱应用抗生素和激素。

（五）护理评价

（1）是否减轻患者的焦虑和恐惧。

（2）有无发生窒息、感染等并发症。

（3）进食能否满足身体需要。

（六）健康教育

（1）术后鼓励患者及早下床活动，加强身体锻炼，尽快恢复功能，减少感染。

（2）出院后指导患者做伸颈、摇头和抬臂等动作，防止颈部瘢痕挛缩。多练习吞咽动作，减少流涎，饮食以软为主，避免进食辛辣食物。定期复查。

二、牙龈癌

【引导案例】

患者，男，62岁。发现右上牙龈菜花样肿物2个月，大小约1cm×2cm，活组织检查报告"高分化鳞癌"。X线片示局部牙槽突骨质未见破坏，颌面颈部未触及肿大淋巴结。初步诊断：牙龈癌。对该患者应该从哪些方面对其进行护理评估？如何制定护理计划并实施？

牙龈癌（carcinoma of the tongue）在口腔癌构成比中居第二或第三位。下牙龈癌较上牙龈癌为多见。男性多于女性。多数为鳞癌。

（一）护理评估

1. 健康史 病因尚不明确。可能与环境因素、内在因素如神经精神因素、内分泌因素、机体的免疫状态以及遗传因素有关。

2. 身体状况 牙龈癌生长缓慢，以溃疡型多见。早期向牙槽突及颌骨浸润，使骨质破坏，引起牙松动和疼痛，上牙龈癌可侵入上颌窦及腭部；下牙龈癌可侵及口底及颊部，向后发展到磨牙后区及咽部时，可引起张口困难。

3. 辅助检查

（1）活体组织检查 比较准确可靠的结论性诊断方法。

（2）X线检查 了解肿瘤侵犯颌骨的情况。

4. 心理社会资料 由于肿瘤组织的破坏及手术的损伤，使患者的语言、咀嚼和吞咽等功能发生障碍；术后常遗留面部畸形，极大地影响了患者及家人的生活和工作，对患者的心理和精神方面产生严重的创伤。

（二）护理应用/合作性问题

焦虑 与预感到肿瘤会导致死亡有关。

有窒息的危险 与手术后全麻未醒、分泌物误吸及舌后坠有关。

组织完整性受损 与牙龈溃疡及手术中组织切除有关。

（三）护理目标

（1）认识焦虑的原因并能采取有效的应对方法。

（2）手术前后保持呼吸道通畅，无窒息发生。

（3）尽量保存口腔组织的完整性和功能性。

（四）护理措施

1. 一般护理 提供安静舒适的环境，让患者充分休息。给予营养丰富、易消化的食物。注意口腔卫生。

2. 心理护理 牙龈癌根治术破坏性大，手术范围广，往往造成面部畸形，影响美观，因此患者感到恐惧和焦虑。医护人员要协助家人鼓励患者，使患者以最佳的心理状态接受手术。

3. 病情观察 观察生命体征，特别是呼吸情况，及时吸出口内血性渗出物，防止窒息。观察伤口有无出血。

4. 治疗配合 牙龈癌以外科治疗为主，放射治疗一般仅用于未分化牙龈癌。

（1）术前护理 保持口腔卫生，牙石及菌斑较多者先行龈上洁治术，并用漱口水漱口。做好青霉素皮肤过敏试验；测体温、脉搏、呼吸和血压等。术前1日备皮；术前6~8h禁饮食；术前半小时肌内注射阿托品、苯巴比妥。

（2）术后护理 按全麻术后护理，观察患者生命体征的变化。患者取平卧位或半卧位，保持呼吸道通畅，及时清除呼吸道及口鼻分泌物。应用抗生素预防感染，增强机体抵抗力，适当应用止血药物和激素。术后次日晨进行口内清洁，用生理盐水棉球擦拭，每日3次，促进伤口愈合。

（五）护理评价

（1）能否认识焦虑的原因并能采取有效的应对方法。

（2）手术前后能否保持呼吸道通畅，无窒息发生。

（3）能否保存口腔组织的完整性和功能性。

（六）健康教育

（1）引导患者正确对待面部外观的改变，鼓励患者保持积极向上的心理状态。

（2）介绍有关术后恢复的知识，及早进行颌骨赝附体的修复，以恢复正常的语言及进食功能。

第八节　先天性唇、腭裂患者的护理

先天性唇、腭裂是常见的先天性畸形，发病率约为1.82‰。常造成患儿容貌缺陷，还会对咀嚼、吞咽、表情、呼吸及语言等功能造成很大影响。

一、先天性唇裂

【引导案例】

新生儿，出生10日，体重3kg，单侧不完全性唇裂。护士如何指导患儿母亲正确的喂养方法？如何向家长宣教唇裂的治疗时间和方法？

唇裂（cleft lip）是胎儿在发育过程中，特别是胎儿发育成形前12周，因受到某些因素的影响，使上颌突与球状突未能融合而发生裂隙。

（一）护理评估

1. 健康史　病因目前尚未完全明确，可能与遗传因素、营养不良、感染和损伤、药物、放射、内分泌失调和烟酒等因素有关。

2. 身体状况　根据唇裂发生部位不同可分为单侧唇裂、双侧唇裂和正中裂；单侧唇裂又可以分为不完全唇裂（Ⅰ度、Ⅱ度）和完全唇裂（Ⅲ度）；双侧唇裂可分为不完全唇裂、完全唇裂和混合唇裂。根据唇裂裂隙的程度分三度：Ⅰ度唇裂：只限于红唇部裂开；Ⅱ度唇裂：上唇部分裂开，但鼻底完整；Ⅲ度唇裂：上唇、鼻底完全裂开。

3. 心理社会资料　年龄小的患儿心理上不会造成可见的创伤。随着年龄的增长，由于术后疤痕和面部畸形，常使患者有自卑心理，性格孤僻，受到同龄儿童的歧视，家长也会受到极大的心理创伤。

（二）护理应用/合作性问题

组织完整性受损　与先天性畸形有关。

有感染的危险　与手术后唇部切开暴露或未及时清除鼻涕、食物残渣等有关。

知识缺乏　缺乏对唇裂的认识及正确的喂养方法。

（三）护理目标

（1）恢复组织完整性和功能性。

（2）术后创口愈合良好，无出血和感染。

（3）家长能说出本病的有关知识。

（四）护理措施

1. 一般护理　指导患儿父母注意患者保暖，防止受凉。给予营养丰富、易消化的食物。注意患者口腔卫生。

2. 心理护理 唇裂患者及家属对全麻手术感到恐惧和焦虑，对术后效果表示担忧或期望过高。医护人员应向患者及家属详细解释治疗计划，让患者及家属了解手术过程，接受术后疤痕。

3. 病情观察 观察患儿生命体征是否平稳，术后有无脱水、高热等症状。注意保暖，防止感冒流涕，以免引起伤口感染。

4. 治疗配合 手术整复，以恢复唇的正常解剖形态和生理功能。通常认为最适宜的手术年龄单侧唇裂是 3~6 个月，双侧唇裂推迟到 6~12 个月。

（1）术前护理 ①介绍术前注意事项，嘱患儿父母注意患者保暖，防止感冒使手术时间推迟。②指导患儿父母改变喂养方式，术前 3 日停止母乳或奶瓶喂养，示范并指导小汤匙或滴管喂食法，以便适应术后需要。③口、鼻腔的清洁护理应于术前 1 日进行，用肥皂水清洗上、下唇及鼻部，并用生理盐水棉球擦洗口腔。

（2）术后护理 ①患儿在术后全麻未清醒前，头偏向一侧去枕平卧位，以免误吸。全麻清醒后 4h，可给予少量温水或母乳，应用滴管或小汤匙喂养。②术后 24h 唇部创口暴露，每日用 75% 乙醇轻轻擦拭，保持创口清洁以防痂下感染。③术后遵医嘱合理使用抗生素，以防感染。④正常愈合的创口，可在术后 5~7 日拆线。如创口张力较大时，可使用唇弓固定，一般于术后 10 日拆除。术后或拆线后，患儿家长应注意防止患儿跌跤，以免创口裂开。

（五）护理评价

（1）唇部组织是否恢复完整。

（2）患儿唇部创口愈合情况是否良好，有无出血、感染等并发症。

（3）患儿家长能否说出唇裂的有关知识及唇裂术后护理的知识。

（六）健康教育

（1）向患儿父母介绍唇裂的相关知识，指导并示范患儿父母进行唇部及牙槽骨的清洁方法。

（2）出院后 1 个月内勿吃坚硬食物，防止唇部受到外伤，保护创口勿使其复裂。术后 3 个月复诊，如发现唇部或鼻部修复仍有缺陷，择期行二期整复术。

二、先天性腭裂

【引导案例】

新生儿，出生第 3 日，哺乳时乳汁从鼻孔溢出。检查见患儿上腭部自腭垂向前裂开，未到达牙槽嵴，裂隙最宽处约 0.5cm，诊断为不完全性腭裂。护士如何指导患儿母亲正确的喂养方法？如何制定治疗计划并实施？

先天性腭裂（cleft palate）可单独发生也可与唇裂同时存在。腭裂不仅有软组织畸形，大部分腭裂患者还伴有不同程度的骨组织缺损和畸形。他们在吮吸、进食和语言等生理功能障碍方面远比唇裂严重。

（一）护理评估

1. 健康史 病因目前尚未完全明确，有遗传因素或母体在怀孕期间因营养缺乏、药物、放射、病毒感染及内分泌失调等，导致胎儿的腭部发育障碍而出现畸形。

2. 身体状况

（1）症状　因腭裂造成鼻腔与口腔相通，婴儿无力吸母乳，或乳汁从鼻孔溢出，影响患儿的正常母乳喂养，增加喂养难度。腭裂患儿发音时呈含橄榄语音。

（2）体征　腭部有不同程度的裂开，如合并唇裂可有颌面部畸形。完全性腭裂往往伴有牙槽突裂，牙弓发育异常，牙列紊乱。患儿可有上颌骨发育不全，面中 1/3 塌陷，呈蝶形脸。

3. 心理社会资料　腭裂畸形造成多种生理功能障碍，特别是语言功能障碍和牙列咬合错乱，对患者的日常生活、学习和工作均带来不利影响；也容易造成患者的心理障碍。

（二）护理应用/合作性问题

有窒息的危险　与全麻手术后体位及喂养方式不当有关。

潜在并发症　创口出血、感染、裂开。

语言沟通障碍　与腭裂及手术有关。

（三）护理目标

（1）患者不发生窒息。

（2）术后创口愈合良好，无出血、感染及裂开。

（3）患者能进行正常的语言沟通。

（四）护理措施

1. 一般护理　病室阳光充足，空气清新，温度适宜。患者尤其幼儿注意保暖，防止着凉感冒。注意患者口、鼻卫生。

2. 心理护理　腭裂患者需在全麻下完成手术，因而患者感到恐惧和焦虑，医护人员应向患者及家属解释治疗计划，让患者及家属详细了解手术过程，配合医生顺利完成手术及术后治疗。

3. 病情观察　观察患儿生命体征是否平稳，术后有无脱水、高热等症状。注意保暖，防止上呼吸道感染，以免引起伤口感染而复裂。

4. 治疗配合　以手术为主的综合序列治疗。一般认为在 2 岁左右进行手术。除此之外，还需正畸治疗、缺牙修复、语音治疗以及心理治疗等。

（1）术前护理　①指导患儿术前 3 日开始用 1：5000 呋喃西林液漱口，呋喃西林麻黄碱液滴鼻，每日 3 次，保持口鼻清洁。②对吮吸、进食有困难的患儿，应指导并示范其父母采用汤匙或滴管喂饲。

（2）术后护理　①全麻清醒前，患者取去枕平卧位，头偏向一侧，以利于口腔内分泌物流出，保持呼吸道通畅。②保持患儿安静，防止哭闹、感冒及咳嗽引起腭部伤口出血。③术后 24h 内应严密观察伤口出血情况，注意口、鼻腔内有无渗血。如出血较多，应立即用无菌纱布压迫止血，同时通知医生做进一步检查和处理。④术后遵医嘱使用抗生素。⑤术后应注意患儿的饮食护理，不过早吃过热、粗硬及黏性食物，防止伤口裂开。

（五）护理评价

（1）患者是否发生窒息和呼吸困难。

（2）创口有无感染、出血现象。

（3）患者语言功能有无明显改善。

（六）健康教育

正确指导患者发音，鼓励患者参加社交活动。嘱患者术后 1~2 个月后开始进行软腭活动训练，一般 4 岁以上患儿可配合医生进行语音训练。

 小贴士

某 5 岁先天性Ⅲ°腭裂患儿，于全麻下接受腭裂修复术，为使发音和讲话接近正常，术后应

A. 进行语音训练

B. 长期配戴腭护板

C. 调整饮食习惯

D. 正畸矫治错𬌗牙

E. 局部理疗

答案：A

点评：这道题目考查先天性腭裂患儿的护理措施。腭裂患儿腭咽闭合不全，术后应该进行语音训练恢复肌肉功能。故本题正确答案为 A 。

第九节　牙拔除术患者的护理

【引导案例】

患者，男，50 岁。右下后牙松动，无法进食。检查见右下 6 残冠，Ⅲ°松动，牙周袋深约 1cm，探诊无明显出血、疼痛。牙周科建议拔除右下 6。护士应该从哪些方面对其进行护理评估？该患者有哪些护理应用？如何制定护理计划并实施？

牙拔除术（extraction of teeth）是口腔颌面外科最基本、应用最广泛的手术，是治疗某些牙病和由其引起的局部或全身疾病的手段。

（一）护理评估

1. 健康史　严重龋坏不能有效治疗者；牙周病所致牙齿极为松动者；因外伤劈裂或折断至牙颈部以下，不能治疗或修复者；阻生牙反复引起冠周炎或颌面部间隙感染或造成邻牙龋坏者；错位牙及多生牙影响正常咬合关系、妨碍咀嚼功能及美观者；正畸治疗前需要拔除者；滞留的乳牙等。

2. 身体状况　临床上主要表现为疼痛、牙松动。检查可见需要拔除的牙齿主要是各种残冠、残根、多生牙和阻生牙等。

3. 辅助检查

X 线片检查可见患牙病损情况，以指导医生拔牙。

4. 心理社会资料　患者因牙齿疼痛、松动而感到焦虑，对拔牙还有恐惧心理，所以要高度重视患者在拔牙前的思想准备，以加强患者对治疗的信心及保持情绪上的稳定。

（二）护理应用/合作性问题

急性疼痛　与牙拔除及牙周感染有关。

知识缺乏　缺乏牙齿疾病早期诊断和及时治疗的知识。

潜在并发症　术后疼痛、出血、感染等。

（三）护理目标

（1）患者牙拔除术后无疼痛。

（2）患者了解牙齿疾病的早期诊断及治疗知识。

（3）拔牙创口愈合情况良好，无出血、感染。

（四）护理措施

1. 一般护理　患者忌空腹拔牙。术后注意休息，不宜进行剧烈运动，不宜进食过热、过硬的食物，防止拔牙创口出血。

2. 心理护理　鼓励患者有牙病应早治疗，并向患者说明手术中和手术后可能出现的反应及并发症，使其消除对拔牙的恐惧心理，以配合手术。

3. 病情观察　仔细观察患者注射麻药后的反应；牙拔除术中观察患者的呼吸、心率等；牙拔除术后观察患者的创口出血情况。

4. 治疗配合

（1）术前护理　①了解患者的要求和全身健康情况，仔细询问患者有无药物过敏史，必要时做药物过敏试验。②选择合适的麻醉药物及拔牙器械，并备好所需敷料。

（2）术中配合　①拔牙前再次核对要拔的牙齿，并配合医生保持手术视野干净、清晰，随时根据医生所需传递器械。②复杂拔牙时协助医生劈牙，必要时做好缝合准备。缝合时，协助医生牵拉患者患侧口角、止血和剪线等。

（3）术后护理　①嘱患者咬紧纱布 30～45min 后吐出。②拔牙后 2h 可进温凉软食，并避免用患侧咀嚼。③拔牙 24h 后可漱口和刷牙，不用手触摸或用舌舔创口，以防止出血。④对一次拔牙数目较多，创伤大，或年老体弱者，可适量选用抗生素。⑤嘱患者术后若有明显的出血、肿胀，发热或疼痛等症状应及时来院就诊。拔牙伤口有缝线者，嘱术后 5～7 日拆线。

（五）护理评价

（1）患者牙拔除术后有无疼痛。

（2）患者了解牙齿疾病的早期诊断及治疗知识程度。

（3）拔牙创口愈合情况是否良好，有无出血、感染等。

（六）健康教育

积极向患者宣传牙病早发现、早治疗对保存患牙的重要意义。讲清拔牙创口愈合的时间，告知患者尽早修复缺失牙，以恢复和完善口腔功能。

第十节 牙列缺损和牙列缺失患者的护理

一、牙列缺损

【引导案例】

患者，男，48岁。一年前因右上颌后牙龋坏行拔除术，现影响咀嚼要求修复。检查见患者右上颌第一磨牙缺失，余牙未见明显异常。初步诊断：右上颌第一磨牙缺失。护士应做哪些治疗准备？该如何增强患者使用义齿的信心？

牙列缺损是指在上、下颌牙列内的不同部位有不同数目的牙齿缺失，牙列内同时有不同数目的天然牙存在。牙列缺损是口腔修复中临床常见的和多发性的缺损畸形。牙列缺损后破坏了咀嚼器官的完整性，如未及时修复，可造成缺隙的邻牙倾斜移位，影响口腔功能，或引起龋病、牙周病及颞颌关节功能紊乱等疾患。因此，经口腔细致检查和必要的修复前准备后，应采用义齿修复牙列缺损。

造成牙列缺损最常见的原因有龋病、牙周病，其次是外伤、颌骨疾病及发育障碍等。

（一）护理评估

1. 健康史 询问患者牙列缺损的原因，经过何种治疗。了解患者的健康状况，有无慢性病史及药物过敏史。

2. 身体状况 患者后牙缺失造成咀嚼功能减退，前牙缺失表现为发音不清，唇部内陷，影响患者面容。

3. 辅助检查 X线检查基牙牙周情况，研究模型检查牙列缺失情况及预留牙的咬合关系。

4. 心理社会资料

（1）评估患者对固定义齿的认知情况及期望程度。了解患者对磨除较多的牙体组织有无足够的思想准备，是否存在紧张、恐惧心理。了解患者的经济承受能力。

（2）评估患者年龄、受教育的水平，对可摘局部义齿的认知情况；对义齿功能和美观的要求；了解患者对初戴义齿的不适感有无足够的思想准备。

（二）护理应用/合作性问题

恐惧 与患者惧怕磨牙有关。

牙齿受损 由牙列缺损所致。

知识缺乏 缺乏对义齿功能的认识及使用的相关知识。

（三）护理目标

（1）患者恐惧、紧张心理消除，配合医生完成各项治疗。

（2）患牙恢复正常功能，前牙的美观要求得以满足。

（3）了解可摘局部义齿结构及功能恢复，掌握可摘局部义齿的使用方法。

（四）护理措施

1. 一般护理 修复治疗前做好必要的解释工作，让患者对修复体的质量、功能和感受有足够的心理准备及客观评价，使其积极配合治疗。

2. 心理护理

（1）固定修复　对惧怕磨牙的患者，如缺损牙已经过牙髓治疗，告知患者这类牙在切磨时不会疼痛。如为活髓牙可注射麻醉药，使患者在无痛状态下接受治疗，消除患者恐惧、紧张心理。

（2）可摘义齿修复　进行可摘局部义齿修复前应向患者介绍修复体的优点及缺点，并应选择与患者缺失牙相似的修复体标本让患者观看，使其对修复体外观有初步了解。告诉患者初戴义齿的不适感、异物感，戴用一段时间后会逐渐适应。

3. 病情观察　在医生进行牙体预备时观察患者的反应，对于老年人以及有系统性疾病的患者需观察全身状况。

4. 治疗配合

（1）固定义齿修复

牙体预备及制取印模的护理：①安置患者，调节椅位及光源。②局麻护理。③医生进行牙体组织切割时，放好吸唾器，及时吸出唾液及冷却液。协助牵拉口角，压住舌体，用气枪吹去口镜上的雾气，为医生提供清晰的操作视野。④医生根据修复需要，对基牙的颊舌面、邻面、𬌗面、颈缘等部位进行制备。不同部位所需车针亦不相同，护士应根据需要，及时准备，协助更换车针。⑤正确设置患者的体位和头位。协助医生选择托盘。调拌印模材料，将其置于托盘内，然后递少许材料给医生涂于患牙间隙及颈缘，再将托盘递与医生送入口内。印模取出后，用清水冲洗，消毒后用人造石灌注。⑥点燃酒精灯，备蜡片或蜡条供医生在患者口内进行蜡𬌗记录。⑦协助选色：结合患者的肤色、年龄和邻牙颜色，在自然光线下选择合适的烤瓷牙颜色，并征得患者同意。⑧制作暂时固定桥：若医生采用直接法制作暂时桥，调拌自凝树脂，备牙托水、液体石蜡棉签等，协助医生在口内完成暂时桥的制作。

试戴及粘固的护理：①常规安排患者，检查盘内物品，备好咬合纸、牙线、纱团及核对无误的修复体。医生试戴时，根据需要及时传递去冠器、传力器，并协助就位，随时增添所需用物。修复体试戴就位，咬合调改合适，患者满意后，备橡皮轮、绒轮供医生打磨抛光，准备粘固。备纱团、75%乙醇小棉球供医生隔湿、消毒牙体组织，护士同时用75%乙醇清洗、消毒修复体上残留的抛光粉及切割碎屑，并彻底吹干。②调拌粘合剂。将调拌完成的粘固材料取适量沿修复体组织面边缘盛入，均匀涂布于各面。注意粘合剂量不宜过多，以免增高咬合。然后将修复体迅速递与医生带入患者口内，就位后医生用手指加压或在𬌗面上垫一纱团让患者紧咬。5~8 min取出纱团，去除溢出的多余粘固材料。清理用物，消毒备用。

（2）可摘义齿修复护理

①治疗前准备：引导患者上椅位，戴上胸巾，调节椅位及光源。医生进行牙体预备前，向患者解释磨牙的目的，取得患者合作。

②协助牙体预备：医生根据修复设计的需要，对支托凹、隙卡沟进行预备时，协助选择、更换砂石针及金刚砂车针，牵拉口角，吸唾，压舌，暴露术区。

③检查支托凹：如医生需用咬蜡片的方法检查支托是否达到预备要求，备红蜡片，点燃酒精灯，供医生使用。

④选择托盘：牙体预备完成后，选择与患者牙弓大小、形态一致的托盘制取印模。

⑤制取印模：取印模前，首先要调整好患者的体位及头位，使患者舒服地坐于治疗椅上。取上颌印模时，让患者坐直或微仰，避免印模材料向后流动刺激患者软腭；取下颌印模时患者头稍向前倾。取适量藻酸盐印模材料粉剂放于橡皮碗内，按比例加适量清水，用调拌刀调匀，放入托盘递与医生进行取模。

⑥灌注模型：印模取出后用冷水冲尽上面的唾液、残渣和血迹，经消毒处理后及时灌注模型。

⑦治疗后护理：嘱患者漱口，擦净患者口周黏附的印模材料，取下胸巾，移开治疗台，协助患者下椅。预约患者复诊时间。

⑧治疗单元的处理　清理更换用物，使用后的一次性用物按要求进行分类处理。

（五）护理评价

（1）恐惧、紧张心理是否消除，能否配合医生完成各项治疗。

（2）患牙是否恢复正常功能，前牙的美观要求是否得以满足。

（3）患者了解可摘局部义齿结构及功能恢复的程度，是否掌握可摘局部义齿的使用方法。

（六）健康教育

（1）告知患者不可用修复体咬过硬食物。

（2）告诉患者初戴义齿常有异物感、发音不清、咀嚼不便、恶心或呕吐等，但经戴用1~2周后，即可习惯。

（3）摘戴义齿开始不便，应耐心练习，不宜强力摘戴，以免卡环变形。摘取时最好多拉取基托，不推卡环。戴义齿时不要用牙咬合就位，以免卡环变形或义齿折断。

（4）修复体戴入后如有不适，应立即到医院复诊，并遵医嘱定期复查。

（5）注意口腔清洁，保持口腔卫生。

 小贴士

以下对可摘义齿修复患者进行健康宣教错误的是

A. 初戴时应练习发音

B. 不可咬过硬食物

C. 饭后应清洗义齿

D. 睡前摘下放入凉水中浸泡

E. 用沸水浸泡消毒

答案：E

点评：对可摘义齿修复患者进行健康宣教非常重要，应告知患者使用义齿的方法以及注意事项。用沸水浸泡消毒会使义齿发生变形以致于无法使用，所以选E。

二、牙列缺失

【引导案例】

患者，男，76岁。全口牙脱落影响咀嚼要求修复。检查见患者为无牙颌，牙槽嵴情况尚可。初步诊断：牙列缺失。护士应做哪些治疗准备？该如何增强患者使用义齿的信心？

牙列缺失是指整个牙弓上不存留任何天然牙或牙根，又称无牙颌。牙列缺失对患者的面容改变及咀嚼功能产生重大影响，是潜在的病理状态。随着时间的推移，可引起牙槽嵴、口腔黏膜、颞下颌关节、咀嚼肌和神经系统的改变。

为牙列缺失患者制作的义齿称为全口义齿（complete denture；full denture）。全口义齿由基托和人工牙两部分组成，是黏膜支持式义齿，靠义齿基托与上、下颌黏膜贴合产生大气压和吸附力固定于牙槽嵴上，用以恢复患者面部形态和功能。

（一）护理评估

1. 健康史 全口义齿修复多为老年患者，常伴有各种慢性疾病，因此要仔细询问患者是否患有心血管疾病、糖尿病等，并了解义齿修复的经历。

2. 身体状况 牙列缺失后对患者咀嚼功能影响最大，不能切割、咀嚼及研磨食物，只能吃流质和软食。发音不清，面部皱折增加，鼻唇沟加深，口角下陷，面下1/3距离变短，面容明显衰老。

3. 辅助检查 研究模型以检查无牙颌牙槽嵴情况。

4. 心理社会资料 评估牙列缺失后对患者心理的影响程度。了解患者对全口义齿的认知情况及期望值，以及患者的文化背景、受教育情况、个性特征和经济承受能力。

（二）护理应用/合作性问题

组织完整性受损 牙列缺失所致。

社交障碍 由牙列缺失造成发音不清、面容改变所致。

知识缺乏 对全口义齿所能达到的功能缺乏了解。

（三）护理目标

（1）患者的咀嚼功能得以恢复。

（2）患者恢复正常的社交活动。

（3）患者对义齿所能达到的功能有所了解，能持之以恒，耐心、主动地去适应义齿。

（四）护理措施

1. 一般护理 解释病情，介绍修复方法，告知患者积极配合医生的操作。

2. 心理护理 耐心向患者介绍全口义齿的特点、固位原理，讲明其与天然牙的区别。告知患者全口义齿不可能与天然牙完全一样，需要患者的主动配合及有意识的努力，坚持戴用，才能使全口义齿修复获得成功。

3. 病情观察 对于有系统性疾病的老年患者应密切观察全身状况。

4. 治疗配合

（1）制取印模 ①取模前的准备：引导患者上椅位。值得注意的是，全口义齿修复者多为老年患者，在患者上椅位前，护士应将牙椅调至老年人易于就座的位置。对行动不便者应给予积极协助。准备检查盘、口杯，为患者戴上胸巾。调节光源。②选择托盘：根据患者颌弓大小、牙槽嵴宽度、高度及腭盖高度选择托盘。③选择印模：选合适印模材料供医生选用。④取初印模：取模前，向患者说明注意事项，告知患者不要紧张，尽量放松唇颊部，头微向前低下，用鼻吸气，口呼气，以免恶心。⑤制作个别托盘：协助医生制作个别托盘。⑥调拌衬层：调拌衬层材料取终印模。⑦灌注：取下的终印模经消毒处理后立即灌注，不宜放置过久，以免脱水变形。

（2）颌位关系记录　①调节位置：患者入座后调节椅位及头位，使患者视线与地面平行。②暂基托浸泡：取下暂基托，模型放入水中浸泡，以免制作殆堤时软化的基托蜡黏附于模型上难以取下。③烤蜡刀：点燃酒精灯，烤热蜡刀，供医生制作殆堤使用。④形成上、下殆堤：协助医生观察殆平面与瞳孔连线是否一致。侧面观时，观察殆平面是否与鼻翼耳屏线平行。观察患者的面部外形。鼻唇沟和颏唇沟深度是否适宜，面部下1/3与面部整体比例是否协调。⑤完成颌位记录：医生经反复核对、检查后，在殆堤唇面画标志线，完成颌位记录。画标志线时，协助观察中线、口角线、唇高线和唇低线的位置。⑥固定颌位关系：将殆堤托从口内取出后放在模型上，上殆架固定颌位关系。嘱患者漱口，根据患者面形及牙弓大小，选择人工牙，并征求患者意见。⑦预约试戴：预约患者试戴义牙时间。整理用物，消毒备用。

（3）试戴全口义齿　①准备：试戴义齿前，向患者讲明试戴的目的及注意事项。如用基托蜡片制作的暂基托，告知患者不可用力过大，以免咬坏蜡托。②试戴观察：医生将义齿戴入患者口内后，检查颌位关系及外形时，协助观察患者面部的丰满度是否自然和谐，比例是否协调，上、下中线与面部中线是否一致，前牙颜色、大小和形态与患者面形、皮肤是否相称等。③调整：若个别牙位置需要调整，点燃酒精灯，烤热蜡刀备用。④整理：清理用物，消毒备用，告知患者复诊时间。

（4）初戴全口义齿　①准备：备齐所需用物，核对患者姓名，引导患者坐上椅位。②打磨：在义齿就位前，医生用砂石针磨除义齿组织面触摸到的小瘤及倒凹时，用强力吸引器吸去磨除的碎屑。③咬合调整：义齿就位后医生对义齿进行咬合调整时，根据需要提供所需用物，如咬合纸、砂石等。④抛光：义齿初戴完毕，医生用砂纸圈打磨光滑修改过的基托后，协助在打磨机上抛光。⑤清洗：将义齿消毒处理后清水冲净，交给患者并教会戴入方法。告知患者如有问题及时到院复诊。

（五）护理评价

（1）患者的咀嚼功能是否恢复。

（2）患者是否恢复正常的社交活动。

（3）患者对义齿所能达到的功能是否有所了解，能持之以恒，耐心、主动地去适应义齿。

（六）健康教育

（1）增强患者使用义齿的信心，尽量将义齿戴在口中练习使用，并学会义齿的保养。

（2）告知患者正确的进食方法，并纠正不正确的咬合习惯。

（3）保护口腔组织健康，定期检查。

第十一节　口腔正畸患者的护理

【引导案例】

患者，男，14 岁 2 个月。主诉上下牙列不齐。检查恒牙列，两侧磨牙呈中性关系，上下牙弓拥挤度分别是 8mm 和 6mm。投影测量结果，上下颌骨位置无异常。初步诊断：安氏Ⅰ类错𬌗。护士应做哪些治疗准备并配合医生操作？该如何向患者及家长宣教矫正的注意事项？

错𬌗畸形（malocclusion）是指儿童在生长发育过程中，由于先天的遗传因素或后天环境因素导致的牙齿、颌骨、颅面的畸形，在我国的发病率高达 49% 左右，对口腔健康、口腔功能、颌面骨骼的发育及外貌都有很大的影响。

（一）护理评估

1. 健康史　询问患者有无鼻炎、扁桃体炎、佝偻病等可引起错𬌗畸形的相关病史，有无家族遗传史，判定其患病因素。是否有佝偻病、结核及内分泌等疾病，有无鼻旁窦、扁桃体和鼻咽部疾患。

2. 身体状况　（1）个别牙齿错位　个别牙偏离牙弓的正常位置。包括牙齿的唇向错位、颊向错位、舌向错位、腭向错位、近中错位、远中错位、高位、低位、转位、易位和斜轴等。

（2）牙弓形态和牙齿排列异常　牙列拥挤、牙列稀疏及牙弓狭窄。

（3）牙弓、颌骨及颅面关系的异常　前牙开𬌗，面下 1/3 高度增大；下颌偏斜；上、下牙弓前突，双颌前突；前牙反𬌗，下颌前突；前牙深覆𬌗，面下 1/3 高度不足；前牙深覆盖，上颌前突下颌后缩。

3. 辅助检查　利用 X 线投影把牙颌、颅面各标志点描绘出一定的线角，并进行测量分析。

4. 心理社会资料　评估患者对自身所患疾病的理解及通过治疗想要达到的效果；对正畸治疗的配合和耐受力；患者对治疗相关知识及日常保健知识的掌握程度；了解患者对治疗费用的承受能力。

（二）护理应用/合作性问题

慢性疼痛　与矫正器的机械力作用于牙齿和口腔黏膜有关。

口腔黏膜受损　由于矫正器的机械力作用，使口腔黏膜破损或形成溃疡。

知识缺乏　患者及家属缺乏正畸矫治的相关知识。

（三）护理目标

（1）患者在治疗过程中痛苦减轻或无痛苦。

（2）患者的口腔黏膜破损或溃疡问题得到解决。

（3）患者及家属了解正畸矫治的相关知识，积极、有效地配合治疗。

（四）护理措施

1. 一般护理　准确分诊，熟练掌握初诊、预约复诊、临时复诊及戴矫治器等各类患者的就诊程序，按预约时间依次安排患者就诊。

2. 心理护理 评估患者对自身所患疾病的理解及通过正畸治疗的配合和耐受力；了解患者对治疗相关知识及日常保健知识的接受能力；耐心解释治疗方法及周期较长的原因，取得患者的配合。

3. 病情观察 观察复诊患者有无牙齿松动、疼痛，牙龈及口腔黏膜情况，附件有无脱落等，针对不同情况给予适当处理。

4. 治疗配合

（1）调整椅位，引导患者上椅位，调节光源。

（2）嘱患者漱口，清洁口腔。

（3）向患者解释每一项具体治疗中的感受、注意事项及配合。

（4）戴活动矫治器患者的护理：注意观察，如矫正器折断，则应重做，或需加平导、斜导时，及时调制印模材料，配合医生采集印模。教会初戴矫治器患者自行摘戴矫治器。根据医生诊疗要求，协助加力、调磨等配合。

（5）戴固定矫治器患者的护理：协助医生进行托槽、带环及其他附件粘接。

（6）各项治疗完成后，向患者交代注意事项。

（7）预约复诊时间。

（五）护理评价

（1）治疗过程中是否痛苦减轻或无痛苦。

（2）口腔黏膜破损或溃疡问题是否得到解决。

（3）患者及家属是否了解正畸矫治的相关知识，积极、有效地配合治疗。

（六）健康教育

（1）向患者及家属说明保持口腔卫生是正畸治疗中的作用。

（2）戴固定矫治器患者严禁吃太硬、粘性食物，不可啃食食物，防止托槽及其他部件脱落。戴活动矫治器患者吃饭时将矫治器摘下，饭后刷洗矫治器后重新戴入口中。

（3）指导患者正确地刷牙，纠正不良习惯，保持良好的口腔卫生。

（4）告知患者按时复诊，如遇特殊情况随时就诊。

思考题

一、选择题

1. 不符合深龋临床表现的是（　）

　　A. 冷热刺激痛　　　　　　　　B. 食物嵌入痛

　　C. 夜间痛　　　　　　　　　　D. 酸甜刺激痛

　　E. 牙髓活力测试正常

2. 银汞合金充填后嘱咐患者应在多长时间内不可用患牙咀嚼（　）

　　A. 12h　　　　　　　　　　　B. 1 周

　　C. 24h　　　　　　　　　　　D. 36h

　　E. 48h

3. 全口义齿取完印模后护士应该多长时间灌注模型（　）

A.12h   B.24h

C.1h   D.立即灌注

E.30min

4.楔状缺损常见原因不包括（ ）

   A.横刷牙   B.酸蚀

   C.牙龈萎缩   D.牙颈部比较薄弱

   E.应力疲劳

5.以下属于癌前病损的是（ ）

   A.口腔溃疡   B.白斑

   C.疱疹性口炎   D.鹅口疮

   E.唇疱疹

6.牙周炎临床症状不包括（ ）

   A.牙龈炎   B.牙齿松动

   C.牙周袋形成   D.牙槽骨吸收

   E.牙体缺损

7.关于复发性阿弗他溃疡说法错误的是（ ）

   A.经久不愈   B.疼痛明显

   C.好发于女性   D.病程一般7～10日

   E.有自愈性

8.以下疾病主要的病因是细菌，除了（ ）

   A.龋病   B.慢性根尖周炎

   C.牙周炎   D.口腔单纯性疱疹

   E.牙髓炎

9.下列哪项不是智齿冠周炎的原因（ ）

   A.牙齿阻生   B.盲袋形成

   C.细菌侵入   D.牙髓炎

   E.身体抵抗力下降

10.急性冠周炎局部减轻疼痛的治疗方法（ ）

   A.拔除患牙   B.龈袋烧灼

   C.龈袋冲洗上药   D.切开引流

   E.开髓引流

11.颌面部间隙感染最常见的原因是（ ）

   A.血源性   B.腺源性

   C.外伤性   D.牙源性

   E.继发于其他感染

12.面部"危险三角区"指的是（ ）

   A.由双侧眼外眦到上唇中点的连线

   B.由双侧眼外眦到额部正中的连线

   C.由双侧眼内眦到双侧鼻翼基脚的连线

D．由鼻根至两侧口角区域的连线

E．由双侧瞳孔连线的中点到双侧口角的连线

13．面部危险三角区内感染处理不当可引起（　　）

A．急性根尖周炎　　　　　　　　B．鼻前庭炎

C．角膜炎、结膜炎和眼睑炎　　　D．尖牙凹感染

E．海绵窦血栓性静脉炎

14．厌氧菌感染可选用（　　）

A．0.1％ 呋喃西林　　　　　　　B．0.5％ 洗必泰

C．3％ 过氧化氢　　　　　　　　D．1％ 醋酸

E．生理盐水

15．对于颌面部损伤病员若不及时处理，会引起生命危险的主要原因是（　　）

A．出血　　　　　　　　　　　　B．感染

C．休克　　　　　　　　　　　　D．窒息

E．弥散性血管内凝血

16．一外伤昏迷病员准备转送，不应采用的措施是（　　）

A．采取俯卧位

B．采取侧卧位

C．额部垫高

D．随时观察伤情变化，防止窒息和休克发生

E．疑有颈椎损伤的伤员，颈下应放置小枕，头部左右两侧用小枕固定

17．颌骨骨折最常见的重要临床体征（　　）

A．咬合错乱　　　　　　　　　　B．张口受限

C．骨折段活动异常　　　　　　　D．局部肿痛

E．骨摩擦音

18．易发生骨折的面骨是（　　）

A．颧骨　　　　　　　　　　　　B．颧弓

C．上颌骨　　　　　　　　　　　D．下颌骨

E．腭骨

19．腭裂术后的饮食要求（　　）

A．术后半流质

B．术后流食，1 周后改半流质

C．术后流食，半月后改半流质

D．术后 1 周可进普食

E．术后 1 周禁食，静脉补给能量

20．婴儿唇裂术后的饮食方法（　　）

A．小汤匙喂饲流食　　　　　　　B．吮吸母乳

C．普通奶瓶喂流食　　　　　　　D．半流食

E．术后 24h 禁食

二、填空题

1. 慢性根尖周炎可分为_____、_____、_____。

2. 龋病四联因素指的是_____、_____、_____、_____。

3. 智齿冠周炎最多发生的牙是_____。

4. 颌面部间隙感染的最常见病因是_____。

5. 单侧唇裂整复术最适宜的年龄是_____。双侧唇裂整复术最适宜的年龄是_____。腭裂整复术最适宜的年龄是_____。

三、简答题

1. 龋病治疗中如何进行护理配合?

2. 牙龈炎患者的健康宣教内容是什么?

3. 复发性口腔溃疡的临床表现有哪些?

4. 简述智齿冠周炎的护理措施。

5. 如何进行舌癌患者的术后护理?

6. 拔牙患者的术后护理应注意什么?

选择题参考答案

第一章　眼科护理概述

1. C　2. B　3. A　4. C　5. C　6. B

第二章　眼部疾病患者的护理

1. B　2. D　3. C　4. C　5. A　6. C　7. D　8. C

第三章　耳鼻咽喉科护理概述

1. D　2. D　3. A　4. D

第四章　耳鼻咽喉科疾病患者的护理

1. D　2. B　3. C　4. C　5. D　6. B　7. B　8. C　9. C　10. C　11. C　12. D　13. C

14. C　15. B　16. C　17. B

第五章　口腔科护理概述

1. D　2. D　3. E　4. E　5. A　6. D　7. C　8. E

第六章　口腔科疾病患者的护理

1. C　2. C　3. D　4. C　5. B　6. E　7. A　8. D　9. D　10. C　11. D　12. E　13. E

14. C　15. D　16. B　17. A　18. D　19. C　20. A

参 考 文 献

[1] 席淑新. 眼耳鼻咽喉口腔科护理学. 3 版. 北京：人民卫生出版社，2012.

[2] 李敏. 眼耳鼻咽喉口腔科护理学. 2 版. 北京：人民卫生出版社，2011.

[3] 范珍明. 眼耳鼻咽喉和口腔科护理学. 北京：中国医药科技出版社，2009.

[4] 吴慧云. 眼耳鼻咽喉和口腔科护理学. 2 版. 北京：人民卫生出版社，2004.

[5] 陈燕燕. 眼耳鼻咽喉口腔科护理学. 2 版. 北京：人民卫生出版社，2012.